经上海市中等职业教育课程教材审定委员会审定准予使用　准用号ZJ — 2007040

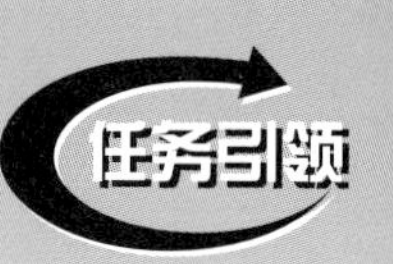

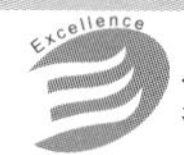

复旦卓越·21世纪中等职业教育护理系列教材

Jijiu Huli

急救护理

主　编　陈宏星　　副主编　顾志华　宋延平

编　者（按姓氏笔画排序）

王华芳（上海市卫生学校）

王晓巍（上海交通大学医学院附属卫生学校）

严鹏霄（无锡市卫生学校）

李志国（昆明市卫生学校）

宋延平（上海市浦东新区卫生学校）

张亚芬（常州市卫生学校）

陈宏星（上海市卫生学校）

顾志华（上海交通大学医学院附属卫生学校）

顾莉莉（上海交通大学医学院附属卫生学校）

储　奕（上海交通大学医学院附属卫生学校）

戴鸿英（上海交通大学医学院附属卫生学校）

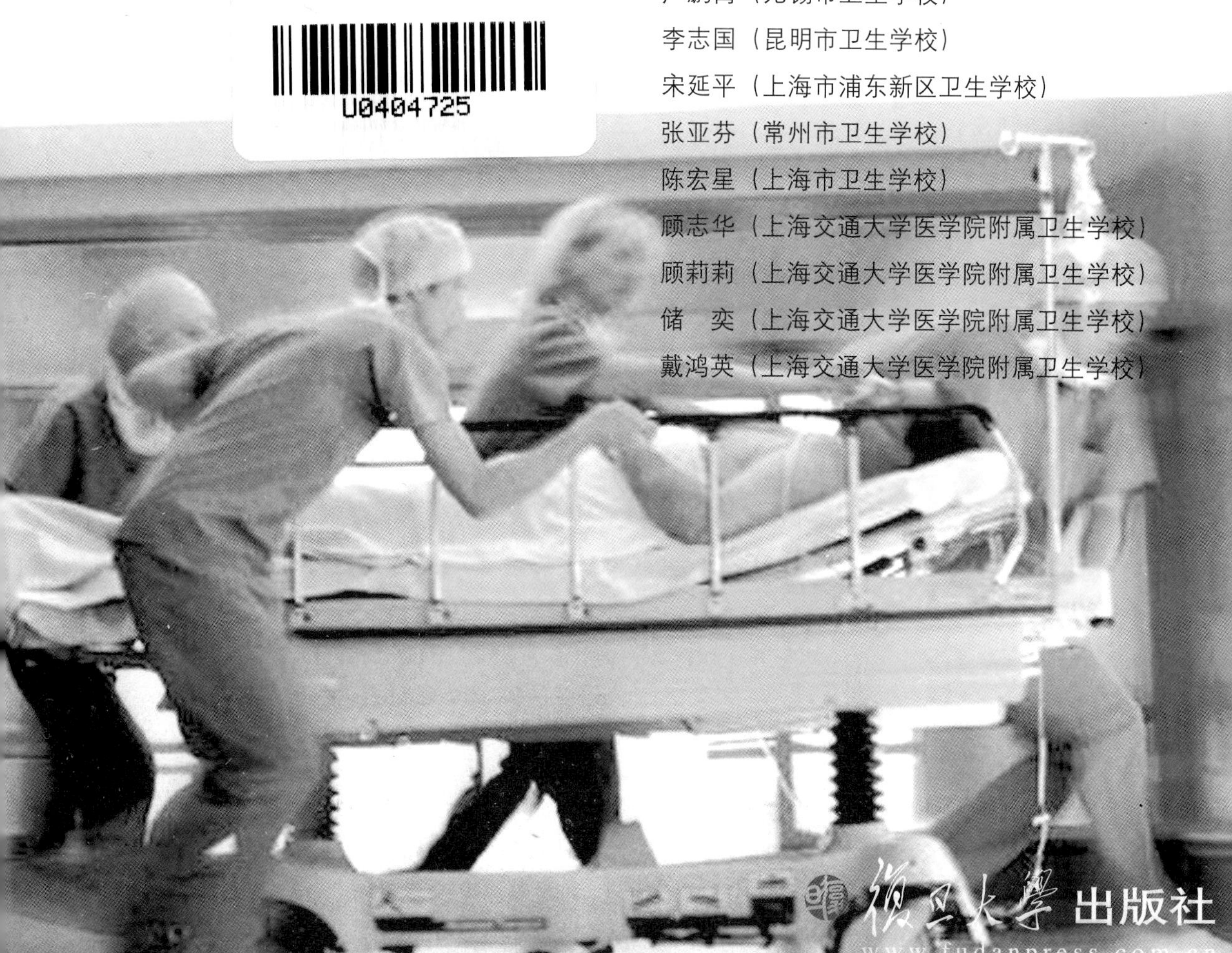

复旦大学出版社

www.fudanpress.com.cn

内 容 提 要

本书是职业教育护理专业配套教材，根据教育部教改的精神，以上海市护理专业教学改革教学与课程标准为依据编写而成。

本书共有六个章节，包括绪论、院前急救、急诊科救护、常见危重病症病人的救护、身体各部位损伤病人的救护和基本救护技术应用。

本书供护理专业教学使用，也可作为相关行业岗位培训或自学用书。

序

为了贯彻落实国务院、教育部《关于大力发展职业教育的决定》，由上海市教育委员会组织开发编制的《上海市中等职业技术学校护理专业教学标准》已于2006年10月正式出版发行。这是实施中等职业教育课程与教材深化改革的一项重要举措，旨在建设反映时代特征、具有职业教育特色、品种多样、系列配套、层次衔接，并能应对劳动就业市场和满足学生多元发展需要的中等职业教育课程和教材体系。

《上海市中等职业技术学校护理专业教学标准》以"任务引领型"目标为核心，设计了4个专门化方向，即临床护理、重症监护、助产士、口腔护理。根据专业标准，护理专业共设28门课程，其中专业核心课程9门，专门化方向课程19门。

护理专业课程有以下5个特征：

一是任务引领，即以工作任务引领知识、技能和态度，使学生在完成工作任务的过程中学习专业知识，培养学生的综合职业能力。

二是结果驱动，即通过完成典型案例分析或任务，激发学生的成就动机，使之获得完成工作任务所需要的综合职业能力。

三是突出能力，即课程定位与目标、课程内容与要求、教学过程与评价都围绕职业能力的培养，涵盖职业技能考核要求，体现职业教育课程的本质特征。

四是内容适用，即紧紧围绕完成工作任务的需要来选择课程内容，不强调知识的系统性，而注重内容的实用性和针对性。

五是做学一体，即打破长期以来的理论与实践二元分离的局面，以任务为核心，实现理论与实践一体化教学。

为了促进新教材的推广使用，便于边使用边修订完善，我们整合全国中等职业学校在护理专业方面的优质资源，成立了由相关中等职业学校领导及专家组成的教材编写委员会，并组织各中等职业学校资深的专业教师，结合临床护理的实际需要编写教材，力求在体现以“任务引领型课程”为主体的中等职业教育课程与教材改革的理念与思路等方面进行尝试。

本套教材在积极贯彻落实上海市中等职业技术教育深化课程教材改革任务的同时，希望能为全国中等职业技术教育的课程教材改革提供案例，努力为我国职业教育的发展作出自己应有的贡献。

护理专业教材编写委员会

2007 年 11 月

前　言

本课程是中等职业学校护理专业的一门专业核心课程，旨在通过以实际工作任务引领的方式，培养学生初步具备急救护理的基本职业能力。

传统教学模式强调学科的系统化，教学内容多而难，严重脱离实际，不适应学生的学习与发展。为了适应我国中等职业教育改革与发展的需要，本教材根据教育部职业教育教改的精神，依照《上海市中等职业教育护理专业教学改革教学与课程标准》编写而成，在行业专家的指导下，突出"以就业为导向，以能力为本位，以护士岗位需要和护士职业标准为依据"，能够满足护理专业学生职业生涯发展的需求。

本教材根据中等职业教育护士急救岗位的需要，按照急救护理的工作任务，以院前急救和院内急救的过程和工作情景组织课程，初步达到"以任务引领"为主体的教学目的，从而培养学生初步具备应急急救和配合抢救的基本职业能力。

作为中等职业学校护理专业的教学用书，其特点在于：在教材的编排、内容的构建上力争以适应实际工作需要为目标，以"必需、够用"为度，做到新颖、系统、实用。主要体现在各主要章节以"典型病案"为引导展开院前、院内急救的基本流程；在"相关知识"部分较全面地论述急救护理的基本理论、基本知识和基本技能；为了能拓宽学生的知识面还增加了以自学为主的"知识扩展"部分；在急救技能训练方面增加了流程图，为学生提供了简洁、明了的学习方式。

由于编者水平有限，教材编排、内容难免有疏漏和不成熟之处，恳请广大师生批评指正。

陈宏星

2007 年 11 月

目　录

第一章　绪　论 …… 1
第二章　院前急救 …… 4
第三章　急诊科救护 …… 12
　项目一　急诊科工作概况 …… 12
　项目二　急诊护理工作 …… 18
第四章　常见危重病症病人的救护 …… 27
　项目一　体液平衡失调病人的救护 …… 27
　项目二　休克病人的救护 …… 39
　项目三　急性中毒病人的救护 …… 48
　项目四　急性中暑病人的救护 …… 58
　项目五　急性脑血管疾病病人的救护 …… 64
　项目六　急性心肌梗死病人的救护 …… 71
　项目七　急性上消化道出血病人的救护 …… 78
　项目八　多器官功能障碍综合征病人的救护 …… 85
　项目九　输卵管妊娠病人的救护 …… 95
第五章　身体各部位损伤病人的救护 …… 101
　项目一　颅脑损伤病人的救护 …… 101
　项目二　胸部损伤病人的救护 …… 113
　项目三　腹部损伤病人的救护 …… 122
第六章　基本救护技术应用 …… 128
　项目一　心、肺、脑复苏术 …… 128
　项目二　呼吸道异物的急救 …… 139
　项目三　创伤现场急救技术 …… 145

项目四　换药与拆线……………………………………………………………… 160
项目五　气道通路开放…………………………………………………………… 165
项目六　中心静脉通路的建立…………………………………………………… 170
项目七　洗胃术…………………………………………………………………… 176

第一章　绪　论

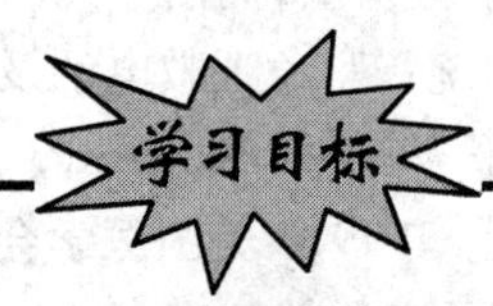

1. 了解急救护理的概念和发展史。
2. 熟悉促进急救护理发展的因素。
3. 熟悉医疗服务体系。

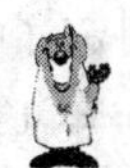

一、急救护理的概念

急救护理是一门研究各类急性病、急性创伤、慢性病急性发作及危重病人抢救与护理的跨学科的综合性应用学科，具有专业性、综合性和实践性的特点。急救护理与临床各专业护理既有密切联系，又有其独立性；既有专门性，又是各科的综合。

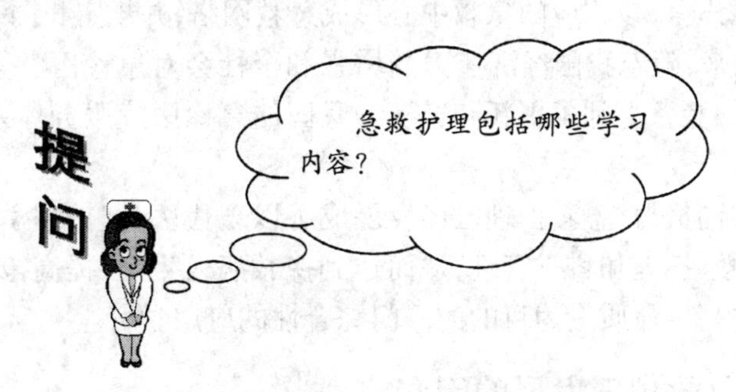

急救护理又是急诊医学的重要组成部分，是研究现场急救，伤病员转送，院内危重症救治、监护，急诊医疗服务的体系。

本教材主要介绍现场急救、伤病员转送和院内危重症救治、监护三部分内容。

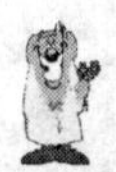

二、急救护理发展史

急救护理的起源可以追溯到19世纪南丁格尔(F. Nightingale)的年代。在1854~1856年英、俄、土耳其的克里米亚战争中,英国前线士兵的战伤死亡率高达42%以上,南丁格尔率领38名护士前往战地救护,使死亡率下降到近2%,可以说南丁格尔的这一战地救护是急救护理的雏形。

20世纪50年代初期,北欧发生了脊髓灰质炎大流行,许多病人出现了呼吸肌麻痹,不能自主呼吸,通过辅以"铁肺"治疗及相应的特殊护理技术后,取得了良好的效果,这堪称是世界上最早的"监护病房"了。

20世纪60年代,随着电子仪器设备的发展,心电示波器、电除颤器、人工呼吸机、血液透析机等逐渐应用于临床,此时急救护理技术进入了有抢救设备的新阶段。

20世纪60年代后期,现代监护仪器设备的集中使用,促进了重症监护病房(intensive care unit,ICU)的建立。

20世纪70年代,在德国召开的国际红十字会参与的一次医学会议上,提出了急救事业国际化、互助化、标准化的方针,要求急救车装备必要的仪器,国际间统一紧急呼救电话及交流急救经验等。1968年美国麻省理工学院倡导建立了"急诊医疗服务体系(Emergency medical service system,EMSS)"。1973年美国政府正式颁布了EMSS法案。1979年美国医学会正式承认急诊医学为第23个独立专业学科。这一切标志着此时的发达国家急救护理事业正在从实践走向理论的高度。

我国现代急诊、急救事业起源于建国初期,早在20世纪50年代即在若干大中城市建立了急救站或救护站,医院各病房普遍将重危病人集中在重危病房,靠近护士办公室,便于护士密切观察病情及护理。70年代成立了心脏监护病房,随后相继成立了各专科或综合监护病房。80年代为进一步建立健全急救组织,加强急救工作,促进急诊医学的发展,1983年制定了《城市医院急诊科(室)建立方案》,1986年通过了《中华人民共和国急救医疗法》。1986年12月1日中华医学会急诊学学会(现改为急诊医学分会)成立。至此,我国的急诊医学开始正式作为一门新的独立学科向前迈进,同时也促进了我国急救护理在国内的形成和发展。应该说我国的急救事业虽然起步晚,但发展很快。据卫生部的要求,目前全国县级以上的综合性或专科医院都组建成立了急诊科,与相应的急救中心形成急救网络,并规定我国统一的急诊呼救电话为"120"。90年代以来,随着我国经济实力的增强和全社会对急诊医学重要性认识水平的提高,许多医院急诊科的装备得到了更新和充实。我国的急诊医疗服务体系也正逐步得到建立和健全。

经过几十年的共同努力,急救护理已经发展成了以现代医学、护理学专业理论为基础,研究急、危重症病人抢救、护理和科学管理,从而达到挽救病人生命、提高抢救成功率、促进病人康复、减少伤残率、提高生命质量为目的的一门综合性的应用学科。

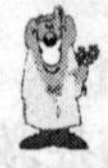

三、促进急救护理发展的因素

急救护理的发展是现代社会发展和现代急诊医学科学发展的必然趋势和结果。促进急救护理发展的因素有以下几点。

1. 交通事故增多 随着科技与经济的发展,人们的活动空间日益扩大;社会日益城市化,交通方式多样化,尤其公路网络日益扩大,运输干线四通八达,私人轿车占有量猛增;经济的市场化,地区间人口流动不断增快等等。这些因素使得交通事故明显增多。

2. 人口结构的改变 由于经济的快速的发展,使人类的生活水平也正逐步提高,人的寿命增长,老龄人口比例不断增加,尤其上海等大城市正进入老龄化社会,老年病也必然随之增多;我国实行了三十余年的计划生育政策,独生子女已经成为中青年主流,使得急救护理直面家庭化、社区化的严峻问题。如何以最快的方式把急救护理送到家庭和社区,使病人能在最短的时间内接受诊治、护理,成为促进急救护理亟待发展的因素之一。

3. 疾病病谱的转变 当今引起死亡的首要原因,已经由过去的肺结核等感染性疾病转变为心脑血管疾病等非感染性疾病,无论这类疾病的本身,还是大众的心理都迫切要求快速有效的救护措施。

4. 社会转型的影响 随着计划经济被市场经济逐步取代,社会竞争加剧,生活节奏加快,生活压力增大,随之个人内心矛盾冲突加剧,一方面容易导致自身的精神乃至躯体的疾病,另一方面产生对他人或社会的攻击,造成各种意外伤害事故的发生。

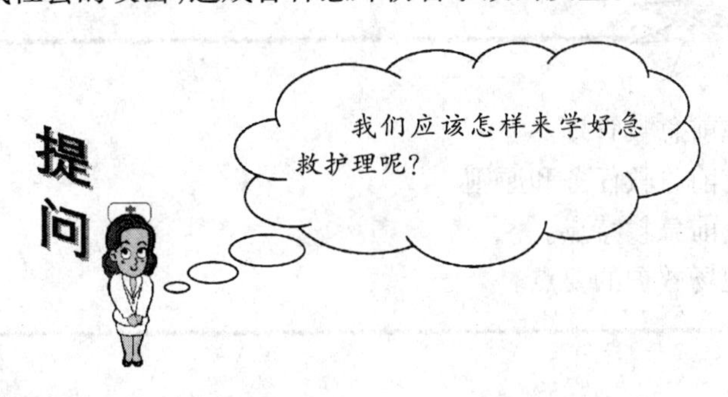

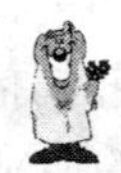

四、以任务引领的形式学习急救护理

本教材通过典型病案作为任务引领,分别展开现场急救流程和院内救护,再结合学习相应的理论知识。其目的在于培养学习者的急诊思维能力以及对各种急症识别能力、急救意识和急救技术水平,理论与实践能较紧密地结合。

要求学习者熟练掌握各项急救的基本技能,正确执行或配合执行各项急救的流程和操作步骤;掌握各类急症疾病的相关知识,如临床特征、辅助检查、抢救措施及急救护理等。

(张亚芬)

第二章　院前急救

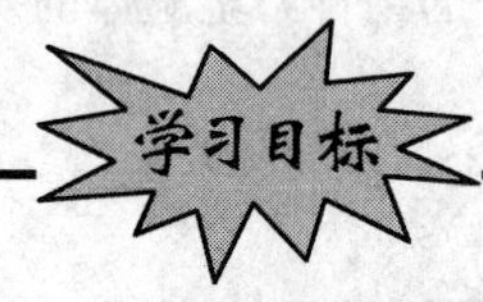

1. 了解院前急救管理。
2. 了解院前急救任务和原则。
3. 熟悉院前急救特点。
4. 掌握现场救护的要点。

院前急救是急诊医学的一个重要范畴，是急诊医疗服务向社会大众的延伸。它包括广义和狭义两个概念。狭义的院前急救是专指由通讯、运输和医疗基本要素所构成的专业急救机构在病人到达医院前实施的现场救治和途中监护的医疗活动。广义的院前急救包括需公安、消防、交通等部门的相互配合实施的灾害事故、意外事件的救护，急救知识的宣传普及，公众自救互救在内的社会大急救系统。院前急救是急救医疗的首要环节，也是社会保障和公益事业不可缺少的重要组成部分，日益发挥着不可替代的重要作用，充分体现了政府的重要职能。

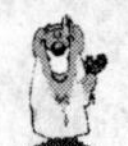

一、院前急救管理

20 世纪 80 年代后，随着国民经济持续增长，我国的院前急救也取得了快速发展，院前急救也已从平面扩展到包括急救直升机在内的"海陆空"立体抢救体系。然而这 20 年的道路并不平坦，特别是近 3 年，严重急性呼吸道综合征（非典型性肺炎）、禽流感等突发公共卫生事件更对我国的院前急救规范化管理提出了更高的要求。

（一）规范急救中心准入制度

具备以下基本条件，方可从事院前急救工作。

1. 急救网络　应根据院前急救服务区域的地理状况、人口数量等情况，划分若干个分服务区，设立若干个急救站。缩短急救半径，提高应急能力，尽快把医护人员送到病人身边，尽早开展首次抢救，是合理布局院前急救网络的原则。城区急救半径应≤5 km。反应时间是急救中心（站）调度室接到呼救电话至急救车到达现场所需时间，是判断院前急救服务功能重要的综合指标之一。平均反应时间指区域内每次反应时间的平均值，市区要求 10 ~ 15 min 以内，郊区要求 30 min 以内。我国目前院前急救的几种模式如表 2－1 所示。

表 2－1　我国院前急救机构的几种 EMSS 模式

类　型	代表城市	特　点
独立型	北京	中心独立地完成院前、院内急救
依托型	重庆	依托于一家医院为主的急救模式
行政型	广州	中心负责总调度，若干区域医院负责院内、院外急救
院前型	上海	中心站或分站负责院前急救，相应的协作医院或劳保医院负责院内急救
消防型	苏州	消防中心兼有急救中心功能负责院前急救，其他同院前型，由相应的协作医院或劳保医院负责院内急救

2．交通工具　救护车作为我国现阶段院前急救的主要运输工具，在人口集中的区域和中短距离的病人运输中，有着其他交通工具不可替代的优越性。应有足够数量和质量良好的救护车。按城市人口每 5 万 ~10 万人配备一台救护车较为合适。

3．通讯系统　是院前急救的重要组成部分，承担着急救信息的接收、贮存、传递、整理和指挥调度的重要职能。应建立集有线通讯、计算机网络通讯和无线通讯为一体的现代急救通讯系统。必须设立全国统一“120”急救电话，实施 GPS 卫星定位系统。

4．医疗设备　院前急救必须配备先进的便携式医疗急救设备，是提高现场抢救成功率的重要手段。救护车必须配备除颤器、心电监护仪、呼吸机、吸引器及各种急救医疗器械和抢救药品。

（二）规范服务要素准入制度

1．建立急救医疗绿色通道　院前急救与院内急救紧密配合，对急、危、重病人实施连续的抢救治疗，可争取宝贵的抢救时机。即快速反应、连续救治、全程畅通、优质高效。在急救服务区域内组成包括院内急救在内的急救医疗网络。

2．实施急救人员持证上岗制度　参照我国《执业医师法》、《护士法》等相关法规，岗位要求急救医师必须是大、中专毕业，并经过专门急救技术培训，在医院急诊科工作 2 年以上；急救护士中专毕业在医院急诊科工作 2 年以上，其他从业人员如担架员、驾驶员也需经过规范培训取得合格证方可上岗。

3．开展急救知识的普及教育　社会参与是现代急救的基本概念之一。急救知识的普及教育对提高公众自救互救能力，减少急、危、重病人的死亡率和致残率十分重要，也是社会文明进步的具体体现。应设专门机构和人员负责这项工作的组织实施。

4．加强灾害及意外事件的医疗急救　突发的自然灾害和人为灾害都会带来严重的人员伤亡，诸如地震、洪水、风暴及战争、交通事故、有毒和放射物质泄漏等，包括破坏和恐怖事件。在灾害救援中的医疗急救是急救中心的主要任务之一。要制订灾害现场医疗急救预案，在组织、物资、技术、后勤保障等方面做好充分准备，应具有突发性灾害事件中现场医疗急救指挥和伤病员救治与运输的能力。

（三）规范信息化管理

1. 作好原始信息的收集　如医疗信息源、通讯信息源、运输信息源、管理信息源、人事信息源和上级行政信息源、社会信息源、医疗信息源等。

2. 作好信息的处理加工传递　所收集的信息只有经过加工才能传递、贮存和在管理中运用。信息的加工要有专人负责，加工分两个层次：一是科室；二是急救中心（站）。最终将信息向上级汇报、中心内部协调沟通，找出差距不足，指导院前急救工作。

总之院前急救应按照统一受理、统一指挥、统一管理的原则，“120”与“119”、“110”和“122”同等性质，在一个城市内实行一个急救电话、一个服务机构、一个指挥系统，方能有效、有序地开展院前急救工作。

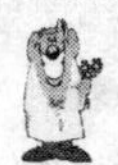

二、院前急救任务和原则

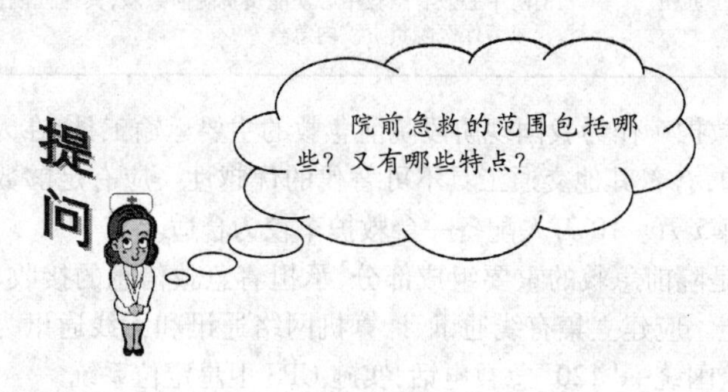

（一）院前急救的任务

1. 日常院前医疗急救服务　主要有两类病人：① 危急病人，即有生命危险的病人，此类病人所占的比例不大，但它是最需要紧急救护的一类。主要包括心肌梗死、脑血管意外、呼吸道梗阻、淹溺、中毒、休克等。对于此类病人，要先做好初步的紧急处理，如畅通气道、止血、心肺复苏等，直至生命体征略为稳定后在医疗严密监护下转运至医院。现场救护的质量直接关系到伤病员的生命及预后。② 急症病人，是指骨折、急腹症、急产、蛇咬伤等病情较急但暂时不会危及生命的病人，对于此类病人，必要时要采取初步的现场处理，有助于稳定病情、减轻病人痛苦和避免并发症的发生，并给予病人及家属心理上的支持。

2. 特殊任务的救护值班　是指当有大型集会、重要会议、大型体育比赛、外国元首来访或特殊需要，要求有医疗陪护时，医护人员赴现场值班。这类任务要求医护人员要有高度的责任感，不能擅离职守并能够随时发现问题、处理问题。急救系统也应该处于一级战备状态，随时应付可能出现的各种意外事件的发生。

3. 大型灾害事故或战争中的院前急救　此类情况下，通常伤员多，伤情复杂，此类救护应与其他救灾队密切协助，如与公安、消防、交通等部门密切配合，并注意工作人员自身的安全防护。伤员较多时，需加强伤员的分类和现场救护并进行合理分流和运送。

4. 医疗转运 随着交通运输的迅猛发展，人们生活水平的不断提高，人员流动增加，对医疗转运的要求也越来越高。为了得到更好的治疗，更由于医疗科技的发展，使伤员在城市间以及国家间的转送成为可能。

5. 急救知识的普及 人类交往日趋频繁，交通日益发达，生活水平不断提高，寿命也在延长，这些因素使得现代社会的各种危急症灾害事故的发生率也有所上升。随着“第一目击者”概念的提出，并且根据现代救护立足于现场的要求，医护人员需要与红十字会共同承担起社会教育的责任，更多地向公众普及救护知识，使其掌握基本的救护理念与技能，以便第一时间在现场及时有效地开展救护。

(二) 院前急救的原则

院前急救的原则包括以下几点。

(1) 就近与划区域相结合。

(2) 经济效益与社会效益相结合。

(3) 落实 24 h 工作值班制、岗位责任制等。

(4) 尊重家属对疾病的知情权，实施危重病告知义务。

(5) 按规定着装，注重仪表仪容。

(6) 先脱险后评估再施救。

(7) 先救命再救伤，先重伤后轻伤。

(8) 争分夺秒、就地取材，尽量保留离断的肢体。

(9) 先施救后转运、急救呼救并重。

(10) 分类检送、紧密衔接、明确职责、前后呼应。

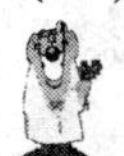

三、院前急救特点

院前急救的任务、对象等决定了院前急救工作的自身特点，需面临多方面的考验。

(一) 突发、紧迫

院前急救对象常常是突然发生的各种危及生命的急症、创伤、中毒、灾难事故等伤病员，有时甚至伤员成批出现，更显抢救之紧迫，所以平时要普及和提高广大公众的自救互救的知识和技能，相关部门要有预案，一旦出现突发事件，就能及时进行自救互救和专业救援，充分体现“时间就是生命”的抢救意识。

(二) 复杂、艰难

院前急救常常面临众多复杂的现象，环境复杂、病情复杂，如现场险情未除、围观人群拥堵，道路交通不畅，伤情原因不明，有创伤或又伴随中毒等。这些情况都使院前急救显得比一般日常医疗工作艰难了许多，对急救医护人员的身体素质、专业素质及现场局面的把握和决策能力都有相当的考验。

(三) 随机、灵活

院前急救所面对的突发事件带有很大程度的随机性，再加上急救前所获取的信息常常不充分，所以在医护人员到达现场后会出现很多意料之外的情况。为此常常要求救护人员在药品、器材、人力不足的情况下灵活采取就地取材、自救互救等决策和方法，才能把握更多的抢救机会。

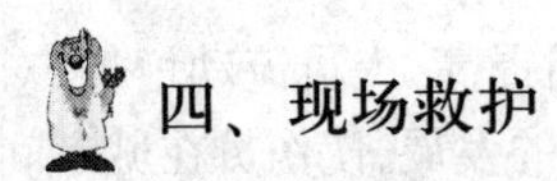

四、现场救护

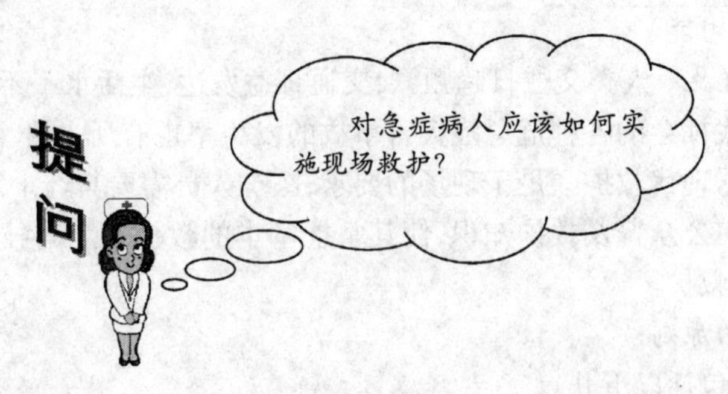

(一) 现场救护体检

1. 生命体征检测　如意识、呼吸、脉搏等。

(1) 意识：救护者通过对病人实施大声呼唤或轻拍轻推或掐人中穴等方法后，如病人对此行为缺乏反应，即可判断病人意识丧失。一般要求5 s内完成。

(2) 呼吸：救护者可以借助“一看(胸廓是否起伏)，二听(有无呼吸音)，三感觉(有无呼吸气流感)”来判断有无自主呼吸。一般也要求5 s内完成。

(3) 脉搏：成人及儿童可触摸颈动脉，婴儿可触摸肱动脉。用示指和中指于喉结水平滑向一侧气管旁2～3 cm的软组织处，轻轻触摸可及颈动脉搏动。注意勿用力压迫，勿双侧同时触摸。一般用5～10 s的时间完成。

2. 全身体格检查　通过上述体检，如确定病人心跳呼吸骤停应立即实施心肺复苏术。反之，在快速完成生命体征检查后，应根据实际情况对病人的头、颈、胸、腹等进行全身系统或有针对性的重点检查，从而确定受伤或病变部位的主要情况。

(1) 头面部：用手轻摸头颅，检查是否有出血、肿胀、骨折的软组织征象，耳、鼻有无血液或脑脊液漏，排除颅骨骨折。同时检查双眼，注意瞳孔的形态和大小是否相等，寻找异物、损伤处、了解出血、视力情况。

(2) 颈部：检查颈动脉搏动速率、强度、规律性。检查气管是否居中。用手指从上到下按压颈部后正中，询问是否有疼痛，排除颈椎骨折。

(3) 胸部：询问疼痛部位，观察胸部的呼吸运动、胸部形状。检查锁骨有无压痛，检查肋骨的起伏规律，并将双手放在伤病员的胸部两侧，稍用力挤压，了解有无压痛，重点排除肋骨骨折、气胸、血气胸等。

(4) 腹部：检查腹部有无外伤、压痛、反跳痛、肌紧张、移动性浊音，肠鸣音是否消失，判断脏器有无出血、穿孔，重点初步排除腹腔实质性脏器伤或空腔脏器伤。

(5) 脊柱：明确是否有肢体的运动及感觉方面的障碍，尽量通过不移动病人来检查脊柱，轻柔地将手伸向伤病员的背部，沿着脊柱检查，查看是否有肿胀、压痛或伤口。若必须翻动伤病员，需要采取轴线翻身法。

(6) 骨盆：询问疼痛部位，双手挤压骨盆两侧，询问有无疼痛，注意是否有尿便失禁。注意骨盆骨折可能伴有大量失血。

(7) 四肢：检查运动和感觉，观察是否有出血、擦伤、骨擦感、肿胀及变形。

（二）现场救护分类

当现场出现成批伤员时，常常会出现医护抢救资源有限而伤员众多之间的矛盾，为了能使各类伤员尽可能得到及时、恰当的处理，必须进行现场分类。按伤员出现的临床症状和体征，可用红、黄、绿、黑不同颜色的伤情标记将伤员分四类。

1. 轻度　标记为绿色，此类伤、病情较轻，病人意识清醒，对检查能积极配合，反应也灵敏，血压、呼吸、脉搏等基本生命体征正常，行一般对症处理即可，如一般挫伤、擦伤。

2. 中度　标记为黄色，此类伤、病情介于轻伤与重伤之间，只要短时间内得到及时处理，一般不危及生命，否则伤情很快恶化。

3. 重度　标记为红色，此类伤员随时有生命危险，即危及呼吸、循环、意识，如窒息、大出血、严重中毒、休克、心室颤动等。

4. 死亡　标记为黑色，此类伤员意识丧失、颈动脉搏动消失、心跳呼吸停止、瞳孔散大。

（三）现场救护要点

现场救护是指在事发的现场，对伤员实施及时、有效的初步救护，是立足于现场的抢救。事故发生后的几分钟、十几分钟是抢救危重伤员最重要的时刻，医学上称之为“救命的黄金时刻”。在现场救护中人们常常将抢救危重急症、意外伤害伤员寄托于医院和专业的医护人员，缺乏对在现场救护伤员的重要性和可实施性的认识。这种传统的观念，往往使处在生死边缘的伤员丧失了“救命的黄金时刻”。所以现场救护应本着先抢救后运送、先救命再救伤的基本原则，维持有效的循环和呼吸功能，再结合病情和条件正确地对伤员进行冲洗、止血、包扎、固定及其他相应的救护措施。最终达到挽救生命、稳定病情、降低伤残率、减轻伤员痛苦及为后续救护赢得时机的目的。

1. 救护技术　包括通气、复苏、止血、包扎、固定等救护技术（详见第六章项目一至项目三）。

2. 体位　在面对成批伤员的救护中，为了防止伤员因体位不当而导致致命性危害，医护人员可先予伤员以最大安全体位，如平卧位头偏向一侧或屈膝侧卧位，以保持呼吸道通畅，防止误吸。伤情初步明确、条件许可则可以采取更合理的体位。如颅脑损伤可取半卧位或侧卧位；胸部伤可取坐位或半卧位；腹部伤可取仰卧屈膝位；昏迷病人可取平卧位头偏向一侧或侧卧位；休克病人可取平卧位或头、下肢抬高30°的中凹卧位。

3. 暴露　现场救护中如遇猝死、烧伤等特殊伤情处理，为便于救护，需适当脱去衣服、鞋帽、头盔等。为防操作不当加重伤情必须掌握一定的技巧。

（1）摘头盔法：如头部受伤，伤员戴有头盔，并妨碍呼吸，有呕吐，应尽可能由伤员自己取下头盔，或两人合作安全摘下头盔，摘下头盔应注意：① 松开扣环或割断套住下颌的皮带；② 用力将头盔的边向外扳开，解除夹住头部的压力，然后再把头盔向上及向后托起，即可摘下；③ 注意固定伤员颈部。摘下面罩型头盔应注意：① 把手放在头盔底部边缘，然后轻轻把手指松开，将手指尽量张开，牢牢地托住伤员头部及下颌；② 另一人先将头盔向后翘起，轻轻用力，使它脱离下颌，然后把头盔向前翘过后脑，举起卸下。

（2）脱上衣法：如为一侧上肢伤，可遵循先健侧后患侧的原则，予病人以平卧位（无禁忌证时），解开衣扣，将衣服由肩部退至腰部，屈曲健侧手臂并脱下其衣袖，将已脱衣袖由腰部推至患侧，即可脱下患肢衣袖。如病情垂危、情况紧急时可直接用剪刀剪开衣服，以争取抢救时间。

(3) 脱长裤法：如为一侧下肢伤，可遵循先健侧后患侧的原则，予病人以平卧位（无禁忌证时），解开腰带和裤扣，将裤子由腰部退至髋下，保持双下肢平直，切勿随意抬高或屈曲（除非排除了下肢骨折），将长裤平拉脱下。如病情垂危、情况紧急时可直接用剪刀剪开长裤，以争取抢救时间。

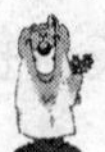

五、转运和途中监护

转运包括搬运和运输，似乎是件简单而平常的事情，是一个用力搬运和交通运输问题，与医疗、急救无密切关系。然而，事实并非如此。首先，不能无视病情而盲目快速转运：如外伤大出血而未先进行止血处理就运送可致失血性休克，甚至死亡；脊椎骨折未进行初步固定即搬运转送，可致使瘫痪等严重的并发症发生；对心跳、呼吸骤停的病人未先及时进行现场初步心肺复苏即转运，可使病人失去了最佳抢救时机。因此，对一些危重病人，应先行畅通气道、心肺复苏、控制大出血、骨折固定等现场救护后再转运是极其重要的。同时，要做到医疗监护运输，作为医疗运输工具，除运输作用外，还必须成为途中监护急救的场所，才能使伤病人安全到达目的地。总之，搬运、护送不当可使危重伤员在现场的救护前功尽弃。不少已被急救处理较好的伤员，往往在不正确的运送途中病情加重、恶化；有些伤员因经不住路途颠簸或病情恶化，未能及时施救而丧失生命。

（一）搬运转送的目的

(1) 使受伤伤员脱离危险区，实施现场救护。

(2) 尽快使伤员获得专业治疗。

(3) 防止损伤加重。

(4) 最大限度地挽救生命，减轻伤残。

（二）搬运转送的原则

(1) 迅速观察受伤现场和判断伤情。

(2) 做好伤员现场的救护，先救命后治伤。

(3) 应先止血、包扎、固定后再搬运。

(4) 伤员体位要适宜。

(5) 不要无目的地移动伤员。

(6) 保持脊柱及肢体在一条轴线上，防止损伤加重。

(7) 动作要轻巧、迅速，避免不必要的振动。

(8) 注意伤情变化，并及时处理。

（三）搬运方法

正确的搬运方法能减少伤员的痛苦，防止损伤加重；错误的搬运方法不仅会加重伤员的痛苦，还会加重损伤。因此，正确的搬运在现场救护中显得尤为重要。

操作要点：① 现场救护后，要根据伤员的伤情轻重和特点分别采取搀扶、背运、双人搬运等措施；② 疑有脊柱、骨盆、双下肢骨折时不能让伤员试行站立；③ 疑有肋骨骨折的伤员不能采取背运的方法；④ 伤势较重，有昏迷、内脏损伤、脊柱、骨盆骨折、双下肢骨折的伤员应采取担架搬运方法；⑤ 现场如无担架，制作简易担架，并注意禁忌范围。

现场搬运的方法有徒手搬运和器械搬运两种（详见第六章项目三）。

（四）伤员的紧急移动

1. 从驾驶室搬出的步骤　包括：① 一人双手掌抱于伤员头部两侧，轴向牵引颈部，如有条件可带上颈托；② 另一人双手轻轻轴向牵引伤员的双踝部，使双下肢伸直；③ 第3、第4 人双手托伤员的肩背部及腰臀部，保持脊柱为一条直线，平稳将伤员搬出。

2. 从倒塌物下搬出的步骤　包括：① 迅速清除压在伤员身上的泥土、砖块、水泥板等倒塌物；② 清除伤员口腔、鼻腔中的泥土及脱落的牙齿，保持呼吸道通畅；③ 一人双手抱于伤员头部两侧牵引颈部；④ 另一人双手牵引伤员双踝，使双下肢伸直；⑤ 第3、第4 人双手平托伤员的肩背部和腰臀部；⑥ 4 人同时用力，保持脊柱轴位，平稳将伤员移出现场。

3. 从狭窄坑道将伤员搬出的步骤　包括：① 一人双手抱于伤员头部两侧牵引颈部；② 另一人双手牵引伤员双踝，使双下肢伸直；③ 第3、第4 人双手平托伤员肩背部和腰臀部，将伤员托出坑道，交于坑道外人员将伤员搬出。

（五）现场搬运注意事项

（1）搬动要平稳，避免强拉硬拽，防止损伤加重。

（2）特别要保持脊柱轴位，防止脊髓损伤。

（3）疑有脊柱骨折时禁忌一人抬肩，一人抱腿的错误方法。

（4）途中要密切观察伤员的呼吸、脉搏变化，并随时调整止血带和固定物的松紧度，防止皮肤压伤和缺血坏死。

（5）将伤员妥善固定在担架上，防止其头部扭动和过度颠簸。

（六）护送

作为运载工具的车辆、船艇、飞机，不仅仅是交通工具，同时也是抢救、运送伤员的场所；伤员护送者，可能是亲属友人，也可能是医护人员或救护人员。在护送途中应注意三个方面。

1. 严密观察伤情　因为需要运送至医院的伤员情况多数比较危重，所以在现场搬动过程中，会不同程度地影响伤情，有时甚至能刺激、诱发某些症状的再度出现，如呕吐、抽搐等。因此，在运送途中要严密观察伤情。另外，途中应观察伤员的意识、呼吸、脉搏、瞳孔、血压、面色以及主要伤情的变化。

2. 处理危及生命的情况　一般来说，转运途中不再处理伤员的有关伤情。因为经过现场初步、必要的处置后，伤情能得到一些缓解，然后尽快送至医院，进一步全面地予以救治。

有些伤员经初步处理后，因搬运等原因可导致病情变化。所以，当出现危及生命情况时，应立即进行抢救处理。若呼吸、心跳突然出现危象或骤停，则应毫不犹豫地在救护车等环境中，进行心肺复苏，以免前功尽弃。

3. 具体伤情的变化的处理　在运送伤员的途中，若伤员的伤情出现了明显恶化，也需要进行紧急处理。如对肢体包扎过紧，造成肢体缺血而使手指、足趾变凉发紫，则应立即调整包扎；远距离长时间转运伤员，止血带需定时放松；伤员频繁剧烈的抽搐、呕吐等，需要立即作相应处理。

（张亚芬）

第三章　急诊科救护

项目一　急诊科工作概况

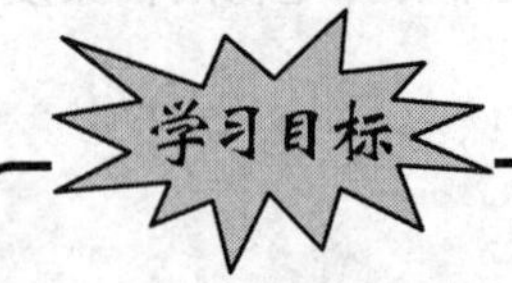

1. 了解急诊科主要任务，熟悉急诊科的主要设置。
2. 了解急诊诊治的疾病范围。
3. 熟悉急诊护士的专业素养。

医院急诊科是“急救医疗服务体系（EMSS）”重要的中间环节，是医院中急症和重症病人最集中、病种最多、抢救和管理任务最重的部门。综合医院急诊科设有内、外、妇、儿、眼耳鼻喉等专科诊室。在突发性急、危、重症病人的救护及必要时协助向上一级医院或专科医院转运等方面发挥重要的作用，其服务质量可以看成医院整体工作的缩影，直接反映医院管理状况和医护人员素质水平。

急诊科是急诊病人入院治疗的必经之路，从急诊科环境设置、管理到一切医疗护理过程均以“急”为中心，从而方便、有效地对病人实施救护。

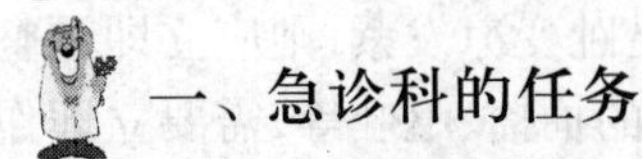

一、急诊科的任务

急诊科的主要任务是处理和研究各种急性病、慢性病急变、急性创伤、急性中毒、意外事故等及其引发的急性器官功能障碍的治疗和抢救问题。除了院内急诊、急救医疗护理工作外，还承担着一定区域内呼救病人的院前急救、救护人员的培训、急诊医疗护理科研工作等任务。根据医院性质和规模的不同，各医院的任务有所侧重，但其首要任务是及时、有效的抢救急、危、重症病人。

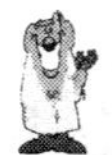 二、急诊科的设置

（一）一般布局

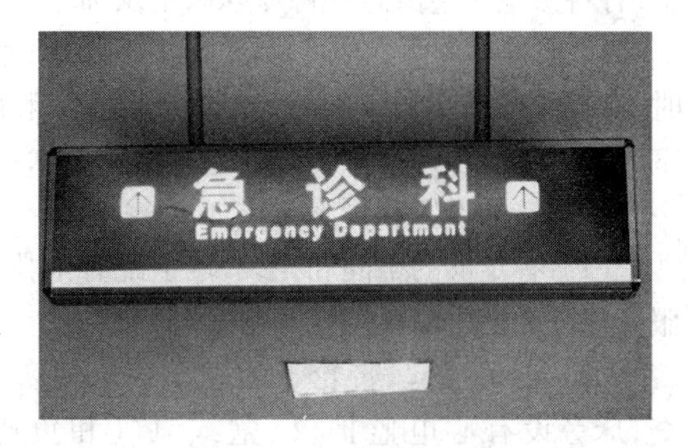

图3－1 急诊科灯箱路标

急诊科布局的选择首先以方便病人急诊救治为原则，应独立或相对独立成区，位于医院的一侧或前部。急诊科标志必须醒目、突出，易于寻找。白天应有指路标志，夜间应有指路灯标明急诊科位置（图3－1）。通向急诊科的大门应足够宽大，以利于担架、车辆进出及较多病人和家属短暂候诊停留。急诊科面积应与全院总的病床数及主要服务区域内急诊就诊总人次成合理的比例。其中预检分诊处设在大厅醒目的位置。急诊各科室及通道宽敞明亮、空气流通，冷暖空调及电话齐备，电源分配合理，有条件的可设壁式氧气和吸引管道系统。

（二）主要科室设置和基本设施

急诊病人应尽量实行分科式急诊，经救护、留院观察好转后酌情决定送院内相应住院病房进一步治疗或出院。

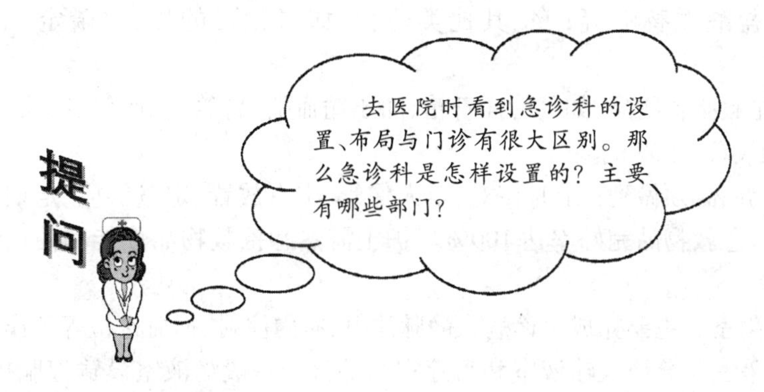

急诊科设置主要包括以下部门。

1. 预检分诊处　设于急诊科入口处。预检人员一般由经验丰富的护士担任，具体负责分诊和挂号工作。对于分诊的正确率要进行统计，定有相应的要求和标准。

（1）急救呼叫系统：在预检处应设有专用电话或呼叫系统，由预检护士管理和运作。当预检护士接到急救中心危重病人预报，立即通知医务科、抢救室医生和护士，做好抢救准备工作，同时呼叫相关科室医生到位。

（2）信息网络化：急诊预检处与急诊挂号处、收费处和药房通过电脑联网，有助于急诊工作快速、高效的运作。

（3）准备的物品：① 常用的检查物品，如体温计、手电筒、压舌板等；② 各种护理文件和记录本，如病人就诊登记本、接救护车登记本、死亡病人登记本、传染病人登记本、常用化验单等。

（4）提供相应的便民服务设施：包括病人所需的平推车、轮椅车、老花镜、一次性茶杯、一

次性便盆和尿壶等。

2. 各科诊断室　设内科、外科、妇产科、眼科、耳鼻喉科、口腔科、皮肤科等分科急诊诊断室，各科诊室医生由急诊科专职医生及临床各科轮流委派的值班医生担任。

3. 抢救室　由专职急救人员负责抢救工作，如病情危重、复杂或病人集中、施救任务繁重时，有权急呼有关科室会诊、共同抢救。一般设抢救床3～6张，有条件时应设内科系统抢救室、中毒抢救室、外科系统抢救室及急诊手术室。

抢救室的设置和设施要求如下。

(1) 有足够的空间和光线，墙上配有抢救常用的流程图、抢救室工作制度、抢救人员文明服务规范和消毒隔离制度等。

(2) 设可摇起、带轮子的推车式抢救床3～6张，既可固定成床，也可当推车送病人检查，床旁设有心电监护仪、壁式氧气和负压吸引装置，房顶安装轨道式输液架及遮隔布幔。

(3) 抢救仪器和用品，包括心电图机、除颤仪、洗胃机、呼吸机、临时起搏器等仪器。还备有开胸包、腰穿包、胸穿包、气管切开包、静脉切开包、导尿包、压舌板、开口器、拉舌钳、牙垫等抢救器械。

(4) 备有常用抢救药品：① 心血管系统用药，如肾上腺素、异丙肾上腺素、阿托品、利多卡因、多巴胺等；② 呼吸系统用药，如氨茶碱、尼可刹米等；③ 镇静、镇痛药，如地西泮、苯巴比妥、盐酸哌替啶等；④ 其他类药物，如氢化可的松、解磷定、地塞米松、退热药等。

(5) 其他抢救必备物品，如气管插管箱、加压输血器、胃管、三腔管、吸痰管、气囊导尿管、胸腔引流管、吸氧管、冰袋、冰帽等。

所有抢救物品必须做到：定时核对、定人保管、定点放置、定量供应、定期消毒，并保持良好的备用状态。急救物品完好率达100%。护士需熟悉抢救物品性能和使用方法，并能排除一般性故障。

4. 急诊注射室　主要完成急诊病人静脉注射、肌内注射、抽血送检等工作。

5. 急诊输液室　分病人输液室和治疗室两部分。一般输液室设输液躺椅30～60张，有条件的医院可同时设卧位输液区，满足多层次的需求。同时，输液室还需配有墙式供氧和负压吸引管道装置，房顶安置轨道式输液架。

6. 急诊观察室　由相对固定的专职医务人员负责。留院观察对象为短时间不能确诊、病情存在危险不便离院或抢救后等待病床住院者。观察室病人原则上在3～5天内离院、转院或收留住院。一般观察床数30～60张不等，视各医院实际情况而定。

急诊观察室应按正规病房设置和管理，有单独的医生办公室、护士站、治疗室等。急诊观察室内设立正规床位、床号固定，对每位留观病人均书写正规病历，建立医嘱本、病情交班本和各种护理记录单等。

7. 急症清创室　清创室位置与抢救室比邻，分为无菌手术室和处置室两部分。

8. 急诊重症监护室(EICU)　一般设监护床2～4张，由专职医护人员对重危病人进行心、肺、肝、肾等功能及体温、脑压等监护，24 h不间断，发现异常及时处理。

9. 其他　在外科诊断室附近除清创室外，还可有独立设置的骨科诊断室和石膏室。有条件的医院急诊区还可设置X线、B超、CT、心电图及常规化验等检查室及急诊药房、收费处，从而更加方便于病人的救治。此外，为了妥善处理有传染病倾向的一些急诊病人，必要时可以设置区域相对独立的发热急诊室、肠道门(急)诊室，与一般急诊及病房保持一定的界限，甚至设有隔离带。

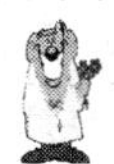

三、急诊诊治范围

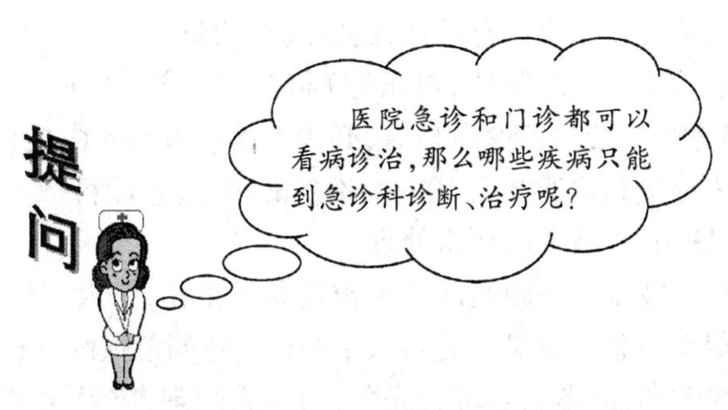

凡病人由于疾病发作，突然外伤受害及异物侵入体内，身体处于危险状态或非常痛苦的状态时，医护人员应进行急诊救护。主要涉及如下范围。

(1) 呼吸、心跳骤停。

(2) 急性外伤，如脑外伤、骨折、脱臼、撕裂伤、烧伤等，在24 h内未经治疗者。

(3) 突发高热，体温超过38.5℃者。

(4) 突然出血、吐血、有内出血征象、流产、小儿腹泻、严重脱水、休克者。

(5) 急性心力衰竭、心律失常、心动过速、心动过缓、心肌梗死、高血压(超过180/110 mmHg)

(6) 昏迷、昏厥、抽搐、急性肢体运动障碍及瘫痪者。

(7) 中毒、服毒、刎颈、自缢、淹溺、触电者。

(8) 耳道、鼻道、咽部、眼内、气管、支气管及食道中有异物者。

(9) 眼睛急性疼痛、红肿或急性视力障碍。

(10) 急性过敏性疾病、严重哮喘、急性喉炎等。

(11) 急性腹痛。

(12) 急性尿闭者。

(13) 可疑烈性传染病者。

(14) 其他经预检认为符合急诊抢救条件者。

上述范围是相对的，不可机械执行耽误病人，如情况模糊难定，应由医生根据病人全面情况斟酌决定。

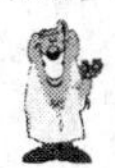

四、急诊人员配置与工作制度

(一) 急诊科人员配置

根据各医院急诊任务轻重和医院总的编制情况确定急诊科人员的配置，一般可设有专职主任医师、副主任医师、主治医师、住院医师、副主任护师、主管护师、护师等技术职称，设急诊科主任、科护士长、护士长等行政职务。

（二）急诊科工作制度

（1）急诊科必须24 h开诊，随时应诊，节假日照常接诊。工作人员必须明确急救工作的性质、任务，严格执行抢救规则、程序、职责、制度及技术操作常规，对于病情复杂难以确定科别的，按首诊负责制处理。掌握急救医学理论和抢救技术，实施急救措施以及抢救制度、分诊制度、交接班制度、查对制度、治疗护理制度、观察室工作制度、监护室与抢救室工作制度、病历书写制度、查房门诊制度、消毒隔离制度，严格履行各级各类人员职责。

（2）值班护士不得离开接诊室。急诊病人就诊时，值班护士应立即通知有关科室值班医师，同时予以一定处置（如测体温、脉搏、血压等）和登记姓名、性别、年龄、住址、来院准确时间、单位等项目。值班医师在接到急诊通知后，必须在5～10 min内接诊病人，进行处理。对拒绝来急诊科诊治病人或接急诊通知后10 min不到的医师，急诊科护士随时通知医务科或院领导，与有关科负责人联系，查清原因严肃处理。

（3）临床科室应选派技术水平较高的医生担任急诊工作，每人任期不得少于6个月。实习医生和实习护士不得单独急诊值班。进修医生经科主任同意报医务科批准，方可参加值班。

（4）急诊科各类抢救药品、器材要准备完善，由专人管理，放置固定位置，经常检查，及时补充更新、修理和消毒，保证抢救需要。

（5）对急诊病人要有高度的责任心和同情心，及时、正确、敏捷地进行救治，严密观察病情变化做好各项记录。疑难、危、重症病人应在急诊科就地组织抢救，待病情稳定后再护送至病房。对需立即进行手术治疗的病人，应及时送手术室施行手术。急诊医生应向病房或手术医师直接交班。任何科室或个人不得以任何理由或借口拒收急、重、危症病人。

（6）急诊病人收入急诊观察室，由急诊医生书写病历，开好医嘱，急诊护士负责治疗，对急诊病人要密切观察病情变化并做好记录，及时有效地采取治疗措施。观察时间一般不超过3天，最多不超过1周。

（7）急诊科医护人员必须坚守岗位，做好交接班，严格执行急诊各项规章制度和技术操作规程。急诊医护人员在各种应急事件中应随叫随到，积极参与应急抢救。

（8）遇重大抢救病人需立即报请医务科、护理部及院领导亲临参加指挥。凡涉及法律纠纷的病人，在积极救治的同时，要积极向有关部门报告。

（9）急诊病人不受划区分级的限制，对需要转院的急诊病人须事先与转去医院联系，取得同意后，方可转院。

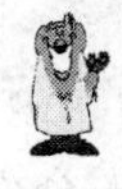

五、急诊护士的专业素养

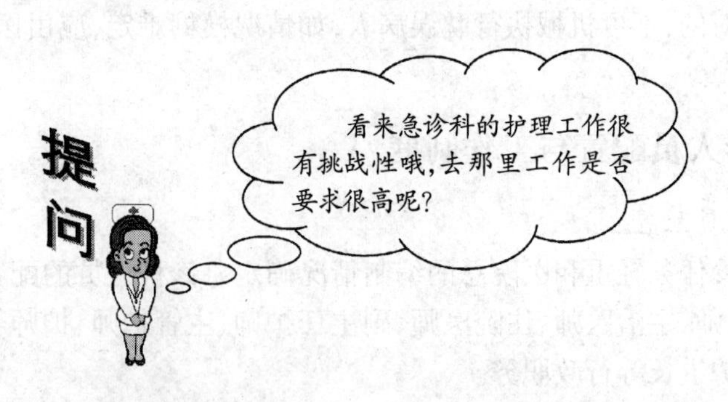

急诊科护士工作质量的高低历来是衡量每所医院水平、服务质量、应急能力的重要标准之一。在医院管理中，除了重视急诊科的人员配备、技术培训和改善硬件设施以外，还应特别注重对急诊科医护人员的道德品质、心理素质及业务能力的培养。

（一）高度的同情心

急诊病人常见的心理特点有：① 病情突发，危急感强烈；② 慢性病加重，自感悲观；③ 严重外伤病人，对疾病反应强烈，有着强烈的求生欲望；④ 自杀病人心胸狭窄，症状发作时有后悔感，就诊时有羞耻感，救治后又有自卑感。急诊护士面对这些病人，要有深厚的救死扶伤同情心，理解病人的焦急和痛苦，提供亲切的关怀和细心的照料，根据不同心理状况采取相应的护理措施。

（二）高尚的职业道德

具备严肃认真、一丝不苟的工作作风，始终将病人利益放于第一位，急病人所急，想病人所想，尽量缩短从接诊到抢救的时间，以赢得病人的生命。只要病人存有一线生存希望，就应尽心尽责、全力以赴进行快速、准确地抢救。做到不怕苦、不怕累、不怕脏，全心全意为病人服务。

（三）良好的心理素质和业务能力

急诊护士具备的心理素质和业务能力包括：① 较高的情绪感染力和自控力；② 细致的观察力；③ 良好的记忆力；④ 敏捷的思维能力；⑤ 迅速准确的判断力；⑥ 恰当的表达能力；⑦ 熟练的护理操作能力等。只有这样才能应对危重病人，尤其是对突发事件的大批病人的抢救，做到忙而不乱、井然有序。

（严鹏霄）

项目二　急诊护理工作

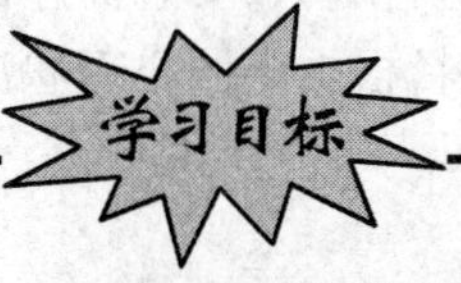

1. 熟悉急诊护理工作程序。
2. 掌握急症病人抢救时护理配合程序。

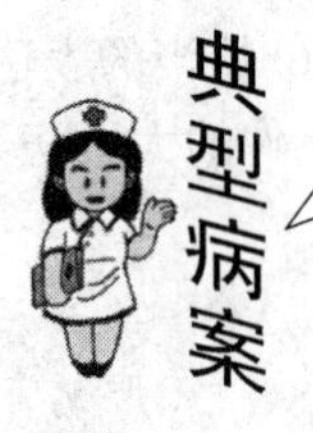

典型病案

某单位20名员工,在职工食堂午餐后分别出现不同程度的呕吐、腹泻,伴有中上腹部疼痛。少数人因上吐下泻还出现口干、眼窝下陷、肢体冰凉、脉搏细弱、血压降低等中毒症状,疑似食物中毒。由"120"救护车将20位病人送往医院急诊科救治。

问题导向一: 病人到达医院后,作为急诊科护士,对这20位病人应怎样安排救治?

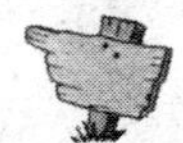

急诊病人救治安排流程

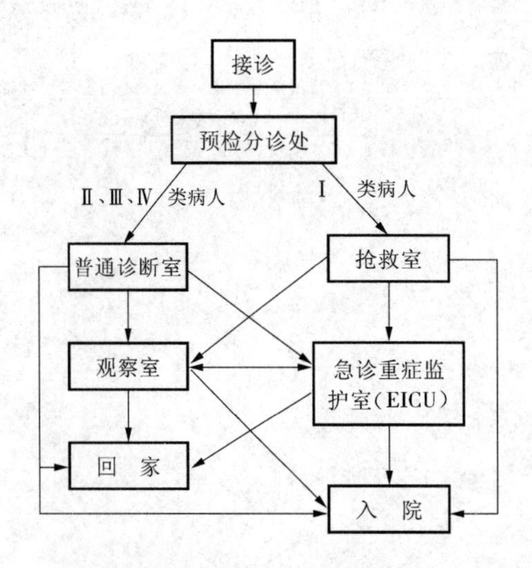

问题导向二: 病人在急诊救治过程中,主要有哪些护理工作?

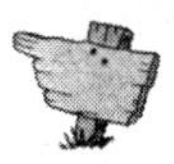

急救中的主要护理工作

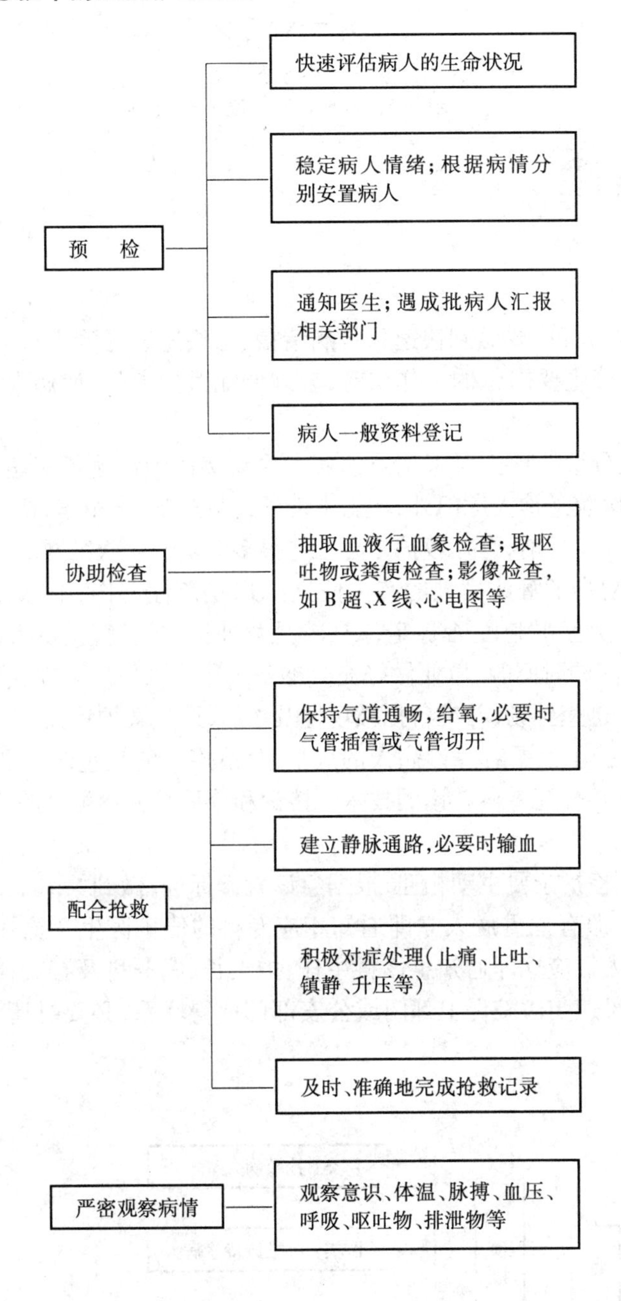

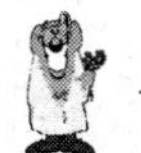

一、急诊护理工作程序

急诊护理工作程序包括接诊、分诊、急诊护理处理等环节。这些环节紧密相连，经规范的管理，最大限度地保障急诊病人的救护成功。

（一）预检处护理工作

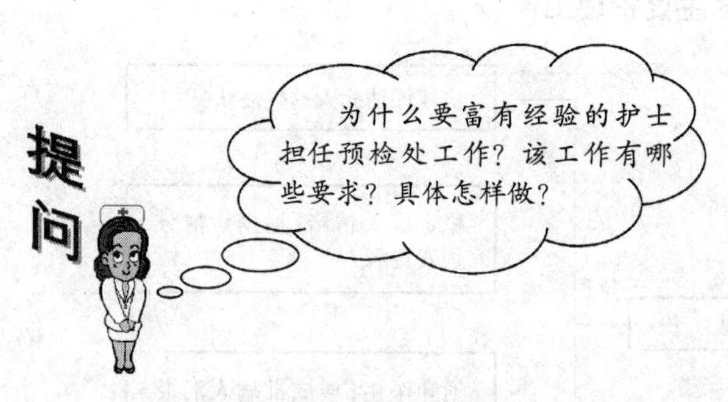

预检护士在接诊、分诊过程中要做到快速采集病情信息、快速疏导病人进入相应诊室；了解抢救室、输液室、观察室等主要岗位的工作状态，合理调配医护人员，使病人快速妥善得到救护。

1．接诊　接诊是预检分诊处护士对来院急诊病人主动接待和快速了解病情的过程。当处于危急状态的病人送到医院急诊大厅门外，护士主动外迎救护车、出租车，帮助接应病人，并通过急诊绿色通道搬运病人。目前，医疗救护中心已与很多医院建立联系网络，预检护士通过网络在病人来院以前已经初步了解该病人的有关信息：① 是急性创伤、中毒、出血还是其他疾病；② 病人的生命体征、意识状态是否稳定；③ 若是意外事故，了解是单人发生还是群体发生；④ 大约能够到达医院的时间等，以便做好充分准备工作。预检护士在接到电话后应立即通知有关医生、急诊护士迅速到场，并准备抢救场地及物品，迎接救护病人。

2．分诊　分诊是预检护士根据对急诊病人的病情，分清疾病的轻重缓急和隶属专科，进行初步诊断、安排救治程序及分配专科就诊的技术。接诊和分诊是密不可分的连续过程，通常由预检分诊处护士完成。

病人被送到急诊科，预检护士要主动相迎，根据急诊就诊标准，做到“一问、二看、三检查、四分诊、五请示、六登记”。遇有危重病人立即通知相应专科的值班医生及抢救室护士；遇大批伤员、中毒事件、高干名人等应立即通知急诊科主任、护士长、医务科及有关科室；遇有法律纠纷、刑事案件等事件，应迅速与医院保卫部门或公安部门取得联系，必要时请病人家属或陪送者暂留协助取证。

预检的流程如下：

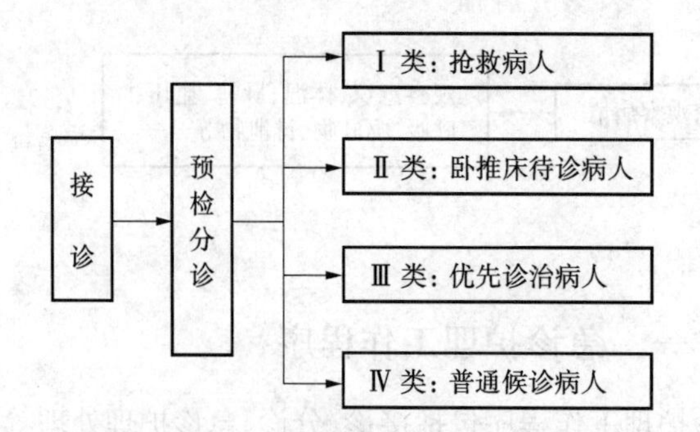

3．分诊标准　预检分诊处护士经护理评估、在分析病情轻重之后，安排就诊顺序，使危重病人得到及时有效的救治（表3－1）。

表3-1　急诊分诊标准

类　别	定　义	分　诊
Ⅰ类(危急)	生命体征不稳定,必须立刻进行抢救治疗 心跳、呼吸暂停 有或紧急需要气管插管 休克 昏迷(GCS<9) 惊厥 复合伤 急救车转来明确心梗 血糖<3.33 mmol/L(60 mg/dL)	立刻安排病人进入抢救室
Ⅱ类(危重)	生命体征不稳定,有潜在生命危险状态 内脏性胸痛、气促,含服硝酸甘油(NTG)不缓解 ECG提示急性心肌梗死 呼吸窘迫,非COPD病人,SaO_2<90% 活动性出血	安排病人卧于推床,立即监护重要生命体征,优先诊治(<10 min)
Ⅲ类(紧急)	生命体征稳定,有状态变差的危险,如急性哮喘,但血压、脉搏稳定,剧烈腹痛	安排急诊流水优先诊治(<30 min)
Ⅳ类(不紧急)	有急诊情况但病情稳定;生命体征稳定	安排急诊流水顺序就诊(2 h内);护士每30 min评估候诊病人病情

注:资料引用协和医院《急诊分诊标准》。

(二) 急诊护理处理

1. 配合抢救

(1) 迎接病人:听到救护车警笛声或接到急救电话,立即出门迎接,并向随车医护人员和家属等了解病情,如病情需要可直接护送病人到抢救室。

(2) 落实医生:根据病情落实好病人的就诊医生,在医生到来之前,立即启动抢救常规,如监测生命体征、初期复苏、建立静脉通道、备血、包扎等。严格按抢救程序、操作规程实施抢救措施,做到分秒必争。

(3) 配合抢救:医生到达后,立即汇报处理情况,积极配合抢救,正确执行医嘱,密切观察病情动态变化,为医生提供有关资料。

(4) 观察记录:记录要求字迹清晰、及时、准确,必须注明时间,包括病人和医生到达时间、抢救措施落实时间(如用药、吸氧、人工呼吸执行时间和停止时间),记录执行医嘱的内容及病情动态变化。

在抢救过程中,凡口头医嘱必须向医生复诵一遍,双方确认无误后再执行。抢救完毕后,请医生及时补写医嘱和处方。各种急救药品的空安瓿需经两人核对后方可弃去;输液空瓶、输血空袋等均应集中放置,以便统计查对,核实与医嘱是否相符。

2. 留院观察室护理

(1) 入室登记、建立病案,认真填写各项记录,书写留观室病情报告。

(2) 认真执行无菌操作及“三查七对”制度,执行医嘱时应做到抄写医嘱、执行医嘱、执行时间三准确。

(3) 对留院观察的病人要主动巡视,加强观察,做好心理护理和危重症病人的基础护理工作。

(4) 做好出入室病人及家属的管理工作。

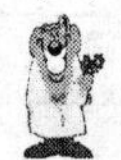

二、护士抢救配合程序

(一) 护士1人抢救程序

(1) 有活动性出血伤口,用无菌纱布覆盖、包扎。

(2) 合理安置体位,测生命体征,进行心理安慰,并通知医生。

(3) 保持呼吸道畅通,给氧,必要时行气管插管、胸外心脏按压。

(4) 建立静脉通道,休克、复合伤者建立2路静脉通道;需大量补液、输血者,留置套管针。除糖尿病者内科病人首选5%葡萄糖液500 ml,外科病人一般首选平衡盐溶液,以后遵医嘱。

(5) 备好心电监护仪、心电图机、吸引器、呼吸机、除颤机、抢救车。

(6) 遇中毒病人立即洗胃,如需急诊手术,应立即备血、备皮、皮试、导尿、术前用药。

(7) 配合医生行气管插管,心脏按压及伤口缝合。

(8) 通知会诊医生,联系病人家属及单位,维持秩序;指导护理员标本送检、取血;抢救登记并负责收费记录,补充或归还物品。

(9) 做好病情观察、负责记录治疗、护理、用药、病情。

(10) 负责病情交班或入观察室、入院的交班工作。

(二) 2名或多名护士配合程序

1. 抢救护士(1人)

(1) 测生命征、保持呼吸通畅、给氧,必要时行气管插管、胸外按压。

(2) 建立静脉通道,遵医嘱用药。

(3) 中毒者立即洗胃。

(4) 指导护理员、护工标本送检、取血;维持抢救现场秩序。

(5) 做好交接班工作。

2. 协助护士(1人及以上)

(1) 遇有活动出血者包扎止血。

(2) 通知抢救医生、联系会诊医生。

(3) 抢救登记及用药记录。

(4) 需要急诊手术者,立即备血、备皮、皮试、导尿、麻醉前用药。

(5) 病情观察并记录。

(6) 备好心电监护仪、心电图机、吸引器、呼吸机、除颤机、抢救车。

(7) 负责外勤、借物、收费等。

知识扩展

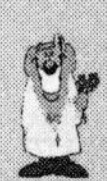

一、急诊分诊技术

急诊分诊是急诊护理工作中重要的专业技术,是根据病人的症状、体征,区分病情的轻重、缓急及所属的临床专科，进行初步诊断、安排救治的过程，其重点是病情分诊和学科分诊。急诊分诊室是接待急诊病人的第一窗口，所有急诊病人都要通过分诊护士接待后才能得到专科医师的救治，急诊分诊在提高急诊工作效率、缩短就诊流程等方面发挥着重要作用，一般选择综合素质好、有经验的护士担任。

（一）急诊分诊资料的收集方法

1. 望诊　护士用眼睛直接观察病人的神色、形、态、头颈五官、皮肤、排泄物和分泌物，以推断身体的变化。重点观察病人呼吸是否平稳，外表有无血迹、破损，神志是否清醒；昏迷者瞳孔是否缩小或者散大，皮肤有无苍白、发绀或潮红，躯干肢体能否自主活动。分诊护士必须亲自快速目测病人，快速搜索主要的资料，使分诊准确。

2. 闻诊　包括听声音和嗅气味。分诊护士观察病人的声音、语言、呼吸、咳嗽、呕吐、呃逆、嗳气、喷嚏、肠鸣等各种声响及病人体内发出的各种气味和排泄物、分泌物，病室的气味。如病人口中有大蒜气味则提示有机磷农药中毒，烂苹果味提示糖尿病酮症酸中毒等。

3. 问诊　通过询问病人及知情人，了解疾病的历史和现状，是分诊的重要一环。主要包括病人的病史、自觉症状、既往健康状况和家族史。问诊时态度温和，涉及隐私时，如与病情无关则不必追根究底，病人叙述不清时，既要耐心倾听，又要善于诱导，掌握病人害羞心理，要善于观言察色，向病人解释病史对诊断的作用，取得可靠的病史资料。对急性腹痛的妇女尤其询问月经情况，预防宫外孕的发生。

4. 体格检查　分诊护士通过自己的触觉，简要地对病人进行触、摸、按、压等检查，一般仅限于与病情有关的部位作重点检查，如外伤病人监测生命体征、发热病人测体温、心脏病的病人测量脉搏和血压、腹痛查腹部体征等。有时分诊体检与问诊难分先后，提倡边查边问，省时且自然。

5. 化验　送检标本对急诊病人的确诊很重要，有时标本少，错过收集机会则可能延误诊断。护士应有预见地告知病人或家属留取标本，等待实验室检查。

（二）常用分诊思维模式

1. Larry Weed 的 SOAP 模式　依据 SOAP 公式对急诊病人进行预诊评估，及时、准确地进行分诊救护。

S（Subjective，主诉）：收集病人或陪人叙述的所有资料。

O（Objective，观察）：采用望、闻、问、听、触、查等手段对病人的病情进行评估。

A（Assess，估计）：综合上述情况对病情进行全面分析。

P（Plan，计划）：迅速组织抢救程序，进行专科分诊。

SOAP 模式实际上是护士分诊中最常用、最基本的思维方式和分诊技巧。

2. PQRST 分诊模式　适用于疼痛分析与分诊，如对腹痛病人进行系统问诊后分诊可提高护士对腹痛病人分诊准确率。PQRST 刚好是心电图 5 个波形字母顺序，因而易于记忆和应用。

P（Provokes，诱因）：疼痛的诱因是什么？如何使之缓解？怎样会加重？

Q(Quality,性质):疼痛是什么性质?病人是否可以描述?怎样描述?

R(Radiates,放射):疼痛的部位?是否向其他地方放射?

S(Severity,程度):疼痛程度如何?如果用1~10数字表示疼痛程度,病人说自己的疼痛相当于哪个数字?

T(Time,时间):疼痛时间有多久?何时开始的?何时终止?持续多长时间?

通过应用"PQRST"分诊模式对疼痛病人进行分诊,可以提高护士对疼痛病人分诊的准确率,为病人提供及时准确的救治。

(三)分诊注意事项

1. 培养优良的工作作风 树立"以病人为中心"的服务理念,规范自己的职业行为,尊重病人的人格、权利、利益,营造出良好的护患关系。充分认识急诊分诊的重要性,增强责任心,养成细致、耐心的工作作风,及时发现和掌握病情,避免被疾病表象迷惑,保障病人及时妥善得到救护。

2. 讲究分诊时护患沟通技巧 护士特别要注意做好接诊,首先应该衣着整洁,精神饱满,沉着自信,给人以信任感。无论是救护车送来还是自己来院,分诊护士都应主动迎接病人,态度热情、和蔼,动作迅速,使病人心理上得到安慰。急诊病人心情焦急,希望立即得到医生诊治,当急诊病人多,医生无法处理时,在病情允许情况下,接诊护士要向病人及家属耐心解释,并取得其谅解。协助病人坐或卧,采取合适的体位,问诊时谦逊有礼,体检时动作轻柔、体贴,尽量减轻病人的痛苦。急诊护士给病人及家属的第一印象直接影响其对医院的信任、配合程度。

3. 加强专业技能培养 分诊护士只有掌握丰富的临床专业知识和熟练的业务技能,才能对病情做出快捷、正确的判断和应答,根据有效的资料收集和综合分析病情,迅速做出评判,分诊挂号排队就诊。危重病人需急救者应立即送入抢救室,边诊边护送,简单扼要了解病史,围绕重点进行体检,做到先抢救后挂号,必要时开放绿色通道。遇有传染病或可疑传染病应分到隔离室或传染科就诊。预检分诊正确率应在96%以上。对病情凶险者医生未到达前及时实施预见性救护措施,如气管插管、建立静脉输液通道,采取血标本、备血、插管洗胃等。

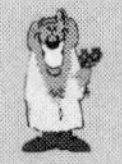

二、急诊科其他主要的管理制度

(一)首诊负责制度

(1)凡第一个接待急诊病人的科室和医生称为首诊科室和首诊医生。

(2)首诊医生发现涉及他科的或确系他科的病人时,应询问病史、进行体检,写好病历,并进行必要的紧急处置后,才能请有关科室会诊或转科,不得私自涂改科别,或让病人去预检处改科别。

(3)凡遇有多发伤或诊断未明的病人,首诊科室和首诊医生应承担主要诊治责任;并负责及时邀请有关科室会诊,在未明确收治科室时,首诊科室和首诊医生应负责到底。

(4) 如病人确需转科，且病情允许搬动时，由首诊科室和首诊医生负责联系安排。如需转院，且病情允许搬动时，由首诊医生向医务科汇报，落实好接收医院后方可转院。

(5) 涉及两科以上疾病的病人收治，由急诊科组织会诊，协调解决，有关科室均应服从。

(二) 抢救制度

(1) 急诊抢救工作须组织健全，分工周密；参加抢救的医护人员必须做到严肃认真，分秒必争。

(2) 抢救工作事先要有充分准备，做好各种抢救的预案，抢救时应快速、准确，争取时机，千方百计，尽最大努力进行抢救。

(3) 抢救危重病人应按照病情严重程度和复杂情况决定抢救组织工作：① 一般抢救由有关科室急诊医生和当班护士负责；② 危重病人抢救应由该科急诊组长和急诊护士长组织抢救；③ 遇有大批伤病员、严重复合伤等情况时，由急诊科主任具体组织有关医生共同抢救，并上报院总值班。

(4) 急诊室护士应提高警惕，做好抢救准备工作。遇有危重病人应立即通知护士长，同时立即通知值班医生，并及时给予必要的处理，如吸氧、吸痰、测体温、血压、脉搏、呼吸等。

(5) 参加抢救的医护人员要严肃认真，积极主动，听从指挥，既有明确分工，又要密切协作，避免忙乱，不得互相指责、埋怨。应做到一科抢救，多科支援，一科主持，多科参加。

(6) 抢救工作中遇到有诊断、治疗、技术操作等方面的困难时，及时请示上级医生；上级医生要随叫随到，招之即来，迅速参加抢救工作。

(7) 一切抢救工作均要做好记录，要求及时、准确、清楚、扼要、完整，并必须注明执行时间。

(8) 口头医嘱要准确、清楚，尤其是药名、剂量、给药途径与时间等，护士要复述一遍，避免有误，并及时记录于病历上，并补开处方。

(9) 各种急救药物的安瓿、输液空瓶、输血空袋等用完后暂行保留，以便统计与查对，避免医疗差错。

(10) 一切急救用品实行“五固定”制度(定数量、定地点、定人保管、定时核对、定期消毒)，各类仪器要保证性能良好。急诊室抢救物品一律不外借，值班护士要班班交接，并作记录。用后放归原处，清理补充。

(11) 对于经抢救病情稳定或需转入病房或手术室治疗的病人，急诊室应派人护送；病情不允许搬动者，需专人看护或经常巡视；对已住院的急症病人定期追踪随访，以利提高救治水平。

(12) 检查总结：应由急诊主管医生或护士长于抢救后组织总结。内容如下：① 病人到院后处理是否及时、正确；② 组织是否得力，医护配合如何；③ 抢救中有何经验教训。

(13) 凡发生下列情况者,应严肃处理: ① 抢救中不积极主动,不负责任,强调客观而延误抢救时机者; ② 抢救中互相推诿,借故拒绝救治,造成不良影响者; ③ 听到抢救召唤,而借故不到抢救现场,或召唤后久不到场,因而延误抢救时机者。

(三) 留院观察制度

(1) 急诊伤病员,病情危重、诊断不明或有生命危险、必须医护监护者,可由值班医生酌情决定留院观察。留院观察的伤病员,应留一名陪客照顾。

(2) 留院观察对象包括: ① 诊断一时难以明确,离院后病情可能突然变化趋于严重者; ② 病情需要住院,但无床位且一时不能转出者; ③ 高热、腹痛、高血压、哮喘等经治疗后需暂时观察疗效者; ④ 其他特殊情况需要留观者。

(3) 决定留院观察的伤病员,值班医生通知观察室护士,对于危重疑难病人接诊医生应当面向观察室医生交代病情。

(4) 可疑传染病、肺结核(无大出血)、精神病病人,不予留观,应提示去传染病、精神病院诊治。

(5) 病人到观察室后,护士应立即报告观察室值班医生,及时查看病人;观察室医生开出医嘱,护士按医嘱进行治疗、护理和观察。

(6) 观察室医生和护士应经常巡视病人,发现病情变化及时处理,并做好病程记录和护理记录。

(7) 留院观察时间视病情而定,一般为24 h,最多为5 d,特殊情况例外。急诊护士有权督促各科急诊医生及住院总医师及时处理留院观察伤病员。

(8) 各科住院总医师应每早、晚到急诊观察室,协同本科值班医生处理留观病人。各科分管急诊的科主任应每周到急诊查房1次,解决处理疑难病人。

(9) 对于危重伤病员,值班医生应及时向病人家属交代病情,取得家属的理解,必要时需家属签字。

(10) 加强基础护理。急诊病人多系危重,极易发生各种并发症,如肺炎、压疮等,护士必须认真进行各项护理操作,随时注意检查各种导管,如氧气管、导尿管、胃肠减压管等有无堵塞,发现异常,及时处理,并严格床旁交接。

(11) 观察室医生和护士下班前应巡视一遍病人,对危重病人要做好床边交班,并写好交班记录。

(12) 留院观察病人离室时,由值班医生下达医嘱,护士向病人交待出室手续,办理好出室手续和交还借用的物品后,方可离室。

(严鹏霄)

第四章　常见危重病症病人的救护

项目一　体液平衡失调病人的救护

1. 了解正常体液平衡对人体的重要性。
2. 熟悉三种不同脱水的病因、临床表现和急救原则。
3. 掌握脱水的急救护理。
4. 熟悉低钾血症和代谢性酸中毒的病因、临床表现。
5. 掌握低钾血症和代谢性酸中毒的急救护理。

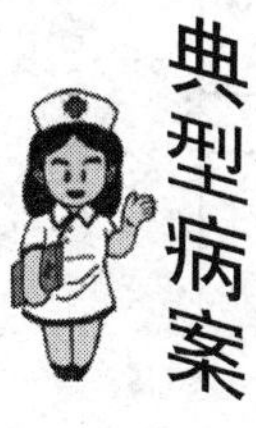

典型病案

某病人，男，54岁。因昨天中午进食过期食物后出现腹痛，下午开始腹泻。至就医时病人共排便12次，粪便稀薄，病人诉头晕、乏力，有恶心但无呕吐。该病人送医院急诊科，检查：T 37.5℃，P 90次/分，R 20次/分，BP 90/65 mmHg。病人精神较差，眼窝凹陷，四肢软弱无力。实验室检查：钠145 mmol/L，钾3.0 mmol/L，HCO_3^- 28 mmol/L，尿呈酸性。诊断为中度等渗性脱水伴有低钾血症和代谢性酸中毒。

问题导向一： 如在事发现场，你作为护士应如何对此病人进行现场救护？

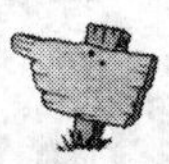

现场救护流程

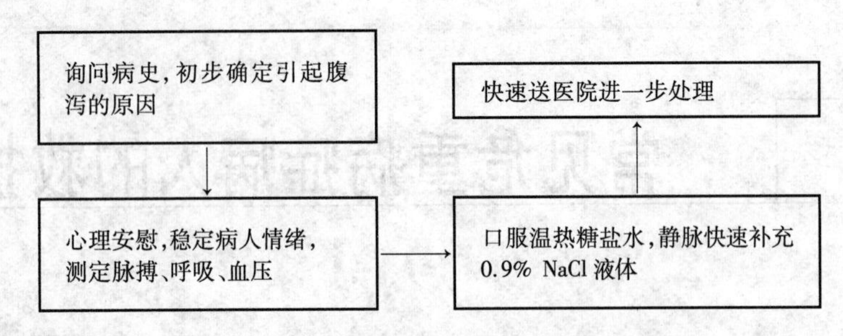

问题导向二: 作为急诊室护士,应该如何配合医生进行急救护理?

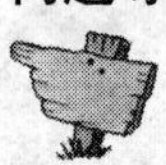

院内救护

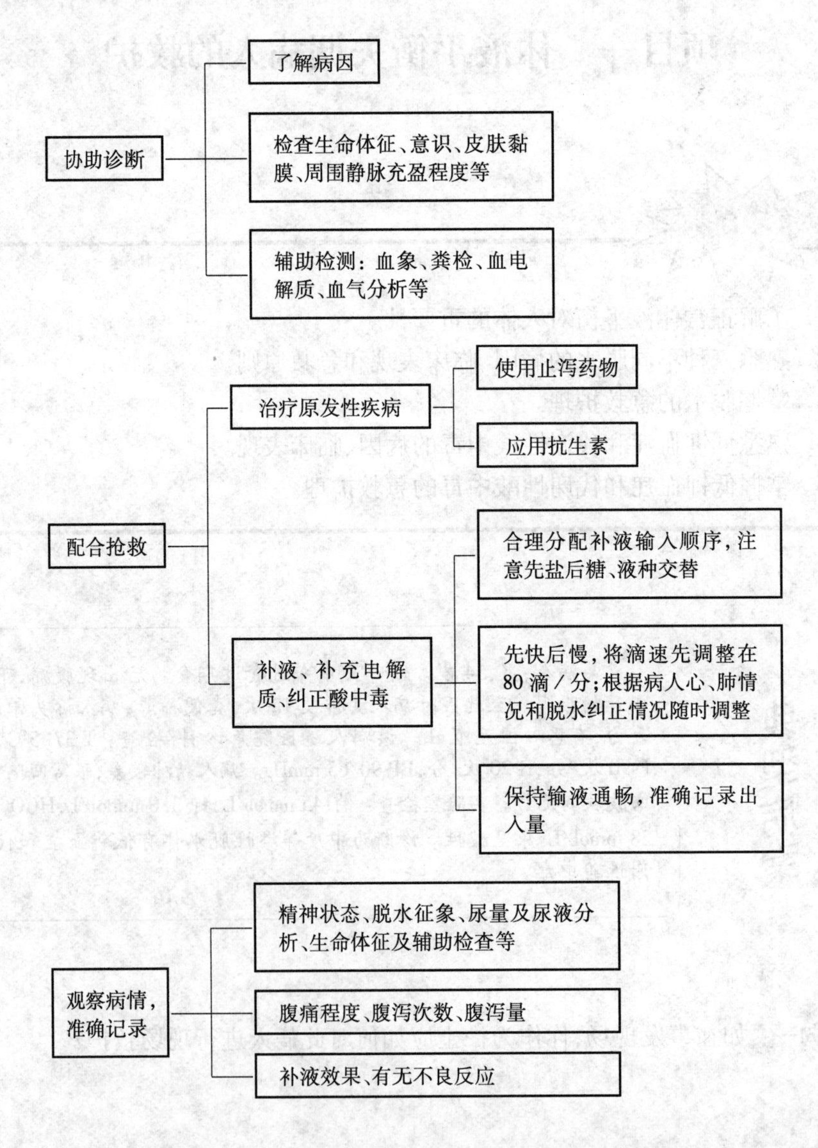

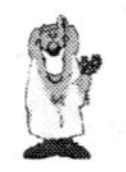

一、正常体液平衡

体液平衡内容包括水、电解质和酸碱平衡。体液平衡的维持在肾、细胞受损和血容量改变下都会导致失衡。体液平衡是机体维持内环境稳定、进行正常新陈代谢等一切生命活动的先决条件。一旦失衡,机体内环境稳定性随之发生改变,直接影响代谢活动。体液平衡失调表现为容量失调、浓度失调(Na^+)和成分失调(K^+、H^+)。

(一) 体液的含量、分布

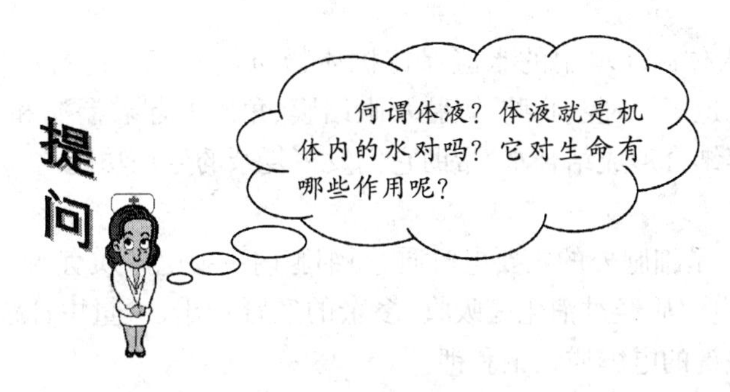

体液是指人体内所含的液体。体液是一种溶液,溶剂是水,溶质是葡萄糖、蛋白质、脂肪、激素、酶、尿素等有机物,及钠、钾、钙、镁、氯、HCO_3^-、HPO_4^{2-}及O_2、CO_2等无机物。体液并非"死水一潭",而是不断进行着新陈代谢,与外环境进行物质交换,但又通过机体的各种生理调节,始终保持相对稳定。它是保证组织细胞进行正常活动的基础,没有体液也就没有生命。

1. 体液含量　一般成年男性体液约占体重的60%,女性约占55%,儿童约占70%。

2. 体液分布　体液中细胞内液约占体重的40%,细胞外液占20%,细胞外液中血液约占体重的5%,组织间液占15%。细胞内液电解质总量大于细胞间液及血浆,但细胞内、外液渗透压基本相等。血浆与组织间液、电解质组成与浓度基本一致,但血浆内蛋白质远远高于组织间液,这对维持血容量与两者间水分交流有重要意义。

(二) 水的平衡

1. 24 h水的出入量平衡(表4-1)　糖类(碳水化合物)、蛋白质、脂肪是食物中主要三大物质,在食物消化吸收过程中,体内代谢生成的水称为代谢水(内生水),其产生的量基本恒定在300 ml/d。

表4-1　24 h正常成人每日水的出入量

每日水摄入量(ml)		每日水排出量(ml)	
饮水	1 000~1 500	尿	1 000~1 500
食物	700	皮肤蒸发	500
代谢水	300	呼吸含水	350
		粪便含水	150
总量	2 000~2 500	总量	2 000~2 500

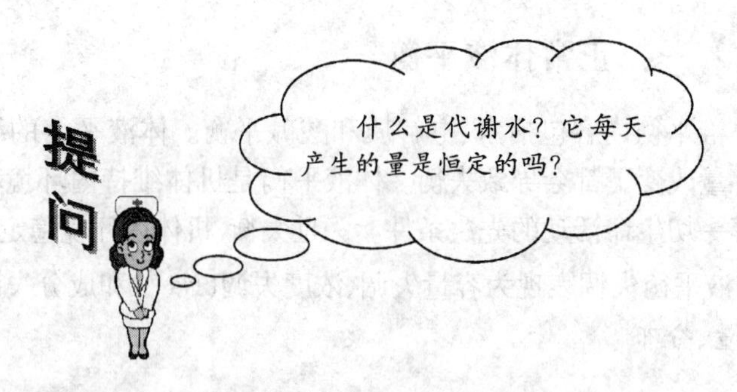

2. 水的作用　人体内环境中的水能保持机体物质代谢正常进行；水具有调节体温的作用；水对呼吸道、消化道、关节腔、胸腔、腹腔及眼结膜、角膜等起着湿润和润滑作用；水能和蛋白质、黏多糖、磷脂等结合形成结合水，帮助它们发挥复杂的生理功能。

（三）电解质平衡

Na^+、Cl^-、HCO_3^- 是细胞外的主要电解质，而细胞内主要电解质有 K^+、HPO_4^{2-} 等。正常情况下，食物中摄入的电解质经过消化道吸收，多余的经肾排出，少量由汗液及粪便排除。维持体液电解质平衡最关键的电解质是钠和钾。

钠的主要来源是食盐，日需量 5～9 g，主要由肾脏调节。调节特点是：摄入多排出多，摄入少排出少，不摄入就几乎不排出。钠是细胞外液的主要阳离子，血清钠浓度为 142 mmol/L，决定了细胞外液的渗透压。

钾的主要来源为含钾食物，日需量 2～3 g，主要由肾脏排出，但肾脏对钾的调节能力很低。调节特点是摄入多排出多，摄入少排出少，不摄入时也有一定量的钾排出。钾是细胞内的主要阳离子，血清钾的浓度为 3.5～5.5 mmol/L。钾离子的生理作用有：① 维持细胞内液的渗透压；② 稳定神经-肌肉兴奋性；③ 抑制心肌兴奋；④ 参与酸碱平衡和细胞内蛋白质和糖原的合成等。

氯和碳酸氢根是细胞外液的主要阴离子，与钠离子共同维持渗透压。两者可起到代偿作用，如剧烈呕吐病人，大量损失氯离子后，碳酸氢根代偿性增加可引起低氯性碱中毒；连续性输入大量等渗生理盐水后，可造成高氯性酸中毒。

（四）酸碱平衡

正常情况下，当有外来或内生一定量的酸碱物质，机体具有良好的代偿能力。其主要依靠血液缓冲系统、肺和肾发挥调节作用，使 pH 维持在 7.35～7.45 的正常范围。当然，酸碱中毒时，H^+ 在细胞内外的转移，也有利于酸碱平衡的调节。

1. 缓冲系统　最重要的缓冲对是 $NaHCO_3/H_2CO_3$。只要两者比例保持 20∶1，血浆的 pH 就能维持在 7.4。缓冲系统的调节是迅速的，但必然是短暂和有限的，所以还得依靠肺和肾的调节。

2. 肺的调节　主要通过排出 CO_2 来调节血中 H_2CO_3 的浓度。呼吸的调节量是很大的，但只对挥发性酸起作用。

3. 肾的调节　肾的作用是排酸并回吸收 $NaHCO_3$。非挥发性和过多的碱都可经肾排泄，但肾的调节速度是很缓慢的。

以上 3 种机制通过互相配合，为体内酸碱平衡的维持发挥着调节和代偿作用。

（五）体液平衡的调节

体液平衡的调节是通过神经-内分泌系统和肾进行。体液正常渗透压通过下丘脑-垂体-加压素（抗利尿激素）系统恢复和维持，血容量则是通过肾素-血管紧张素-醛固酮系统恢复和维持。

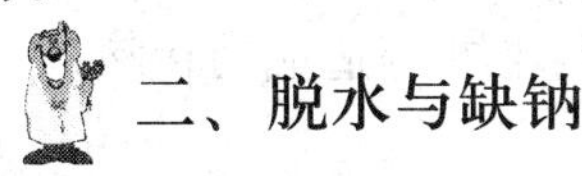

二、脱水与缺钠

临床上脱水与缺钠是较常见的。

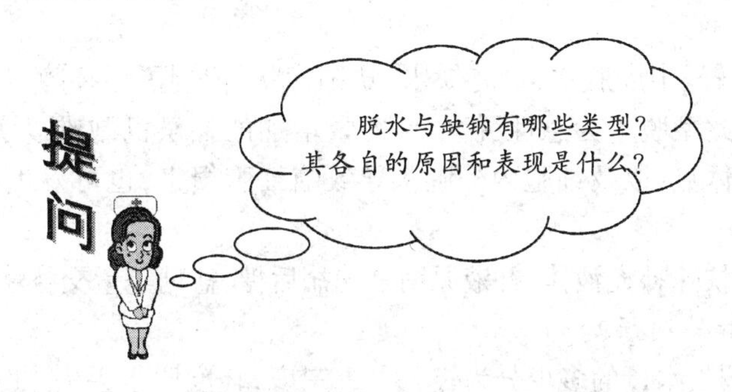

按照脱水与缺钠的比例可以将脱水与缺钠分为高渗性脱水、低渗性脱水、等渗性脱水 3 种类型，它们在病因、病理、临床表现和治疗原则上都有各自的特点。

（一）评估脱水性质

1．高渗性脱水　指缺水多于缺钠，血清钠浓度 >150 mmol/L。

（1）病因：可以是水摄入不足，如长期禁食、上消化道梗阻、昏迷而未补入液体、高温环境下工作而饮水不足等；也可以是水分排出过多，如高热、呼吸增快、气管切开或大量使用利尿剂等。

（2）病理生理：缺水比例多于缺钠，细胞外液高渗，造成细胞内液水分往细胞外移动，而导致细胞内脱水。

（3）临床表现：① 最早最典型的表现为口渴，因为细胞外液高渗造成细胞内脱水达1% ~ 2%时，可刺激下丘脑口渴中枢产生口渴感；② 由于渗透压增高，加压素分泌增加，造成尿量减少、尿比重增加；③ 其他脱水表现，如皮肤弹性减退、黏膜干燥及眼窝凹陷等；④ 脱水严重时出现神经系统功能障碍，如高热、狂躁、抽搐、神志不清或昏迷等。

（4）急救措施：轻度者只需口服水等，严重者需静脉补液。补液先糖后盐，以糖为主。可以补 5% 葡萄糖溶液（GS）或 0.45% 低渗盐水。

2．低渗性脱水　指缺水少于缺钠，血清钠浓度 <135 mmol/L。

（1）病因：多为慢性脱水和继发性脱水，常因反复呕吐、腹泻，或大面积烧伤创面长期渗液等原因导致机体丢失大量液体。

（2）病理生理：缺钠多于缺水，细胞外液低渗，水向细胞内转移，造成细胞内水肿。

（3）临床表现：① 较早出现周围循环衰竭症状，如直立性晕倒、血压下降甚至休克等。因细胞外液渗透压低，故口渴不明显。② 缺钠导致的疲乏、手足麻木、厌食、恶心、呕吐等症状明显。早期因细胞外液渗透压低，加压素分泌减少，故尿量增多，尿比重下降，后期血容量下降，故尿量减少，但尿比重还低。

(4) 急救措施：轻度缺钠时补充等渗盐水即可，严重者应补充高渗盐水及部分平衡盐溶液。补液原则是先盐后糖，以盐为主。

3. 等渗性脱水　缺水等于缺钠，血清钠浓度在正常范围。

(1) 病因：又称急性脱水，是临床上最常见的脱水。大多因急性体液丧失所致，如急性腹膜炎、大面积烧伤早期的体液大量渗出、急性肠梗阻、严重腹泻与呕吐等造成消化液的大量丢失。

(2) 病理生理：缺钠和缺水比例相当，早期细胞外液丢失水分，时间较久也会导致细胞内液的相应丢失。

(3) 临床表现：轻、中度脱水，可有缺水、缺钠症状，但周围循环障碍比低渗性脱水出现更快、更明显。因为此型脱水为急性脱水，血容量增加的补偿机制难以实现。晚期、重型病例者，可因低血容量休克，以及细胞内外脱水导致脑细胞损害，也可发生表现各异的严重意识障碍。

(4) 急救措施：快速补充液体，补液原则是先盐后糖，盐糖等量交替输入。

(二) 评估脱水和缺钠程度

1. 脱水　脱水按失水量的多少分为轻、中、重三度，轻度脱水丢失水分占体重2% ~4%，中度脱水占4% ~6%，重度超过6%以上。可以根据脱水的身体状况评估脱水的程度。轻度脱水一般只有缺水症状，如尿少、口渴等。中度脱水除口渴外，出现口唇干燥、皮肤弹性减退、眼窝凹陷，尿少而尿比重高等。重度脱水除缺水症状和体征外，还出现中枢神经功能障碍，如高热、狂躁、幻觉、谵妄、抽搐、神志不清等，或出现血压下降、休克等。

2. 缺钠　根据身体状况和血清钠的浓度可以将缺钠分为三度。轻度缺钠者有疲乏、头晕、手足麻木、直立性晕倒，尿量增多或不减，尿比重低，血清钠浓度为130 ~135 mmol/L。中度缺钠者除上述症状外，皮肤弹性减退、眼窝凹陷，食欲不振、恶心呕吐，尿量减少但尿比重低，表情淡漠，血压下降、脉压差小，血清钠浓度为120 ~130 mmol/L。重度缺钠时以上情况加重，同时出现休克、昏迷、少尿等，血清钠浓度小于120 mmol/L。

(三) 急救护理

1. 协助诊断　了解病因；检查生命体征、血象、血电解质含量、血气分析；观察意识、皮肤黏膜改变、外周血管充盈等情况。

2. 按医嘱配合抢救　积极处理原发性疾病，做好对水、电解质失调的预防措施。

3. 体液不足的护理　及时正确地给予补充液体，是抢救脱水与缺钠的最主要措施。

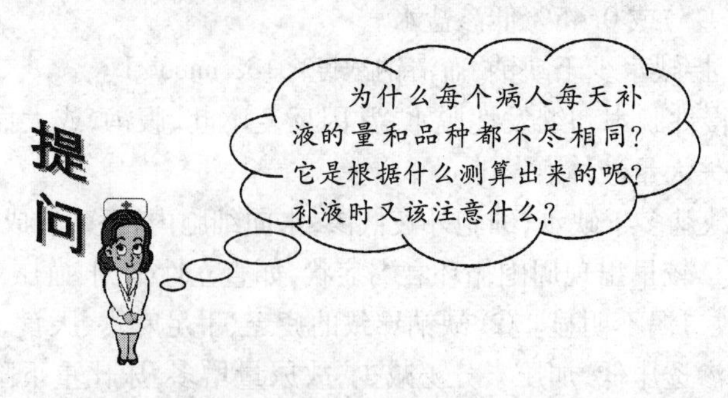

(1) 定量(补多少)：① 日需量：即生理需要量，成人一般每天2 000 ~2 500 ml。② 已丧

失量：即累计丧失量，一般为从发病到就诊时已经累积损失的体液量。临床上通常按照脱水程度、缺盐程度等作出粗略的估计，因此就诊第1天只给予病人估算量的1/2，第2天根据脱水纠正情况考虑是否补入另1/2。③ 继续丧失量：即额外损失量，是指病人在治疗过程中继续丢失的体液量。如发热，体温每升高1℃，每天每千克体重需增加补充水分3～5 ml；如明显出汗，失水增多，大汗湿透一身衬衣裤需要增加补充水分1 000 ml；如气管切开病人通过呼吸道丢失水分是正常人的2～3倍，故需要增加补充水分500～700 ml。同样呕吐、胃肠减压等都属于额外体液丢失量。这部分液体的补充原则是丢多少补多少，所以护士应对病人的呕吐、腹泻、体液引流及消化道瘘等情况作严格记录，保证出入量的平衡。

（2）定性（补什么）：① 生理需要量：成人一般每天需 NaCl 4.5 g、KCl 2～3 g、葡萄糖至少100～150 g以上，即5%葡萄糖生理盐水500～1 000 ml，5%～10%葡萄糖溶液1 500 ml，酌情加入10%氯化钾溶液20～30 ml。② 已丧失量：根据脱水类型不同而异。如等渗性脱水一般补给等渗生理盐水和葡萄糖溶液各一半；高渗性脱水一般补液以糖为主；低渗性脱水一般补液以盐为主。对血容量不足或已出现休克者，应以平衡盐溶液进行扩容；同时补充适量胶体以维持血浆胶体渗透压，恢复和稳定血容量。③ 继续丧失量：按丢失成分进行补液。如发热、气管切开者以补充5%葡萄糖溶液为主，消化液丢失一般补充平衡盐溶液。

（3）定时：按照3个8 h进行补液分配。第1个8 h补充一天补液总量的一半，另外一半在后2个8 h内补完。

（4）怎么补：口服液体是补充体液的最安全措施。当需要静脉输液时，应注意补液原则。

1）先盐后糖：因为葡萄糖过快滴入只有利尿作用，对维持细胞外液渗透压意义不大，先补盐则有利于稳定细胞外液渗透压和恢复血容量。但高渗性脱水应先补充葡萄糖溶液，以迅速降低细胞外液高渗状态。

2）先晶后胶：一般先输入晶体进行扩容，同时疏通微循环，首选平衡盐溶液。然后输入容量胶体以维持血浆胶体渗透压，稳定血容量。对大量失血的低血容量性休克病人，应尽早补充胶体溶液。

3）先快后慢：如病人无心肺功能障碍，初期补液速度应快，以迅速改善缺水、缺钠情况，对休克病人应开放2路静脉。等病情稳定后，可以减慢滴速，以免加重心肺负担。通常生理需要量和继续丢失量宜减慢滴速。对心肺功能障碍者，必须控制滴速，不可过快，一般为40滴/分。

4）液种交替：补液时应交替补充不同液体。

5）尿畅补钾：尿量必须正常（>30 ml/h）才可补钾，否则有导致急性肾功能衰竭的可能。严重创伤、大手术后因组织细胞破坏，大量K^+从细胞内释放到细胞外，因此虽然尿量正常，在2～3天内不需补钾。

（5）连续动态的输液观察：① 注意补液是否顺利，按要求控制滴速，观察穿刺部位有无液体漏出与肿胀；② 观察并准确记录出入量；③ 通过意识状态、精神状态、脱水征象、尿液分析、生命体征及辅助检查等观察病情有无好转或恶化。观察有无输液反应（详见基本护理技术）。

4. 观察肾功能　每小时尿量不能达到30 ml应及时通知医生。

5. 配合医生治疗原发疾病　以促进器官功能的恢复。如：① 对体温过高者，应选用合理抗生素；② 对气体交换有障碍者，应配合医生积极治疗原发疾病，定时雾化吸入或稀释痰液，定时翻身、拍背、排痰，保持呼吸道通畅，维持正常通气等。

6. 心理支持　给病人、家属以心理支持。由于治疗的复杂性，包括输液以及应用多种通道放置时的疼痛以及放置后的舒适度改变，因此造成的活动困难，病人容易产生紧张、焦虑、烦躁等种种心理障碍。护士、家属应表示理解并给予支持、鼓励，对病人的各种操作应力争准确、迅速，最大限度减少输液时及留置管道带来的不适、疼痛。减少病人恐惧心理，增强病人对护士的信赖和治愈信心。

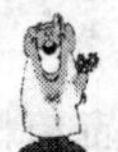

三、低钾血症

低钾血症指血清钾浓度 <3.5 mmol/L。

(一) 病因

因疾病或手术不能饮食或禁食，使钾摄入不足；呕吐、腹泻、持续胃肠减压，或长期应用利尿剂，使钾随尿丢失过多；大量注射葡萄糖溶液或氨基酸时，细胞内糖原和蛋白质合成加速，钾离子随之转移入细胞内；碱中毒时细胞内 H^+ 移到细胞外，细胞外 K^+ 移入细胞内，同时碱中毒时肾小管泌 H^+ 减少而 K^+-Na^+ 交换增加，随尿排钾增加等原因都可导致低钾血症的出现。

(二) 临床表现

1. 骨骼肌抑制　低钾最早出现的症状是肌肉无力，严重者可出现软瘫、抬头及翻身困难、呼吸困难等，腱反射减弱或消失。

2. 胃肠平滑肌兴奋性下降　病人可有腹胀、便秘、恶心呕吐及肠鸣音减弱或消失。

3. 中枢神经抑制　表现为早期的烦躁，严重时的神志淡漠、嗜睡或意识不清。

4. 循环系统症状　可出现心动过速、心律不齐、血压下降，严重时导致收缩期心搏骤停。

(三) 辅助检查

血清钾在 3.5 mmol/L 以下；心电图呈心律失常，T 波低平或倒置、ST 段下降、Q－T 间期延长或有高大 U 波等。

(四) 急救原则

制定补钾方案，预防高钾血症，同时及时治疗原发性疾病。

(五) 急救护理

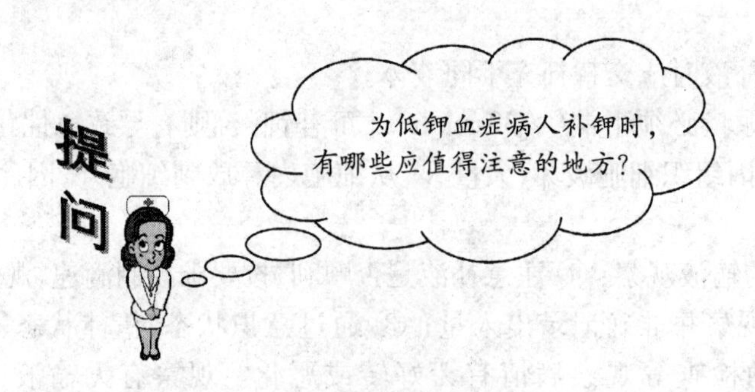

1. 补钾原则　口服补钾最安全，不能口服需静脉滴注者，应注意以下原则。

(1) 尿量正常：每小时尿量在 30 ml 以上可补钾。

(2) 浓度不高：静脉滴注浓度不可超过 0.3%，如 5% 葡萄糖溶液 1 000 ml 中最多只能加入 10% 氯化钾溶液 30 ml。

(3) 滴速控制：静脉滴注的速度不能超过 60 滴/分。

(4) 总量限制：一般禁食病人，每天补钾 2 ~ 3 g，即每日 10% 氯化钾 20 ~ 30 ml；轻度缺钾病人，每天补钾 4 ~ 5 g；严重缺钾病人，每天补钾 6 ~ 8 g。

(5) 绝对禁止静脉推注。

2. 补液护理　同脱水与缺钠护理。

3. 常规观察护理

(1) 及时作血清钾测定和心电图检查，以了解病情发展和循环功能情况。

(2) 其余同脱水与缺钠护理。

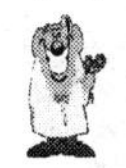

四、代谢性酸中毒

代谢性酸中毒指体内 HCO_3^- 原发性减少，是外科中最常见的酸碱中毒类型。

(一) 病因

高热、脱水、饥饿或休克等使机体产酸增多；或急性肾衰竭时排 H^+ 和 $NaHCO_3$ 的再吸收功能受阻，导致血中 H^+ 堆积，$NaHCO_3$ 减少；或腹泻、肠梗阻、肠瘘等使碱性消化液丢失过多都会造成酸中毒。

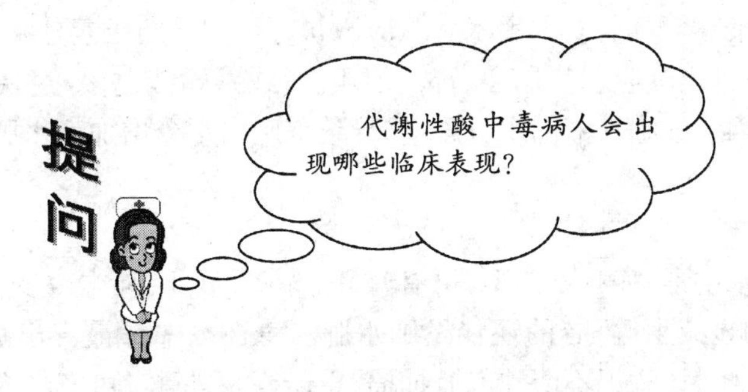

(二) 临床表现

1. 呼吸加深加快　酸中毒时因肺的代偿功能加强，呼吸加深加快，以排出更多的 CO_2，降低 H_2CO_3 在体内的浓度。

2. 心血管症状　由于 H^+ 浓度增高，导致 K^+ 浓度也增高，两者都抑制心肌，从而出现心率加快、心律失常、血压下降等。H^+ 浓度增高还会刺激毛细血管扩张，病人出现面色潮红，口唇樱红，但休克时可因缺氧而致发绀。

3. 其他　病人还可出现头痛、头晕、昏睡等表现。

(三) 辅助检查

1. 血液检查　血液 pH 可小于 7.35，血 HCO_3^- 浓度下降，$PaCO_2$ 略下降，CO_2CP 降低，血清钾略升高。

2. 尿液检查　尿液呈酸性。如尿呈强酸性，pH 多在 6 以下。但合并高血钾时，由于细胞内外钠、氢、钾离子的交换，使肾脏排除氢离子减少，尿液呈碱性，称为反常碱性尿。

(四) 急救原则

(1) 注意水、电解质、酸碱失衡的动态变化，注意心脑血管功能变化，及时检测血气分析及电解质浓度变化等。

（2）治疗和控制原发性疾病。

（3）补充碱性药物　代谢性酸中毒常伴有脱水，病情轻时及时补液纠正脱水后，酸中毒大多可好转；病情严重时应补充碱性溶液。常用的碱性溶液有3种：碳酸氢钠、乳酸钠、三羟甲基氨基甲烷。

（五）急救护理

（1）补液护理：同脱水与缺钠护理。

（2）遵医嘱及时采取血气分析标本等，以了解病情发展。

（3）其他护理：严密观察体温、呼吸、血压、脉搏、神志，并准确记录出入量；以2～4 L/min的氧流量吸入氧气。

知识扩展

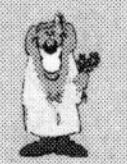

一、水中毒

（一）病因与病理

由于急性感染、严重创伤、大手术后等应激状态可刺激加压素分泌增多而导致尿量排出减少；或水分排出受阻，如肝、心、肾功能不全；或因输液过多、过快，大量清水洗胃或灌肠导致水中毒。细胞外液的水分剧增，导致细胞内水分增加而水肿并破裂，最后严重威胁生命。

（二）临床表现

轻度或慢性水中毒，症状不典型，可有嗜睡、头痛、呕吐、神志改变、四肢无力、视神经水肿、血清钠明显减少等，有的还伴发肺水肿。急性水中毒最突出症状为脑细胞水肿，有头痛、乏力、嗜睡、意识不清、躁动、抽搐、昏迷等。严重者可有颅内压增高、脑疝而致呼吸心跳停止。

（三）急救原则

立即停止给水，控制入液量，每天限制摄水700～1 000 ml以下。给予利尿剂以减轻脑水肿，同时给予高渗盐水以缓解低渗状态，必要时可采用透析疗法。

（四）急救护理

首先停止继续增加细胞外液水量，静脉给予高渗液，每天限制摄水700～1 000 ml以下，使用利尿剂以期将水分迅速排出体外。同时注意观察和记录病人的体重，最好是每天减轻0.5 kg。

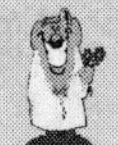

二、高钾血症

高钾血症指血清钾浓度>5.5 mmol/L。

（一）病因

1. 钾输入过多　如静脉补钾过浓、过快或过量。

2. 钾排出障碍 如急性肾衰竭。

3. 钾体内出现转移 多见于严重组织损伤、输入大量久存的库血、大量组织细胞破坏等,导致钾释放到细胞外液。

4. 酸中毒 酸中毒时可导致钾转移出细胞。

(二) 临床表现

病人可有手足麻木,四肢极度疲乏、软弱无力,腱反射消失,严重时有软瘫和呼吸困难。病人出现神志恍惚或淡漠。同时因血钾过高的刺激作用使微循环血管收缩,导致皮肤苍白、发凉、血压变化;有心动过缓和心律不齐,甚至发生舒张期心跳骤停。

(三) 辅助检查

血清钾高于5.5 mmol/L。心电图检查出现T波高尖,QRS波群增宽,Q-T间期延长,P-R间期延长等。

(四) 急救原则

对肾功能障碍者,限制补液量,并进行转钾。对肾衰竭者,可用血液透析或腹膜透析来排除钾离子,或经口服、灌肠用离子交换树脂减少钾离子在肾和肠道的吸收。

(五) 急救护理

1. 遵医嘱做好相应纠正高钾的护理

(1) 停钾:停用含钾药物,如青霉素钾盐等;禁食含钾高的食物,如水果、橘汁、牛奶、菌类食物等。

(2) 抗钾:发生心律失常时,用10%葡萄糖酸钙或5%氯化钙溶液10~20 ml加等量5%葡萄糖溶液稀释后直接缓慢静脉推注,对抗K^+对心肌的抑制作用。

(3) 转钾:用10%葡萄糖溶液500 ml、胰岛素12.5 U静脉推注,促进细胞内糖原合成;或给予高糖、高维生素、高植物油饮食,以促进细胞内蛋白质合成;也可使用5%碳酸氢钠等碱性溶液100~200 ml静脉滴注,使钾转入细胞内等。

(4) 排钾:用透析疗法(腹透或血透等)排出钾离子。

2. 补液护理 同脱水与缺钠护理。

3. 常规观察护理

(1) 及时做血清钾测定和心电图检查,以了解病情发展和循环功能情况。

(2) 其余同脱水与缺钠护理。

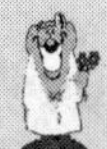

三、代谢性碱中毒

(一) 病因

主要见于胃液大量丢失,如幽门梗阻、急性胃扩张或胃肠减压等,使酸性的胃液丢失过多,造成碱中毒;同时胃液中含有Cl^-,Cl^-的丢失使细胞外液的HCO_3^-增高而形成低氯性碱中毒;胃液中含钾量高于血浆,故还会造成缺钾性碱中毒。

(二) 临床表现

轻度病人症状无特异性,呼吸变浅而慢;伴低钾时可有心律失常;较重病人常伴有低钙，出现手足抽搐、麻木、腱反射亢进等；严重时有脑代谢活动障碍，如头昏、嗜睡、谵妄或昏迷等。

（三）辅助检查

血 pH 增高，HCO_3^- 浓度增高，$PaCO_2$ 略上升，CO_2CP 增高，血清钾略下降。尿呈碱性，但低钾性碱中毒时，不同于一般的代碱，肾 $H^+ - Na^+$ 交换占优势，其尿液呈酸性，故称反常酸性尿。

（四）急救原则

（1）注意水、电解质、酸碱失衡的动态变化，注意心脑血管功能变化。及时检测血气分析及电解质浓度变化等。

（2）治疗和控制原发性疾病。

（3）及时纠正碱中毒　对病情较轻的病人，一般补等渗生理盐水和适量氯化钾后可改善，对病情严重者，应给予口服氯化铵 1 ~ 2 g/d，或静脉缓慢滴注 0.1 mmol/L 的稀盐酸。

（4）手足抽搐者可给予 10% 葡萄糖酸钙 20 ml 缓慢静脉推注。

（五）急救护理

（1）补液护理：同脱水与缺钠护理。

（2）遵医嘱及时采取血气分析等各种标本，以了解病情发展。

（3）常规观察护理：同脱水与缺钠护理。

（顾志华）

项目二　休克病人的救护

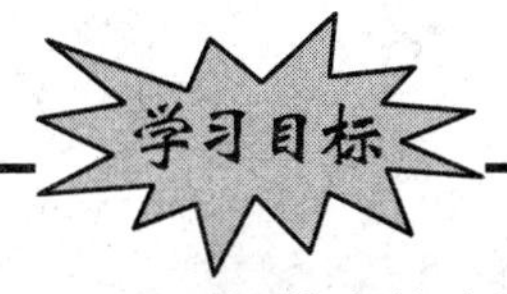

1. 了解休克的病因与分类。
2. 熟悉休克的病情判断和急救原则。
3. 掌握对休克病人的急救护理方法。

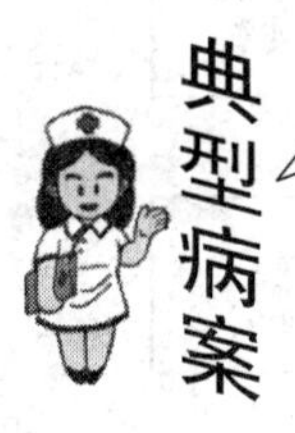

典型病案

某病人,男,41岁。因交通事故右季肋部遭剧烈撞击当即倒地不起。病人神情紧张、手捂腹部大声呼痛,脸色苍白。病人急送医院急诊科后,初步检查发现:心率125次/分,窦性心律,血压70/50 mmHg,呼吸32次/分。意识反应迟钝,面色苍白,皮肤湿冷,脉搏细速,呼吸急促。右上腹大片瘀斑,无开放性伤口。腹式呼吸减弱,肝区叩痛、移动性浊音(+),肠鸣音亢进。

问题导向一: 如何进行现场急救?

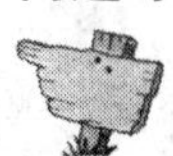

现场急救流程

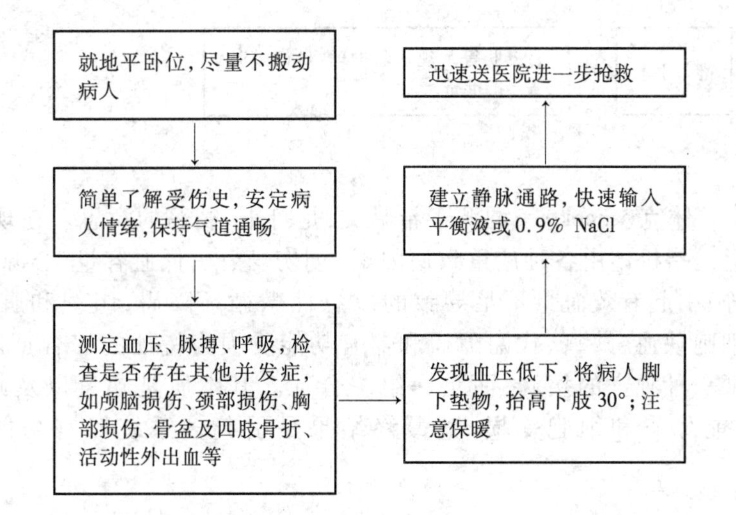

问题导向二：病人送至急诊科后，有哪些救护措施？

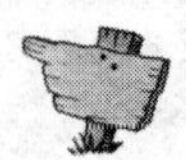

院内救护

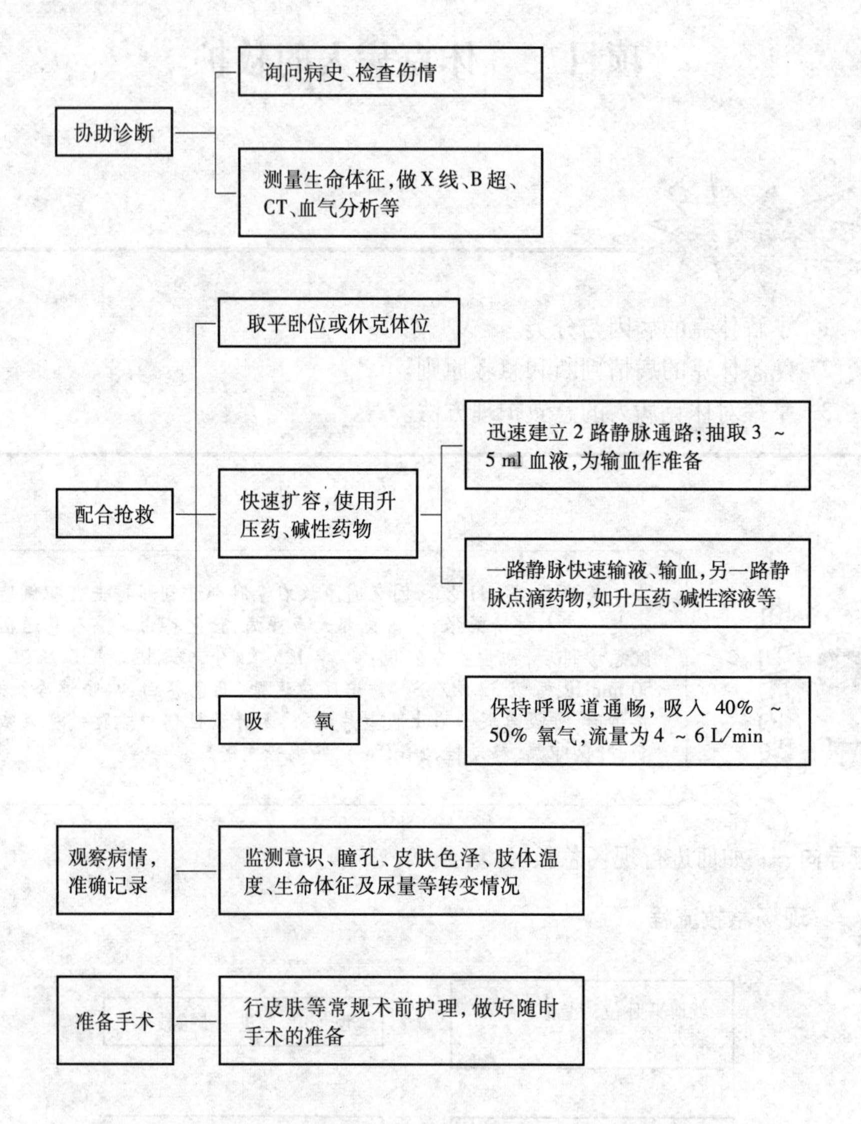

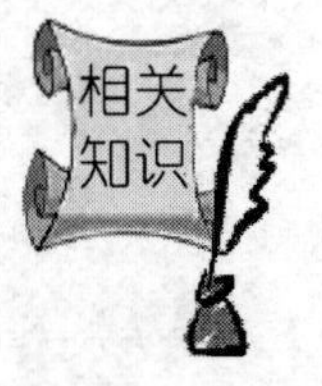

休克（shock）一词源于希腊文，是打击、震荡的意思。在现代医学中，休克是指机体由各种严重致病因素（创伤、感染、低血容量、心源性疾病和过敏等）引起有效血量不足导致的以急性微循环障碍，组织和脏器灌注不足，细胞缺血、缺氧、代谢障碍和器官功能受损为特征的综合征。休克并不是某一种独立的疾病，而是一组综合征。其本质是缺氧以及缺氧造成的毛细血管交换功能障碍和细胞受损，其最终结果是引起多系统器官功能障碍综合征（MODS）。

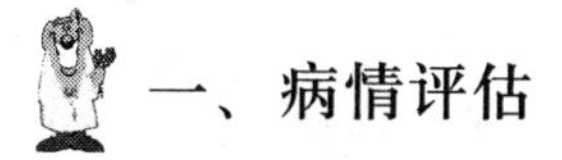

一、病情评估

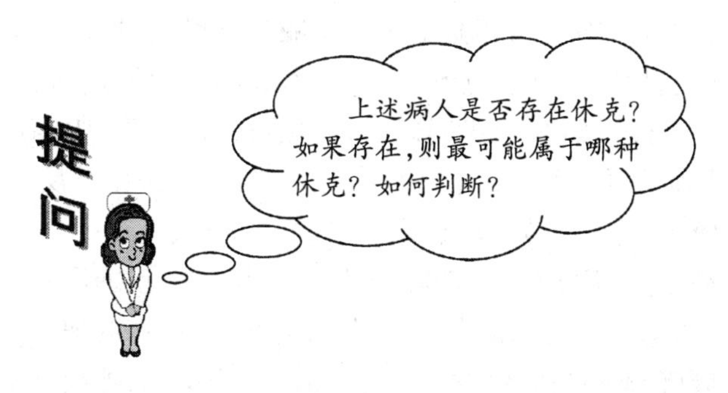

(一) 病因与分类

根据休克的原因,分为低血容量性休克、感染性休克、心源性休克、过敏性休克、神经源性休克。

1. 低血容量性休克　包括失血性休克和失液性休克。前者常见于穿透性或钝性创伤所致显性或隐性出血,由于创伤是主要因素,故又称为创伤性休克。后者常见于各种烧伤、腹泻、脱水引起的水和电解质丧失,甚至是大量抽取胸腔积液、腹腔积液也可引起。

2. 感染性休克　见于各种致病微生物所引起的严重感染。特别是革兰阴性细菌感染所致的休克最多见。

3. 心源性休克　常见于各类急、慢性心脏疾患,如心肌梗死、心肌病、瓣膜或间隔病变等。

4. 过敏性休克　具有过敏体质的个体对某种药物(如青霉素)或生物制品(如破伤风抗毒素)发生过敏反应所致。

5. 神经性休克　见于高位脊髓麻醉或脊髓损伤、剧烈疼痛等。

(二) 临床表现

休克是一种影响全身各个器官的综合征,在多个脏器方面都表现为一系列的临床表现。虽然不同类型或不同阶段的休克表现均有所不同,但都存在一些相似的临床症状和体征。

1. 神志　休克早期表现为精神紧张、烦躁不安,随着休克加重,可转变为表情淡漠、反应迟钝、神志不清,甚至发生昏迷。虽然脑组织对缺血、缺氧最敏感,但是在休克早期由于大脑血液供应的自主调节,可保持脑血供的稳定。而由于交感神经兴奋的原因表现为中枢神经系统兴奋性表现。当休克加重,动脉血压低于 70 mmHg 时,自主调节不足以维持大脑血供,则意识可很快消失,出现中枢神经系统抑制性表现。

2. 末梢循环　表现为皮肤黏膜苍白或发绀,四肢湿冷、毛细血管充盈时间延长。末梢循环的表现代表了体内微循环的改变。休克早期由于神经内分泌作用,大量小静脉和小动脉收缩。其中皮肤黏膜小动脉的收缩,致使灌流减少。表现为皮肤黏膜苍白,皮温下降,甚至低于中心体温 3～4℃,压迫指甲后再充盈时间超过 2 s。而小静脉的收缩在后期表现为组织局部的淤血,因此后期皮肤黏膜可出现发绀或花斑。小动脉收缩的意义在于: ① 可减少次要脏器血供,增加重要脏器灌注; ② 可减少皮肤散热,保存体温; ③ 可加速血流,改善循环; ④ 可减少动静脉氧气和二氧化碳短路弥散。小静脉收缩的意义在于促进静脉系统内储存的血液回流心脏,增加循环血量。

3. 心血管系统　表现为脉搏细速、血压下降、脉压减小。休克时由于代偿性的心率增快,病人脉搏可超过100次/分。随着循环血量进一步减少,脉搏也加快到120次/分以上。休克严重时甚至可能不能触及脉搏。由于循环血量的急剧减少,即使存在代偿性心肌收缩力增强,仍不足以维持正常血压。经过短暂的代偿期后,血压可逐渐下降,收缩压可低于80 mmHg。但在此之前,由于全身小血管的收缩,使外周循环阻力增大,舒张压可反而增高,表现为脉压减小。脉压小于20 mmHg常是早期休克的标志。

4. 呼吸　表现为早期呼吸深快,后期呼吸浅促。休克早期由于呼吸中枢的兴奋作用,可出现过度通气,甚至可能存在呼吸性碱中毒。但后期由于肺损伤的加重,出现典型的休克肺表现,进行性呼吸困难,呼吸频率超过30次/分。严重时呼吸抑制,呼吸频率低于8次/分。

5. 排尿　表现为尿量减少,尿比重下降。肾脏是高血流量器官,对缺血非常敏感。休克时肾灌注减少,肾小球滤过也减少,故而尿量减少,每小时少于30 ml。同时由于肾小管缺血坏死,其重吸收水分和排泌废物能力下降,使得尿比重低于正常。

6. 其他　出现酸中毒、电解质紊乱、弥散性血管内凝血(DIC)和多系统器官衰竭。休克时由于缺氧而进行无氧代谢产生的乳酸,加上局部微循环不良致使其大量堆积,使病人出现以代谢性酸中毒为主的酸碱失衡。当然,呼吸兴奋或抑制的情况下,可能合并有呼吸性碱中毒或呼吸性酸中毒。血钠和血氯在感染性休克时常会降低,而血钾则视肾功能排钾能力和体液酸碱情况而定。休克后期由于微循环的衰竭及其对组织细胞和脏器功能的损害,致使出现多系统器官衰竭。在血液系统出现弥散性血管内凝血;肝脏出现肝衰竭时解毒与合成能力下降、凝血-纤溶系统失衡;胃肠道发生缺血再灌注损伤和肠内细菌移位。

(三) 辅助检查

1. 血常规检查　红细胞计数、血红蛋白和红细胞比容测定可了解血液稀释或浓缩程度;白细胞总数与中性粒细胞计数可了解是否存在感染;血小板计数及凝血指标可判断是否存在DIC。

2. 血清电解质测定　常见血钠、血氯增高,血钾也常增高,但若发生非少尿型肾衰竭时,血钾也可降低。

3. 肾功能检查　尿量、尿比重可提示是否存在休克;血尿素氮、肌酐提示肾功能状态。

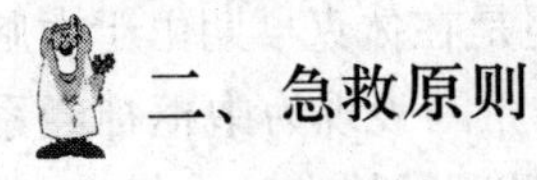

二、急救原则

(一) 恢复有效循环血量

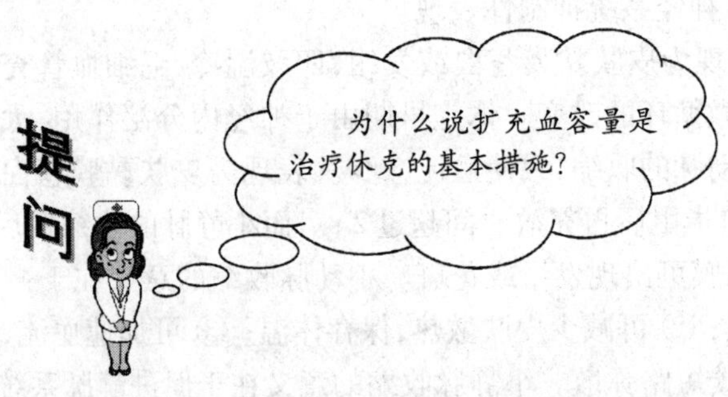

无论是哪种原因造成的休克，或是哪种病理状态的休克，共同的特点是循环灌注不良。为防止休克发展并逆转病情，首要措施就是恢复有效循环血量，改善循环灌注。

1. 扩充血容量　扩充血容量是治疗休克的基本措施，也是改善循环灌注最直接、最关键的方法。临床上常用的液体有：① 晶体液，如等渗生理盐水、平衡盐溶液、乳酸林格液、低分子右旋糖酐等；② 胶体液，如全血、血浆、白蛋白、羟乙基淀粉、右旋糖酐70等。

2. 应用血管活性药物　当病人经过扩容后血压仍不回升，需给予血管活性药物。通过扩张血管或收缩血管以调节微循环血液灌注，是治疗休克的重要措施之一。血管活性药物分为血管扩张剂和血管收缩剂，前者用于增加灌注，改善循环；后者用于升高血压，保证重要脏器血供。

(1) 血管扩张药：多巴胺、酚妥拉明、山莨菪碱、异丙肾上腺素等。

(2) 血管收缩药：间羟胺、去甲肾上腺素等。

(3) 强心药：毛花苷C(西地兰)等。

(二) 纠正代谢紊乱

休克早期，由于机体代偿机制可不出现代谢紊乱。随着休克的进展，微循环灌注严重不足，组织无氧代谢产生较多酸性物质而发生代谢性酸中毒。纠正休克病人酸碱紊乱的根本措施是液体复苏，而非直接给予碱液治疗。当酸中毒严重时，才考虑碱液治疗，常用药物为5%碳酸氢钠。

(三) 积极治疗原发疾病

休克病人存在组织灌注不良与代谢障碍，对此的治疗固然是抢救休克的关键。但作为引起休克的原因，若不能迅速解除而持续存在，那么对于休克的根治则无从谈起。如大量失血造成的休克病人必须尽早止血；严重感染造成的休克应该尽快找到感染病灶并予以清除；过敏引起的休克应立即脱离致敏源等等。但许多原发病的治疗，尤其是通过外科手术完成的治疗，需要以稳定的血压作为保障。因此，一般而言对于休克病人应先行液体复苏等方法扩充血容量，升高血压后再行手术治疗，以免术中由于血压过低而致死亡。但某些过于严重的原发疾病造成休克发展迅速，病情凶险，单纯扩容病情仍有恶化趋势。此时应在扩充血容量、抗休克的同时施行手术，才可有效治疗休克。如急性肝脾破裂病人严重失血性休克，应在积极输血、补液的同时迅速做好手术准备并施行手术。

(四) 维护重要脏器功能

休克过程中组织和脏器功能逐渐受损，进而衰竭。在改善循环和对因治疗的同时，采取各种手段维护重要脏器功能也是休克治疗的重要方面。常用药物有糖皮质激素、三磷酸腺苷、辅酶A、细胞色素C、利尿剂、抗凝剂。

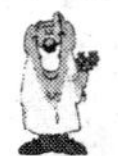

三、现场救护

1. 体位　如遇病人俯卧或非平卧于现场时，应在适当保护头部并保证躯体一直线的基础上翻转病人，使其恢复平卧位。

2. 保持气道通畅　检查口腔有无松动义齿，若有应取出；同时清除口鼻腔内分泌物或异物，以防呼吸道阻塞。在排除了病人存在颈部损伤及骨折可能性的情况下，将病人头偏向一侧，以防在抢救中突发呕吐引起窒息。

3. 抬高下肢　于病人脚下垫物以抬高下肢30°，可增加回心血量，改善循环状况。但若有其他情况需要立即处理（如心跳、呼吸骤停需立即复苏者）时，此操作可适当延后或取消，以免耽误抢救措施。

4. 重点检查　在现场主要是通过"一看、二听、三摸、四测"方法进行检查，即：① 看神志、口唇、皮肤颜色、浅静脉、末梢循环充盈情况、呼吸频率、节律和深度；② 听呼吸音、呼吸道通畅情况；③ 摸脉搏、皮肤温度；④ 有条件的前提下，测量心率、心律和血压。

有外伤者应同时检查是否存有其他复合伤，如颅脑损伤、颈部损伤、胸部损伤、骨盆及四肢骨折、活动性外出血等。如有开放性伤口，并大量出血，应立即止血、固定（详见第六章项目三）。

5. 其他　包括：① 保暖，以衣物或被褥覆盖，从而减少体温流失；② 静卧，尽量不要搬动病人，以免加重出血以及引起血压波动；③ 呼救，立即拨打"120"急救电话或大声呼救；④ 交流，试图与病人进行交流，一方面了解病史、病情，另一方面使病人镇静、配合治疗。

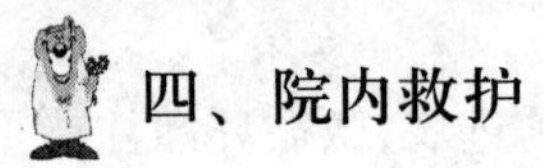

四、院内救护

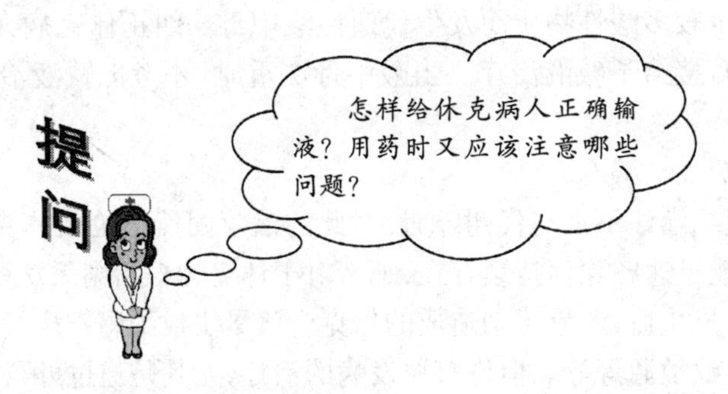

抢救中护士应镇定自若，忙而不乱、快而有序地配合医生完成各项抢救工作，给病人以安全感，使病人情绪稳定，取得其信任和主动合作。

（一）快速、准确的静脉输液

1. 建立静脉通路　应立即开放2路以上静脉，对低血容量性休克进行快速液体复苏是至关重要的一项治疗。输液速度应快到足以迅速补充丢失液体，有时30分钟需输入1 000～1 500 ml液体。为加快输液速度，常用9～12号针头进行穿刺，穿刺静脉常选用大隐静脉、头臂静脉、中心静脉或手背、足背静脉。开放的2路静脉中，一路保证快速扩容输液；另一路保证各种药物按时、按量滴入。

2. 输液原则　遵循先晶后胶的输液原则，一般先大量输入平衡盐溶液，再输入适量血浆，待交叉配血后可输全血；各种药物注意配伍、浓度、滴速等；纠正酸中毒应先用平衡盐溶液，休克严重时才考虑使用5%碳酸氢钠。

3. 保护静脉　输液时注意对静脉的保护，遵循先难后易、先远后近的原则。

4. 用药途径　给药应尽量选用静脉通路，避免使用皮下或肌内注射。

5. 注意不良反应　快速输液时需警惕肺心病、心衰等；静脉滴注升压药时应避免药液外渗，防止发生组织坏死；应用升压药时应注意监测血压，尤其是开始时应每5～10 min监测血压1次。

（二）改善病人基础状况

1. 病室要求　将病人安置在抢救室或单间病房，保持通风良好，空气新鲜和适宜的温湿度，定时室内消毒，减少探视，避免院内感染。

2. 专人护理　安排特别护理或专人护理，建立危重症特别护理记录，认真观察并记录病情变化及用药情况。护理期间勿随意搬动病人，以免引起血压波动。

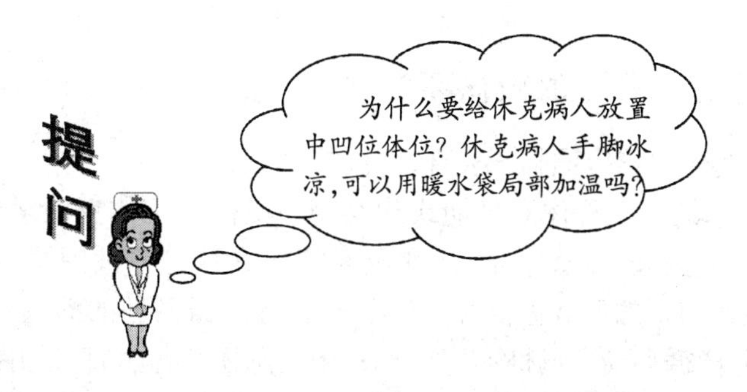

3. 休克体位　休克病人宜采取平卧位或头部、下肢抬高的中凹卧位。中凹位既可使胸廓扩张，有利于呼吸，又能促进下肢静脉血液回流，保证重要器官的血液供应。

4. 注意保暖　休克病人由于灌注不良，常有手脚冰凉等体温下降现象，而体温过低可引起寒战。寒战不但大量耗氧，更可增加心脏负担，故应注意提高室温、加盖被子等保暖措施，以保持体温在正常水平。但切不可在体表局部加温，以免皮肤血管扩张而减少了内脏的血液供应，不利于抗休克的治疗。

5. 吸氧　休克病人必有缺氧，及早氧疗可改善组织代谢状态，一般可采用鼻导管或面罩吸氧，氧浓度40%～50%，氧流量4～6 L/min，并注意保持气道通畅。

6. 观察尿量　给病人插导尿管留置导尿，以便能准确记录出入液体量，一方面了解肾血流灌注量和肾功能，另一方面可作为补液计划的重要依据，决定补液量的多少。

7. 皮肤护理　每日晨全身皮肤温水擦浴、按摩，受压处用50%红花油精按摩，每1～2 h改变体位1次，皮肤发红者按摩，起泡者无菌下抽吸，并理疗，破溃者每天2～4次换药。

（三）及时观察和监测

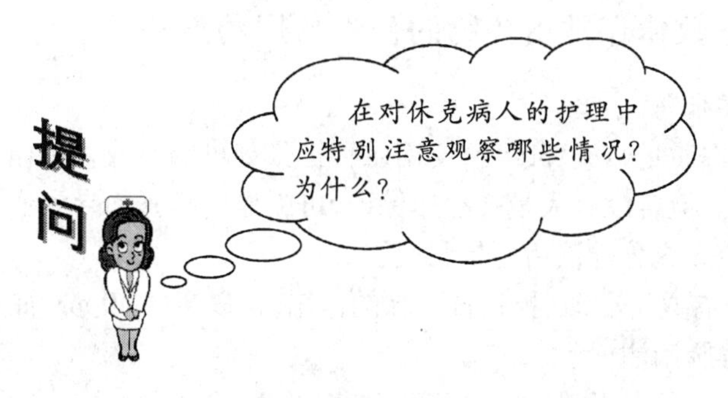

休克作为一种机体脏器缺血、缺氧的状态或过程，在病程中是不断演变的。休克的病程发展非常快，也是致命的。针对休克引起的各脏器功能状态的改变进行各项监测，把握其发展趋势，有助于对治疗方案的调整，也有助于保护各脏器功能。应做到每15～30 min测生命体征及意识状态，每小时测尿量、尿比重，每4～6 h测血液动力学指标、呼吸功能及血气分析1次，每12～

24 h测出入水量。做到每时每刻专人护理,是抢救成功的重要保证。主要监测项目包括:① 意识表情;② 肢体温度、色泽;③ 血压与脉压;④ 脉搏;⑤ 呼吸;⑥ 体温;⑦ 瞳孔;⑧ 尿量。

知识扩展

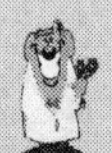

一、休克过程中的微循环变化

根据微循环变化和相应的临床表现,一般将休克分为三期。

1. 微循环痉挛期　又称休克早期或代偿期。微循环受休克因素的刺激释放出大量体液因子(如儿茶酚胺、血管紧张素、加压素等),在这些体液因子的作用下,微循环(微动脉、毛细血管前括约肌和微静脉)持续痉挛,导致微循环的灌注量急剧减少;随着病情的发展,部分微循环动、静脉吻合支开放,微动脉血液通过直接通路进入微静脉,增加了回心血量。这种血液的重新分布是机体的重要代偿,能优先保证心、脑等重要脏器的血液供应。此期病人的临床表现为烦躁不安、精神紧张、皮肤苍白、呼吸急促、心率加快、血压正常而脉压差缩小。如果此时能正确判断、及时急救,休克容易得到纠正。

2. 微循环扩张期　又称休克期或失代偿早期。如病人在休克早期未得到有效救治,则微循环持续痉挛,组织细胞明显缺氧,大量乳酸积聚,毛细血管前括约肌开放,大量血液进入毛细血管网,导致微循环扩张、淤血,血管壁的通透性增加,大量血浆外渗,回心血量急剧减少,导致血压下降,组织缺血缺氧及器官受损加重。此期病人表现为表情淡漠、皮肤黏膜发绀、少尿或无尿、血压下降等。

3. 微循环衰竭期　又称 DIC 期或失代偿晚期。如休克期得不到有效控制,在毛细血管淤血基础上,细胞缺血缺氧更加严重,血管内皮细胞损伤后,导致血小板凝聚,促发内、外源性凝血系统,在微循环内形成广泛的微血栓。当大量血小板和凝血因子消耗,可导致弥漫性出血,最终导致心、脑、肾等重要脏器发生严重损伤和衰竭。此期为休克的不可逆阶段,治疗困难。

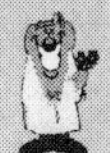

二、抢救休克常用药物的作用与用药方法

(一) 血管扩张药

由于休克的本质是微循环改变,使用血管扩张剂可明显改善微循环,成为纠正休克不可或缺的药物。但若没有大量补液作保证,可因血管扩张而导致血压下降,则可能加重生命危险,故应先充分补液后再扩张血管。

1. 多巴胺　有兴奋心肌、扩张肾动脉的作用,常以 20 ~ 40 mg 加入 5% 葡萄糖溶液 250 ~ 500 ml 中静脉滴注。

2. 酚妥拉明　能解除小血管痉挛,常以 0.1 ~ 0.5 mg/kg 加入 5% 葡萄糖溶液 100 ml 中静脉滴注。

3. 山莨菪碱　可缓解平滑肌血管痉挛,常以 10 mg 静脉推注,每 15 min 可重复使用一次。

4. 异丙肾上腺素　可增加心脏和肾脏血流，常以 1 mg 加入 5% 葡萄糖溶液中静脉滴注。

（二）血管收缩药

由于收缩血管可进一步减少局部微循环灌注，而加重组织缺氧、组织细胞损伤，故一般不作为首选用药。但当休克严重时，心、脑等重要脏器血供不足较之局部微循环灌注不良更加危险。为保留重要脏器功能，可小量使用血管收缩药以减少次要组织脏器血供，从而增加重要脏器血供。

1. 间羟胺　有兴奋心肌、收缩血管作用，常以 10 ~ 20 mg 加入 5% 葡萄糖溶液 100 ml 中静脉滴注，也可以 2 ~ 5 mg 静脉推注或 2 ~ 10 mg 肌注。

2. 去甲肾上腺素　作用同间羟胺，常以 5 ~ 10 mg 加入 5% 葡萄糖溶液 500 ml 中静脉滴注。

使用血管活性药物期间，应注意：① 监测血压，尤其在开始时应 5 ~ 10 min 测一次血压。② 使用扩血管药前必须先充分补液。③ 防止缩血管药物外漏，静脉滴注时需避免药物外渗，以免引起组织坏死。一旦发现药液外漏立即拔针，更换注射部位，迅速用普鲁卡因或扩血管药局部封闭解除血管痉挛。④ 血管活性药物的给药途径，首先采用静脉通路，避免皮下或肌内给药。

（三）强心药

对于休克合并心力衰竭、急性肺水肿或是心源性休克者，增强心肌收缩力，可提高心输出量，可有效增加血流灌注而治疗休克。常用药物如毛花苷 C（西地兰），以 0.4 mg 缓慢静脉推注，此后以 0.8 mg/d 维持。

（四）糖皮质激素

有扩张血管、改善微循环，防止细胞坏死，增强心肌收缩力、增加心排出量，促进糖异生，减轻酸中毒等作用，可选用氢化可的松 200 ~ 500 mg/d 或地塞米松 30 ~ 60 mg/d，疗程以 1 ~ 3 天为宜。

（五）促进代谢药物

通过改善细胞代谢，增加能量供应，使细胞从无氧代谢和功能受损的恶性循环中摆脱出来，如三磷酸腺苷、辅酶 A、细胞色素 C 等。

（六）利尿剂

休克病人肾脏低灌注不但引起肾衰竭，更导致体液和代谢废物堆积，利用呋塞米或利尿酸等不仅可维持肾功能，也可改善机体内环境。

（七）抗凝剂

休克后期微循环衰竭，引起弥散性血管内凝血对病人预后非常不利，应以肝素、阿司匹林等药物尽量阻止凝血功能障碍的发展。

（王晓巍）

项目三　急性中毒病人的救护

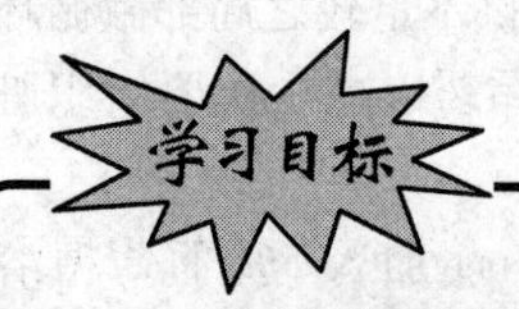

1. 了解毒物吸收的途径。
2. 熟悉各种中毒的病情评估。
3. 掌握急性中毒的急救原则和急救护理。

活动一　急性消化道中毒

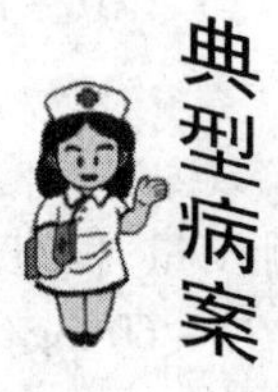

某病人，男，27岁。因过量服用药物后被家人发现，于早晨7点被送往医院就诊。家属对病人所服药物具体情况（所用何药物、用药时间及剂量）了解不详。病人于就诊时无意识障碍，神情萎靡，能配合抢救。中毒者自诉长期失眠，有服用安眠药病史，本次因工作关系导致情绪不佳，凌晨时借酒消愁后服用安眠药以帮助入睡。因醉酒，故服用剂量具体不详。

问题导向一： 如在事发现场，你作为护士应如何对此病人进行现场急救？

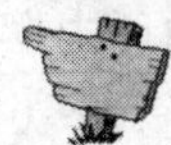

现场急救流程

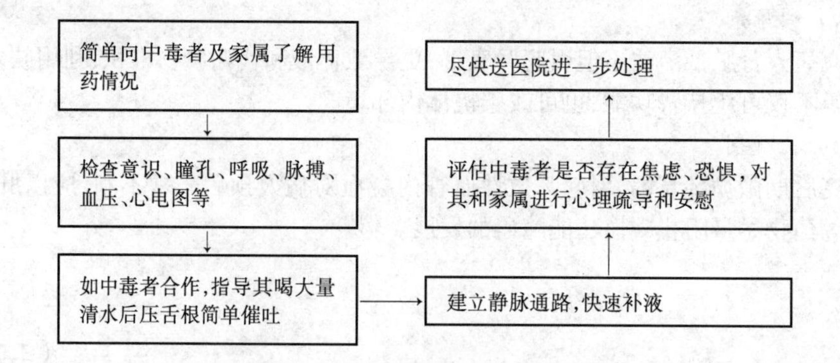

问题导向二：该病人送往医院急诊科，作为急诊护士你应该如何配合医生实施救护？

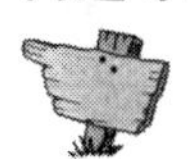

院内救护

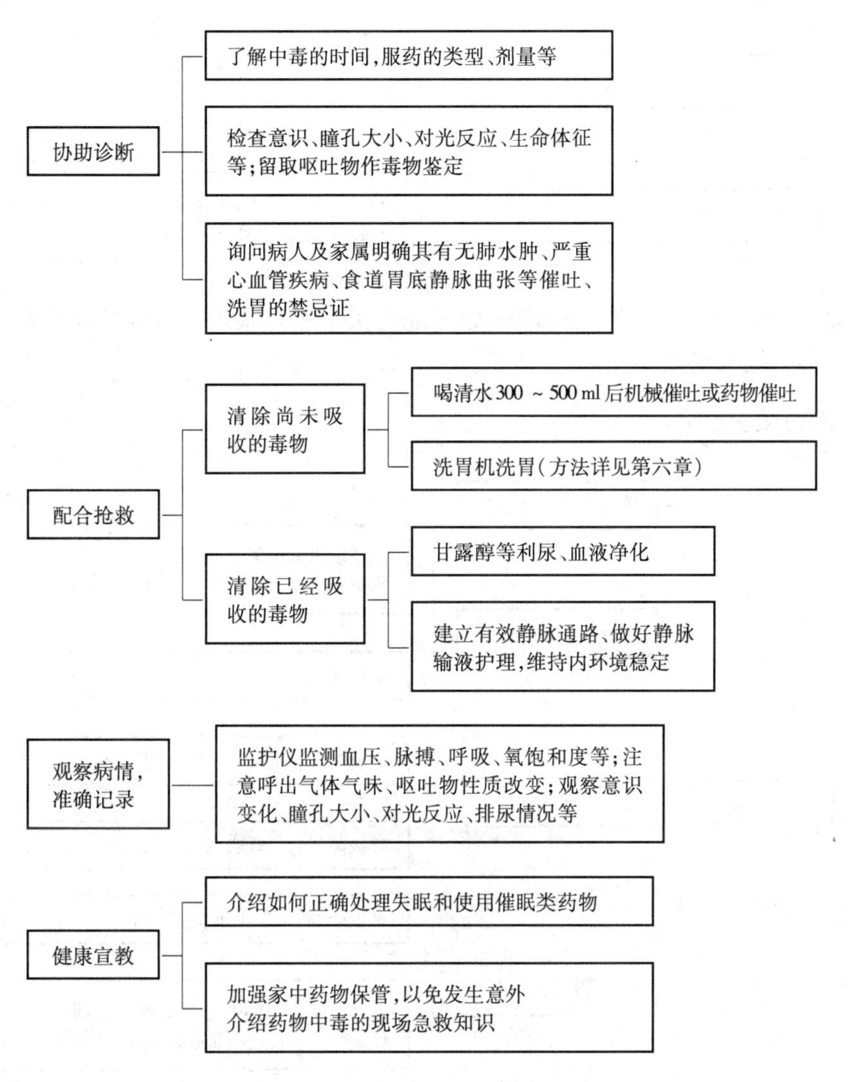

活动二　急性呼吸道中毒

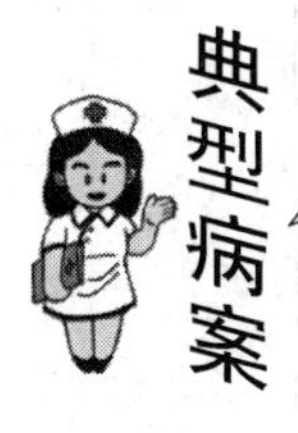

某病人，女，46岁。独自在家中洗澡，家人回家后发现其晕倒在浴室里，浴室中充满了煤气味，因唤其不醒，家人将病人迅速送往医院。来院时，病人神志不清，口唇樱红色，呼吸、脉搏加快，瞳孔对光反射和角膜反射略显迟钝。

问题导向一：如在事发现场，作为护士你应如何对此病人进行现场急救？

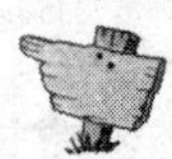

现场急救流程

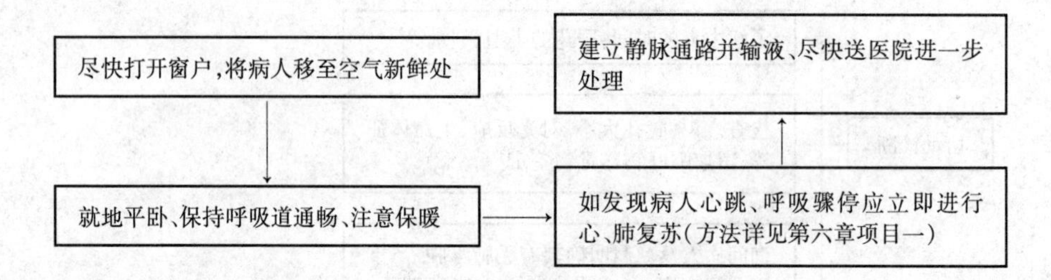

问题导向二：作为急诊室护士，你应该如何配合医生进行救护？如何对病人及家属做好对一氧化碳中毒的健康宣教？

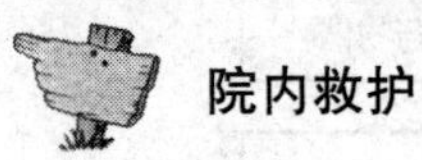

院内救护

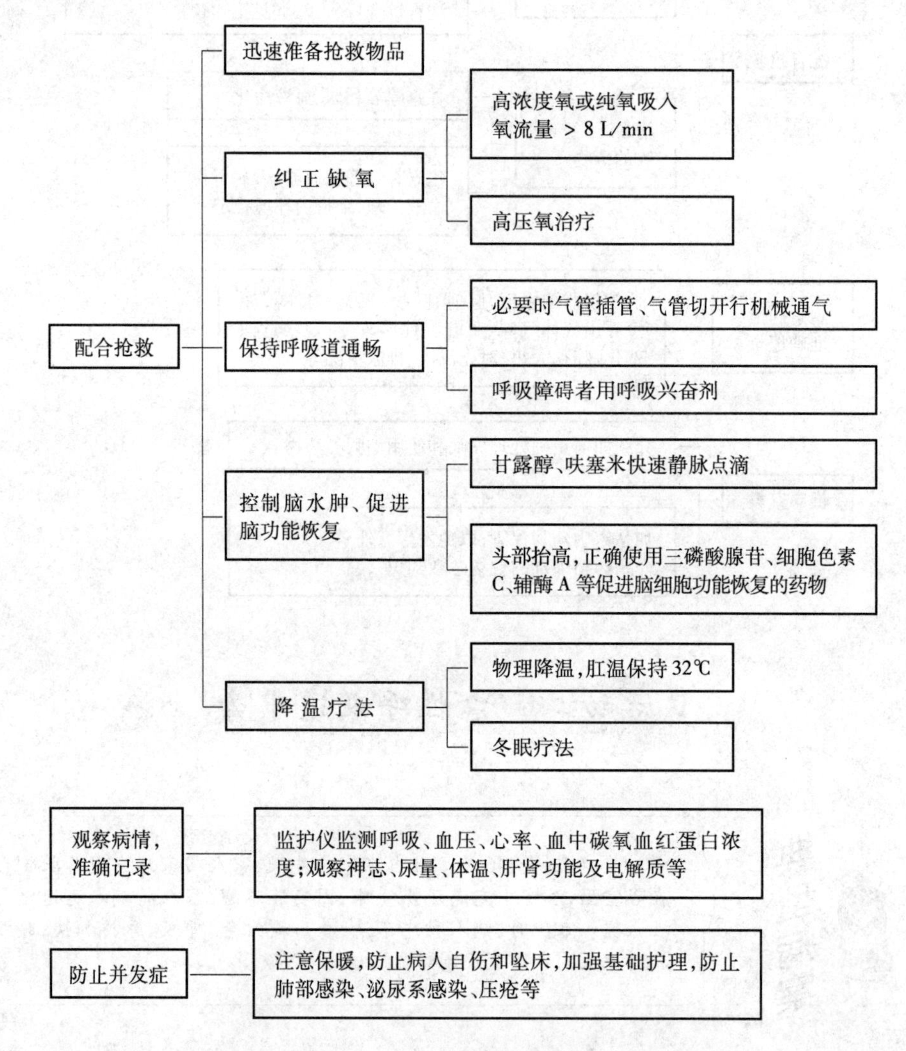

健康宣教
- 宣传一氧化碳中毒的预防措施：不能私自将煤气移入密闭的卧室中，浴室不能私自安装淋浴器，煤气管道应定时检修等
- 凡有可能接触一氧化碳的人，一旦有头晕、头痛，就立即离开原有环境

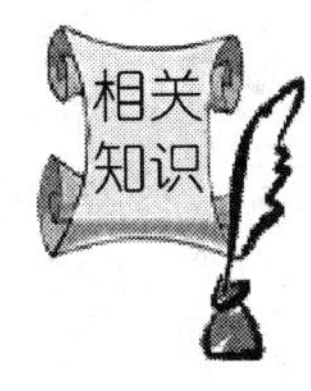

中毒是指某些物质进入人体后，在效应部位达到一定剂量时，通过生物化学或生物物理作用，使器官结构破坏、生理功能紊乱的全身性疾病。引起中毒的物质被称为毒物。

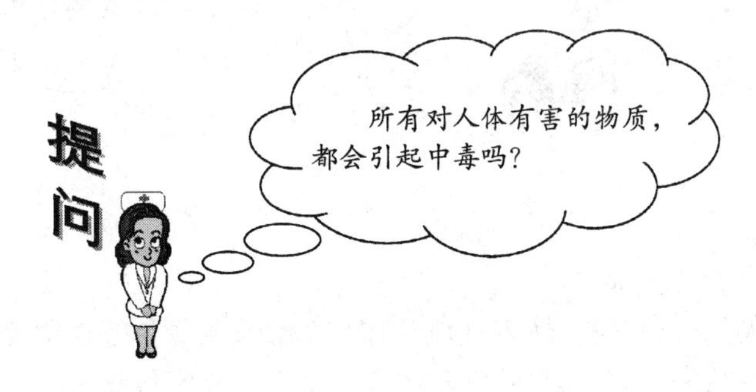

毒物的概念是相对的，某些物质在小剂量时对人体非但无害，而且有一定治疗作用，但大剂量进入机体则产生严重的毒性作用。根据病变发生的快慢，中毒可分急性和慢性中毒。急性中毒是指机体接触大量或毒性较剧的毒物后，在短时间内发病甚至死亡；小剂量长时间进入机体，蓄积到一定程度才出现中毒表现，称慢性中毒。

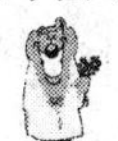

一、毒物来源和吸收途径

（一）来源

1. 职业性中毒　在一些具有毒物的化工产品、药品、农药的生产、保管、使用、运输过程中，不注意劳动防护或与毒物密切接触所发生的中毒。

2. 生活性中毒　误食被毒物污染的食物和饮水、意外接触有毒物质、用药过量、自杀或谋害等情况、有毒窒息性气体进入体内等。

（二）吸收途径

1. 血源性　多见于吸毒或滥用阿片类药物的病人，也可见于毒蛇咬伤的伤者。

2. 呼吸道　见于有毒气体、烟雾或气态溶液经肺泡吸收后，如农药、一氧化碳，其中毒出现早而严重。

3. 皮肤与黏膜　有毒物质经皮肤或黏膜吸收进入人体，一般吸收较慢。

4. 消化道　见于误服、误食、自杀等，可为食物、药物或任何有毒物质。

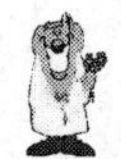

二、病情评估

（一）中毒病史

1. 职业性中毒　询问职业、工种、生产过程、环境条件、防护措施和接触毒物的种类、剂量、侵入途径、接触时间、同伴发病情况、以往类似事故有无发生等。

2. 生活性中毒　询问是否误食或意外接触有毒物质、是否为用药过量、自杀或谋害等情况。应了解生活情况、精神状况、本人及家人的常用药情况，用药的剂量以及对治疗的反应等。询问发病现场有无可疑药物、毒物、药瓶或剩余药物及食物，询问服药时间、剂量和中毒途径、同餐进食者情况等。

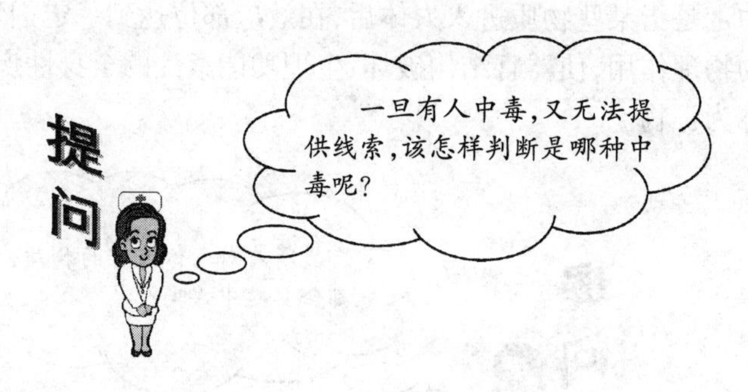

（二）身体状况评估

1. 遗留物　检查衣物、体表、口腔周围有无药渍、颜色等遗留毒物的痕迹。

2. 气味　从病人呼气、呕吐物和体表观察有无异常气味。

3. 皮肤和黏膜颜色　皮肤黏膜发绀常见于亚硝酸盐、硝基苯类、氰化物、苯胺、萘、磺胺类、亚甲蓝中毒；皮肤潮红可见于阿托品类、乙醇、硝酸甘油、亚硝酸异戊酯、一氧化碳、烟酸中毒。

4. 瞳孔大小　瞳孔扩大多见于抗胆碱类药、乙醇、麻黄碱、肉毒毒素、氢化物、抗组胺药、巴比妥类药；瞳孔缩小见于有机磷农药、镇静催眠药、吗啡类、拟胆碱药、毒蕈药物等中毒。

5. 神经系统　包括：① 快速晕倒：氯化物、苯、一氧化碳、硫化氢等；② 抽搐：中枢兴奋剂、有机磷农药、氢化物、毒鼠强、氯丙嗪、硫化氢等；③ 昏迷：镇静催眠药、乙醇、有机磷农药、吗啡类、阿托品等。

6. 循环系统　包括：① 血压下降：降压药、氯丙嗪、亚硝酸盐、镇静催眠药等；② 血压升高：拟肾上腺素药、有机磷农药、烟碱等；③ 心动过缓：洋地黄类药、毒蕈碱、利舍平（利血平）、拟胆碱药等；④ 心动过速：阿托品、拟肾上腺素药、氯丙嗪等。

7. 呼吸系统　包括：① 呼吸麻痹：吗啡类、一氧化碳、镇静催眠药、蛇毒等；② 呼吸过速或过深：呼吸兴奋剂、二氧化碳、抗胆碱类药等。

8. 消化系统　呕吐物、排泄物的量及性质，有无特殊气味。

9. 泌尿系统　包括：① 血尿：磺胺药、毒蕈碱等；② 尿色改变：如亚硝酸盐中毒尿液呈棕黑色；重金属或四氯化碳等中毒尿液呈黄色。

（三）辅助检查

（1）留取一定量的血、尿、呕吐物、排泄物等进行毒物分析。

（2）进行相关检测，如有机磷农药中毒检测血胆碱酯酶活性降低；一氧化碳中毒检测碳氧血红蛋白等。

（3）常规检查：血常规、血气分析、肝肾功能、心电图、X 线等。

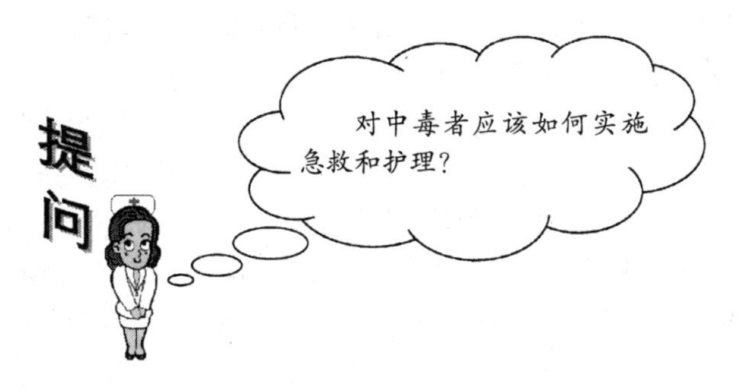

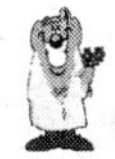

三、急救原则

急救原则是立即终止接触毒物；加速毒物的清除和排出；应用解毒药物；对毒物造成的危害进行对症支持疗法。然后根据毒物的种类、中毒途径及临床表现采取有效抢救措施。

1. 立即停止毒物接触，排出毒物　如为血源性中毒（毒蛇），应在近心端进行绑扎、冲洗、引流排毒等处理。如为皮肤黏膜中毒则应立即去除被污染的衣物，用清水冲洗体表部位 10～30 min，但禁用热水、乙醇擦洗。酸性毒物可用弱碱性溶液冲洗，碱性毒物可用弱酸性溶液冲洗。毒物溅入眼内，应立即用清水或生理盐水彻底冲洗后滴入眼药水及药膏，一般不用化学拮抗剂。如为呼吸道中毒，应立即脱离现场，并呼吸新鲜空气，保持呼吸道通畅。

2. 清除尚未吸收的毒物　由消化道中毒采用催吐、洗胃、导泻等方法以排除毒物。但腐蚀性毒物禁止催吐及洗胃，可使用胃黏膜保护剂冲洗，但速度不宜过快，用力不宜过大。

（1）催吐：是任何场合都可使用的简单有效的方法。对神志清醒的合作者，嘱喝清水 300～500 ml 后机械催吐（用压舌板等物刺激咽后壁）或药物催吐，反复进行，直至干净为止。催吐的禁忌证为服用腐蚀性毒物、惊厥、昏迷、肺水肿、严重心血管疾病、食道胃底静脉曲张、高血压、冠心病、休克、孕妇、年老体弱者。

（2）洗胃：自动洗胃机洗胃术（详见第六章项目七）。

（3）导泻：洗胃后可口服或胃管灌入 50% 硫酸镁、硫酸钠或 20% 甘露醇导泻。

（4）灌肠：生理盐水高位灌肠数次。

3. 促进已吸收毒物的排出

（1）利尿排毒：通常补液同时使用呋塞米或甘露醇利尿，急性肾衰竭不宜利尿。

（2）改变尿液酸碱度：碱性利尿或酸性利尿。

（3）血液净化疗法：腹膜透析、血液透析、血液灌流及血浆置换。

另外，还可以使用特异性解毒药。

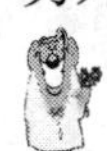

四、急救护理

（一）现场急救护理

（1）协助医生清除毒物（同急救原则）。

（2）留取标本（呕吐物、胃内容物、排泄物或血液等）作毒物鉴定。

（二）一般护理

（1）心理护理：中毒病人抢救成功后一般会产生情绪紧张、焦虑、恐惧、失落、悲观等消极心理，有些病人甚至拒绝治疗，还有些病人易出现烦躁易怒等精神障碍。

（2）建立有效静脉通路、保暖。

（3）饮食护理：高蛋白、高糖类（碳水化合物）、高维生素；如为腐蚀性毒物应摄入乳类食物。

（4）对症护理：防止惊厥，必要时及时行脑复苏。

（5）病情观察：密切监测生命体征，观察病情变化，保持呼吸道通畅、氧疗，做好各脏器功能监护，观察有无并发症发生，一旦出现及时联络医生并做好相应护理。

（三）健康宣教

（1）加强家中药物、毒物保管；介绍常见中毒的现场急救知识。

（2）宣传科普知识：① 向病人普及导致睡眠紊乱的原因及避免失眠的常识：如避免过度紧张、焦虑、抑郁等，避免吵闹的入睡环境。入睡前可喝热牛奶，避免饮用有兴奋作用的饮料。② 白天坚持有规则的锻炼；失眠者应采取心理及物理疗法为主，保持规律的睡眠时间，按时上床，早睡早起。③ 可服用催眠药，但不能长期服用，因长期服用催眠药会产生精神依赖（睡前必服）和躯体依赖（不服睡不着），并出现不良反应。如病人长期服药，故应嘱咐其逐渐减低药物的剂量，但绝对不能突然停药以避免戒断综合征的出现。

知识扩展

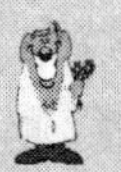

一、有机磷农药中毒的急救

有机磷农药呈淡黄或棕色、油状或结晶状，有挥发性蒜味，难溶于水，不易溶于多种有机溶剂，碱性条件下容易分解。有机磷农药根据毒性可分为：剧毒、强毒、中毒、低毒等四类。中毒机制是有机磷农药与胆碱酯酶相结合，从而抑制胆碱酯酶活性，导致乙酰胆碱在体内大量积聚，产生器官功能紊乱。有机磷农药可通过消化道、呼吸道或皮肤黏膜等途径进入体内。急救处理时必须清除毒物，及时使用拮抗剂。急救是否成功的关键在于抢救速度彻底与否、是否早期足量使用阿托品。

（一）原因评估

病人有有机磷农药接触史，口中、身上或呕吐物中含有农药所特有的大蒜味。如为职业性中毒，应评估接触史、中毒途径是在生产还是在使用过程中。如为生活性中毒，应评估是误服、自服或食用被农药污染的食品等所致。如为口服途径，应确定有无自杀可能（情绪、现场有无空瓶或呕吐物等）。如为呼吸道中毒时应了解空气中毒物的浓度、风向、风速及接触时间。

（二）中毒特征

皮肤接触吸收中毒者，症状在 2 ~6 h 内出现；呼吸道或口服中毒者，在几分钟或数十分钟内出现。症状分别表现为：① 轻度：头痛、头晕、恶心、呕吐、多汗、胸闷、乏力、瞳孔缩小、血胆碱酯酶在正常的50%～70%；② 中度：除轻度中毒症状外，有肌束颤动、瞳孔缩小明显、轻度意识障碍，血胆碱酯酶在正常的30%～50%；③ 重度：中毒症状加重，出现肺水肿、昏迷、发绀、呼吸困难、癫痫样抽搐、大小便失禁，血胆碱酯酶在正常的30%以下。

（三）辅助检查

血胆碱酯酶活力下降，血、尿、呕吐物等代谢物做毒物测定。

（四）急救护理

1. 现场急救护理　迅速清除毒物：脱去污染衣服，用大量清水或肥皂水冲洗；如经口中毒者，应立即催吐、洗胃，不必过分强调催吐，洗胃应尽早、充分、彻底（具体同前）；呼吸道中毒（吸入性）者应立即撤离现场，呼吸新鲜空气，保持呼吸道通畅，注意保暖。

2. 遵医嘱使用解毒药物　包括：① 胆碱能神经抑制剂，如阿托品，能对抗M样症状，应早期、足量、快速反复使用，直至阿托品化（瞳孔扩大后不再缩小，颜面潮红，皮肤干燥，脉搏快而有力，恶心呕吐、腹痛等消失）后停药并严密观察。总用药一般在1周左右，使用阿托品时抢救成败的关键，应注意早期、足量、快速"阿托品化"。② 胆碱酯酶活化剂，如解磷定、氯磷啶等，可消除阿托品不能缓解的烟碱样症状，与阿托品合用有协同作用，可减少剂量并提高疗效，但不可替代阿托品；与洗胃合用效果更好。解磷定水溶性好，可静脉或肌内注射，为首选药物。

3. 常规护理　密切观察生命体征、神志、尿量、瞳孔的变化，观察药物的疗效和不良反应。保持呼吸道通畅、观察有无呼吸道感染或呼吸衰竭等，及时吸痰、给氧，如行气管插管等，并配合医生做好相应护理。对于躁动、抽搐病人注意保护，防止外伤或坠床。1～3天内禁食后，使用牛奶等保护剂。做好输液护理，并准确做好各项记录。

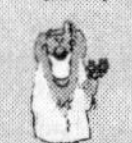

二、巴比妥类药物中毒的急救

巴比妥类药物为镇静催眠药物，口服、肌注吸收都较快。该药在小剂量范围内使用可使人处于安静或思睡状态，但大剂量可产生麻醉作用。一次过量过快使用则可引起急性药物中毒，主要抑制中枢神经系统，导致意识障碍，严重者呼吸、循环衰竭可导致死亡。

（一）原因评估

有无长期药物服用史，中毒者使用的药物种类、剂量及服用时间，服药前后有无饮酒、情绪激动等。

（二）中毒特征

中毒特征包括：① 轻度：嗜睡或深睡，反应迟钝；② 中度：沉睡或昏迷，反射存在或消失，但无呼吸和循环障碍；③ 重度：深昏迷，尿量减少，休克等。

中毒程度和服药剂量、服入后时间长短、吸收情况以及以往是否经常使用此类药物有关。

（三）急救护理

1. 现场急救措施　应尽早催吐、洗胃等，防止毒物进一步吸收。

2．清除药物 配合医生使用甘露醇、呋塞米或碱性利尿加速药物清除；协助医生行血液净化，有条件者可行血液透析等。

3．常规护理 密切观察病情，尤其是神志；保持呼吸道通畅，常规吸氧；做好体液护理并准确记录出入量；做好基础护理：防止口腔感染、肺部感染、泌尿系感染、压疮等。

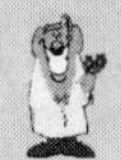

三、急性阿片类药物中毒急救

（一）原因评估

病人大多有过量滥用药物史或吸毒史，通常为急性中毒和严重中毒。

（二）中毒特征

（1）常规剂量反应：恶心、呕吐、便秘、出汗，口干、心动过缓、心悸、瞳孔缩小等。

（2）大剂量中毒：呼吸抑制、低血压、心力衰竭、深昏迷等。

（3）急性中毒：轻度中毒可有头痛、头晕、恶心呕吐、便秘、尿潴留、精神症状等；重度中毒可出现昏迷、呼吸深度抑制和针尖样瞳孔，病人多于12 h内因呼吸麻痹死亡，或并发肺部感染。

（三）辅助检查

血尿定性实验阳性，血气分析呈低氧血症、呼吸性或混合性酸中毒。

（四）急救护理

（1）现场急救措施：如口服中毒，应尽快洗胃、导泻及高位灌肠；如为皮下注射过量者，迅速用止血带结扎注射部位上方，注射部位冷敷，注意止血带要定期放松。

（2）遵医嘱使用拮抗剂纳洛酮。

（3）呼吸道护理：保持气道通畅，给予氧疗；对呼吸困难者行气管插管、吸含5%二氧化碳的氧；必要时使用呼吸兴奋剂、激素。

（4）常规护理：输液，保持体液平衡；烦躁不安者可使用镇静药物；严密监测生命体征和各重要脏器功能的变化；加强基础护理等。

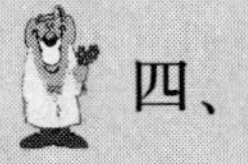

四、一氧化碳中毒急救

一氧化碳为无色、无臭、无味、无刺激性气体，煤气中含一氧化碳30%～40%。中毒原因通常为生活用煤气外漏或空气不流通，以及发生意外事故等。

（一）原因评估

（1）职业性接触，如工业生产煤气、矿井作业等，在出现故障或违规操作时，人体吸入大量一氧化碳气体中毒。

（2）生活性接触，如家庭用煤气、煤气热水器故障，且门窗紧闭均可引起一氧化碳中毒。

（3）失火现场空气中一氧化碳浓度高达10%时，也可发生中毒。

（二）中毒特征

（1）轻度中毒：头痛头晕、恶心呕吐、全身无力、心悸，甚至出现短暂昏厥。脱离环境、吸入新鲜空气,可较快缓解。

(2) 中度中毒:除上述症状外,还出现口唇樱桃红、面色潮红特有体征、脉快、多汗、昏厥或昏迷等,经治疗后可恢复,且无明显并发症及后遗症。

(3) 重度中毒:深昏迷、各种反射消失、大小便失禁、面色苍白、血压下降、心律失常、肺水肿,可留下神经系统后遗症。

(三) 辅助检查

检查碳氧血红蛋白浓度,轻度为 10% ~20%;中度为 30% ~40%;重度为 50%以上。

(四) 急救护理

1. 现场急救　帮助病人快速脱离现场,因一氧化碳比空气轻,抢救者应匍匐入室,打开门窗通风,将病人移至空气新鲜处呼吸新鲜空气,松解衣领,保持呼吸道通畅,并注意保暖。如心跳、呼吸骤停者应立即进行心、肺复苏(CPR)。

2. 纠正缺氧　保持呼吸道通畅,立即给予高浓度或纯氧吸入,每分钟流量超过 8 L/min,并积极采用高压氧(3 个大气压)治疗,高压氧治疗应早期进行,最好在中毒后 4 h 内进行,轻度中毒者治疗 5 ~7 次,中度中毒者 10 ~20 次,重度中毒者 20 ~30 次,直到症状全部消失。

3. 恢复脑功能　遵医嘱促进脑功能恢复、脑细胞代谢,头部抬高,降温、甘露醇等治疗脑水肿。

4. 密切观察　观察病情变化、生命体征、神志、瞳孔、尿量,记录出入量。

5. 对症护理　对低温疗法者应注意保暖;防止意识不清醒病人的自伤和坠床;对昏迷者加强基础护理,防止肺部感染、泌尿系感染、褥疮等。

(五) 健康宣教

宣传一氧化碳中毒的基本知识和预防措施,不能私自将煤气移入密闭的卧室中,浴室不能私自安装淋浴器,煤气管道应定时检修。厂矿应认真执行操作规程,定期检修以防漏气;加强监测和报警;工人进入一氧化碳工作环境应戴好防毒面具,系好安全带,两人同时操作,以便监护和自救。凡有可能接触一氧化碳的人,一旦有头晕、头痛,就立即离开原有环境,以免急性中毒。

(顾志华)

项目四　急性中暑病人的救护

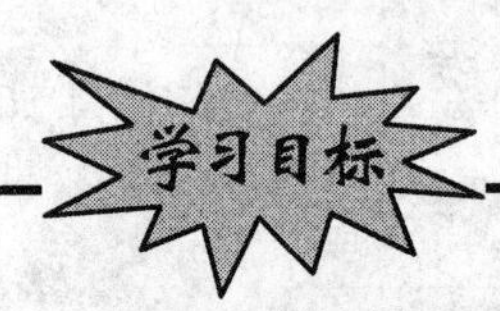

1. 了解中暑的病因。
2. 熟悉中暑的分类。
3. 熟悉各种中暑的临床特征。
4. 掌握中暑的常规急救原则和急救护理。

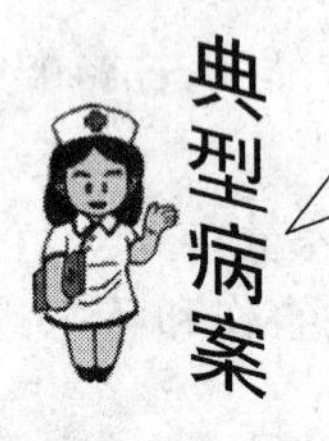

某病人,女,56岁。在乘坐公交车时因空气闷热,出现头昏、胸闷、心悸、全身疲乏、四肢无力等感觉,继而出现恶心呕吐、大量出汗、面色苍白、四肢皮肤湿冷等症状。当时测量体温为39℃,心率106次/分,脉搏细速,血压90/60 mmHg。

问题导向一: 如在事发现场,你应如何对此病人进行现场急救?

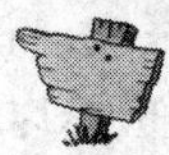

现场急救流程

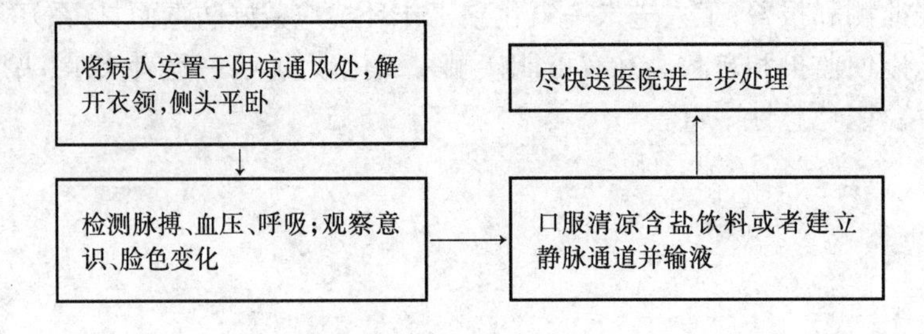

问题导向二: 作为急诊室护士,你应该如何配合医生对中暑者进行救护?

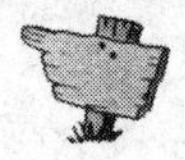

院内救护

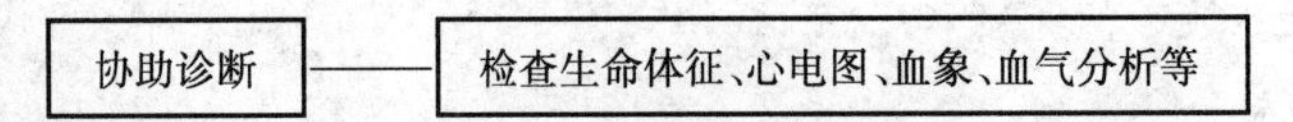

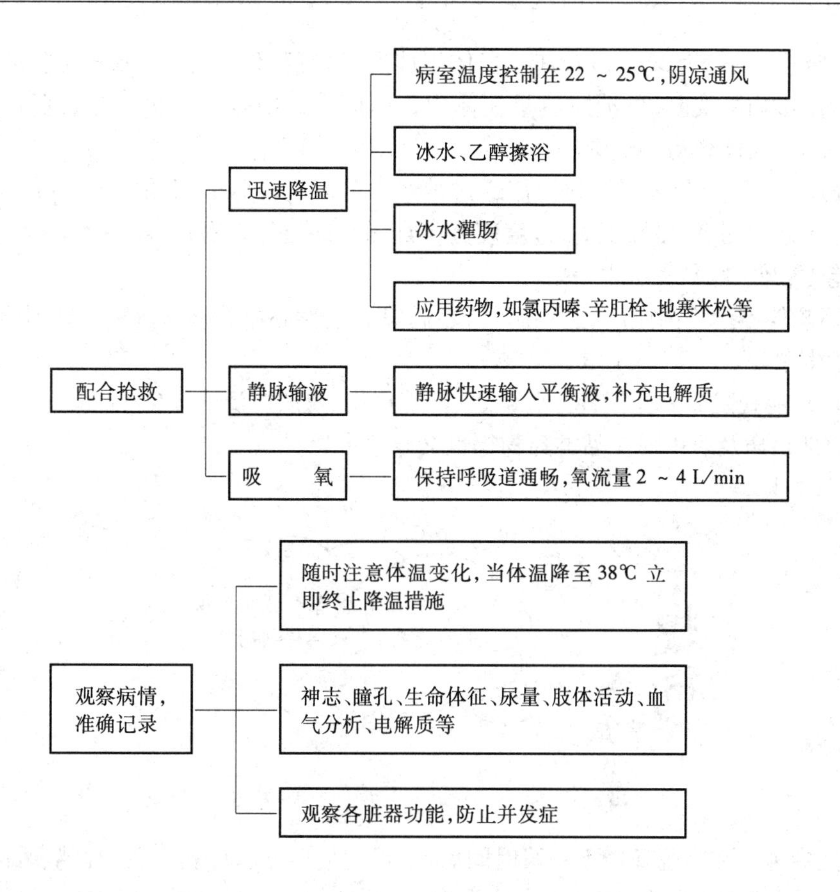

中暑是指机体在高温环境下出现体温调节障碍,突然发生水、电解质平衡紊乱及神经系统功能损害,如出现高热、皮肤干燥、无汗及意识丧失或惊厥等一系列症状的一种急性疾病。

一、病情评估

(一) 病因

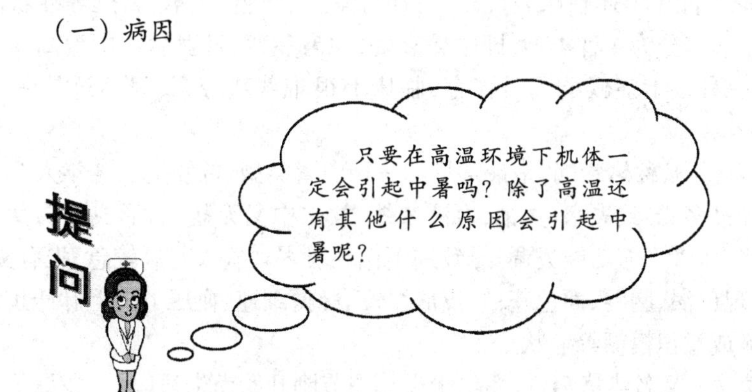

1. 热负荷增加　在温度高、湿度大、通风不良环境下,长时间从事繁重体力劳动或体育活动,尤其是长期恒温下生活及作业的人群突然进入高温环境时更容易发生中暑。因为空气温

度超过皮肤温度(一般为32～35℃)时,机体不能通过辐射、传导、对流等方式散热,而同时汗腺分泌受抑制影响蒸发时,可造成热量在体内蓄积而引起中暑。因此环境温度高、空气湿度大、通风不畅时,人体容易发生中暑。

2. 热适应障碍　对高温的耐受,需通过神经内分泌和汗腺分泌的调节,一般经5～14天逐渐适应。年老体弱者、慢性疾病、过度疲劳、孕产妇、缺乏体育锻炼、睡眠不足及酗酒者等对高温适应能力较低,容易发生中暑。

3. 循环功能不全　高血压、冠心病、肺心病等器质性心血管疾病伴有心功能不全等病人也较容易发生中暑。

4. 出汗功能受阻碍　先天性汗腺缺乏、汗腺损伤、皮肤广泛受损(大面积烧伤、硬皮症、痱子等)、过敏性疾病及应用阿托品类药物等也会导致中暑。

(二) 临床特征

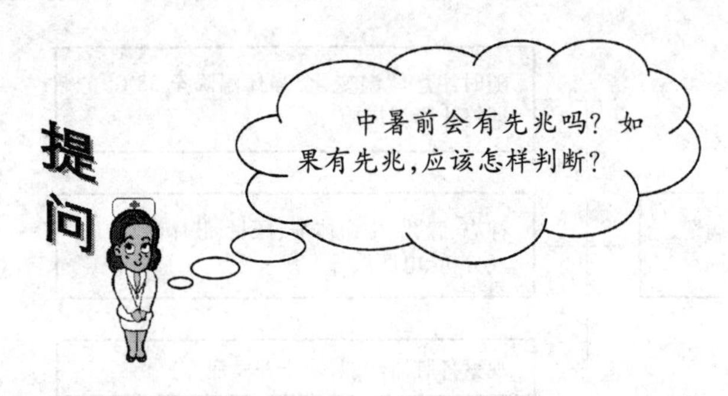

1. 先兆中暑　在高温环境下一段时间后,出现大量出汗、口渴、头昏、耳鸣、胸闷、心悸、恶心、全身疲乏、注意力不集中、四肢无力或发麻等症状,体温正常或略有升高,但不超过38℃。只要脱离高温环境,症状可很快消除。

2. 轻症中暑　除上述症状外,体温在38℃以上,伴有面色潮红、皮肤灼热、胸闷、心率加快等表现。还可有早期周围循环衰竭的表现,如恶心呕吐、面色苍白、四肢皮肤湿冷、多汗、脉搏细速,血压开始下降等。进行及时有效处理,3～4 h可恢复正常。

3. 典型中暑　除了上述临床表现外,可伴有晕厥、昏迷、痉挛、高热等症状。按发病机制和临床表现的不同可分为4种类型,即中暑衰竭、中暑痉挛、日射病和中暑高热。可以以单一形式出现,也可一种以上症候群同时伴存,临床上很难截然分开,只不过是哪一种类型突出而已。

(1) 中暑衰竭:又称热衰竭,是最常见的一种中暑类型,常发生于老年人及对高热不适应者。病人因出汗过多,导致失水、失钠,血液浓缩,饮水中又无盐,而形成低渗性脱水。继而出现皮肤血管扩张,血管舒缩功能失调,导致周围循环衰竭。病人起病较急,先有头痛、头晕及恶心呕吐;继而出现口渴、胸闷、面色苍白、皮肤湿冷、脉搏细速、血压下降但脉压正常、手足抽搐,严重者可有晕厥或意识模糊等症状。

(2) 中暑痉挛:又名热痉挛,常发生于炎热季节刚开始尚未适应前,多见于在高温环境从事体力劳动或运动的健康青壮年人。由于大量出汗后饮水量大但又未补充钠盐,体液被稀释,使血液中钠和氯化物浓度降低而引起短暂、间歇的肌痉挛并伴有收缩痛。特点为四肢无力、肌肉痛性痉挛、疼痛。肌痉挛以四肢肌肉为主,腓肠肌最多见。严重者可因腹直肌和肠道平滑肌痉挛而引起急腹症表现。痉挛阵发性发作不超过数分钟，大多能自行缓解，病人体温大多正常。

（3）日射病：在烈日下较长时间头部无防护措施下的暴晒，造成脑组织充血和水肿，剧烈头痛、头晕、眼花、耳鸣、呕吐较剧、烦躁不安、严重时发生惊厥或意识模糊等。体温正常或微升，但脑组织温度可达 40～42℃。

（4）中暑高热：多见于年老体弱或原有慢性疾病者。常发生在持续高热数天后，典型症状表现为超高热、无汗和意识障碍。体温可升高至 40℃以上，甚至高达 43℃。皮肤干热、无汗，呈现潮红或苍白，周围循环衰竭时出现发绀。脉搏加快，脉压增宽，休克时血压下降，可有心律失常。出现烦躁不安、嗜睡、谵妄和昏迷。呼吸快而浅，后期呈潮式呼吸，四肢和肌肉可有抽搐，瞳孔缩小、后期散大、对光反应迟钝或消失。严重者出现休克、心力衰竭、肺水肿、脑水肿、肝肾功能损害或弥散性血管内凝血等并发症而死亡。

（三）辅助检查

可通过血尿常规、血清电解质、血气分析、肝肾功能、心电图等检查了解病人中暑的类型及严重程度。病人通常有血液浓缩、低钠血症、低钾血症、低氯血症等。中暑高热者还可有白细胞总数和中性粒细胞比例增高、蛋白尿、管型尿及肌红蛋白尿，血尿素氮、酸中毒等，心电图可呈现各种心律失常和 ST 段压低、T 波改变等不同程度的心肌损害表现。

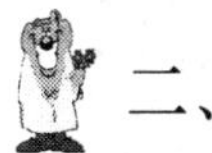

二、急救护理

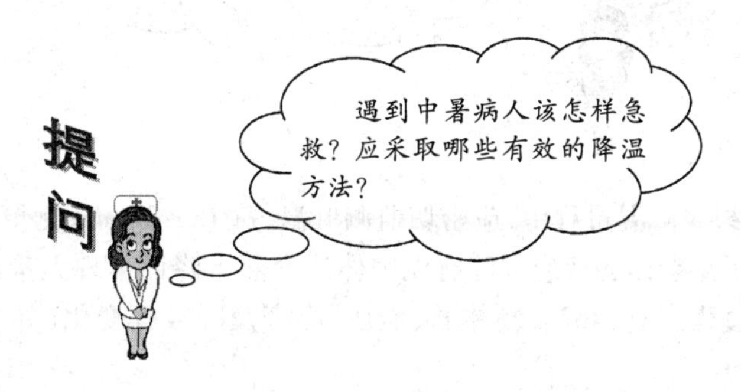

（一）撤离高温环境

将病人立即转移至阴凉通风处解松或脱去衣服，平卧位安静休息。有条件者可移至室内，尽快用空调、电扇、室内放置冰块等措施使室温降至 22～25℃。

（二）物理降温

用冰水浸透的毛巾或乙醇擦浴全身，同时配予电风扇吹风；并用冰袋冷敷额部、枕部、颈部、腋窝、腹股沟等大血管分布区域，尤其是日射病和中暑高热病人更需要头部降温。中暑高热病人也可采用冷水浸浴，将病人浸于 15～16℃冷水中，取半卧位使水面与乳头齐平。每浸浴 10～15 min 应抬出水面测肛温一次，当肛温降至 38.5℃时，即可停止浸浴，擦干全身并穿衣保暖，移送至 25℃以下的室温中继续观察；若体温回升到 39℃以上，可再次浸浴。对于不能耐受冷水浸浴的病人如年老体弱、心血管疾病者可采用冰水或乙醇擦浴等方法降温。降温过程中要不断按摩病人颈部、四肢和躯干，既可促进血液循环加速散热，又能防止皮肤血管收缩、血液淤滞和肌肉颤抖，还可促进皮肤血管扩张、血液循环以加速散热。

（三）药物降温

对中暑严重者，使用药物降温能防止肌肉震颤，抑制机体分解代谢，减少产热，增加降温效果。药物降温应与物理降温并用，且降温效果更好。常用药为氯丙嗪，25～50 ml 加入 4℃的 5%葡萄糖盐水 500 ml 中静脉滴注，1～2 h 内滴完；也可用地塞米松 10～20 mg 静脉注射。用药过程中应监测体温、血压变化，每小时测量并记录 1 次。血压下降时，应减慢滴速或停药；体温降至 38℃以下应停止使用冬眠药物。

（四）补液

口服清凉含盐饮料或冰水，也可口服十滴水、人丹及太阳穴等处涂清凉油等。病情稍严重者可静脉滴注葡萄糖注射液及氯化钾，必要时还可适当补充钙、镁等。

（五）体内降温

对严重者，可用 4～10℃ 5%葡萄糖生理盐水溶液 1 000 ml 经股静脉向心注入，或用 4～10℃ 5%葡萄糖生理盐水溶液 1 000 ml 灌肠，或采用胃管内灌注 4～10℃ 5%葡萄糖生理盐水溶液 1 000 ml。

（六）监测生命体征、观察病情变化

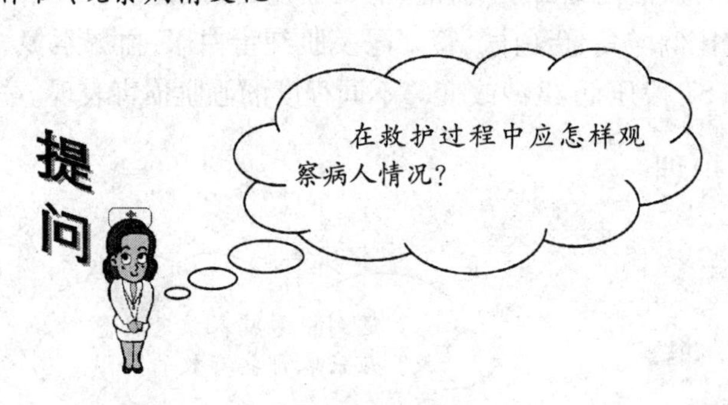

1. 了解降温效果　降温过程中，应密切监测肛温，每 15～30 min 测量 1 次，根据肛温变化调整降温措施。对于年老体弱者应关注有无因体温突然下降而出现大量出汗，导致虚脱和休克现象。使用药物过程中应严密监测体温、血压、心率及呼吸等变化（如收缩压下降时，应减慢或停用）。

2. 监测生命体征　及时掌握病人体温、脉搏、血压和尿量的改变，是判断病情变化的主要手段，以便根据中暑类型提供相应的救护措施。如热痉挛病人宜给予盐糖饮料；有周围衰竭应迅速建立静脉通路，按医嘱静脉补充 5%葡萄糖盐水或林格液。同时应准确记录 24 h 出入量，为制定补液计划提供可靠的依据。

3. 各脏器功能监护　观察有无并发症发生，一旦出现及时联络医生并做好相应护理。若病人出现少尿、无尿及高钾血症等肾衰竭征象时，应及时报告医生并做好透析前各项准备。

（七）加强基础护理，预防并发症

（1）建立有效静脉通路、注意保暖。

（2）口腔护理：注意口腔清洁，预防黏膜破溃和口腔感染。

（3）皮肤护理：高热病人在降温过程中伴有大汗者，应及时更换衣裤和被褥，注意皮肤的清洁卫生和床单舒适干燥平整。对昏迷或冬眠疗法的病人，应定时给予翻身、经常按摩皮肤受压部位与肢体，促进血液循环，预防压疮的发生。

（4）卧位护理：常采取平卧位，热衰竭病人易去枕平卧，以保证脑部的血液供应。

（5）饮食护理：高热病人饮食以清淡为宜，给予高热量、高维生素、高蛋白、低脂肪、细软易消化的流质饮食，鼓励病人多饮水、多吃新鲜蔬菜与水果。昏迷病 24 h 未清醒时可给予鼻饲。

（6）高热惊厥护理：应拉起床栏、做好安全防护，避免发生坠床和碰伤等意外事故。

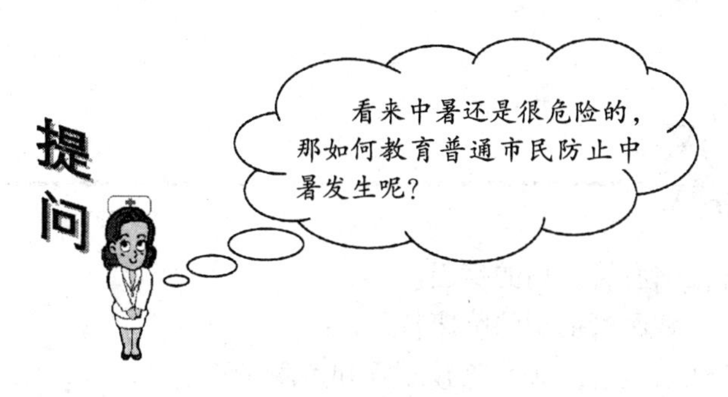

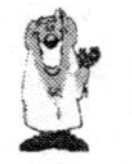

三、健康宣教

中暑是在炎热的夏季或其他高温环境下从事强体力劳动引起的常见急症，应加强防暑降温知识的宣传。在高温季节，对易发生中暑的环境应采取有效的防护措施：① 注意通风、遮阴、降温，改善劳动和居住条件，合理调整夏季作息时间，增加休息和营养，增强机体对高温的耐受能力，高温作业人员每天需摄取含盐 0.3% 的清凉饮料；② 烈日下行走或劳动时须戴凉帽，穿宽松、透气、浅色的衣服，配备防暑药品；③ 老年人、孕妇及患有慢性疾病者，在高温季节更需注意个人防护，应居住在通风良好，有防暑降温措施的房间内。

（顾志华）

项目五　急性脑血管疾病病人的救护

1. 了解急性脑血管疾病的病因。
2. 熟悉急性脑血管疾病的临床特征。
3. 掌握急性脑血管疾病的急救原则和急救护理。

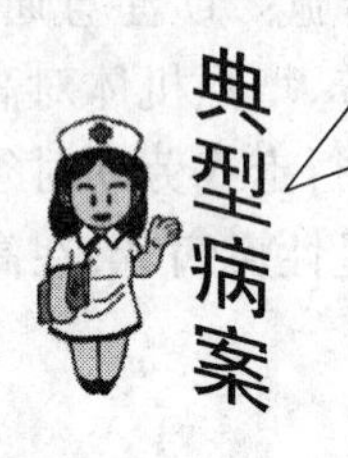

某病人，男，55岁。半天前，饮酒后出现头痛、头昏，伴有耳鸣、半身麻木和恶心，1 h前被发现摔倒在地，一侧嘴角歪斜，言语不清，呕吐不止后昏迷，遂被家人急送至医院。病人有高血压史20年，糖尿病史10年。查体：体温38℃，心率40次/分，血压200/120 mmHg，双侧瞳孔针尖样大小，白细胞15×10^9/L，空腹血糖11 mmol/L。

问题导向一：如你在事发现场，应如何进行现场急救？

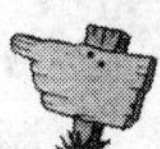

现场急救流程

就近移动病人至易于处置的地方。移动时，应由1人托住头部，与身体保持水平的位置

↓

平卧位，头侧向一边，保持呼吸道通畅，并防止呕吐物误吸。一旦发现呕吐物阻塞呼吸道，可用手掏取

→

严密观察病人的神志、呼吸、脉搏、血压、面色和瞳孔的变化。如果病人出现呼吸停止，立即行心肺复苏术

↑

病情稳定后，在严密监护下送至最近的医院。搬运病人时尽量保持平稳。及时向接诊医生介绍病情

问题导向二： 作为急诊科护士，应该如何配合医生进行救护？

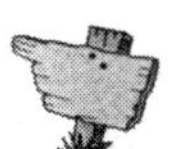

院内救护

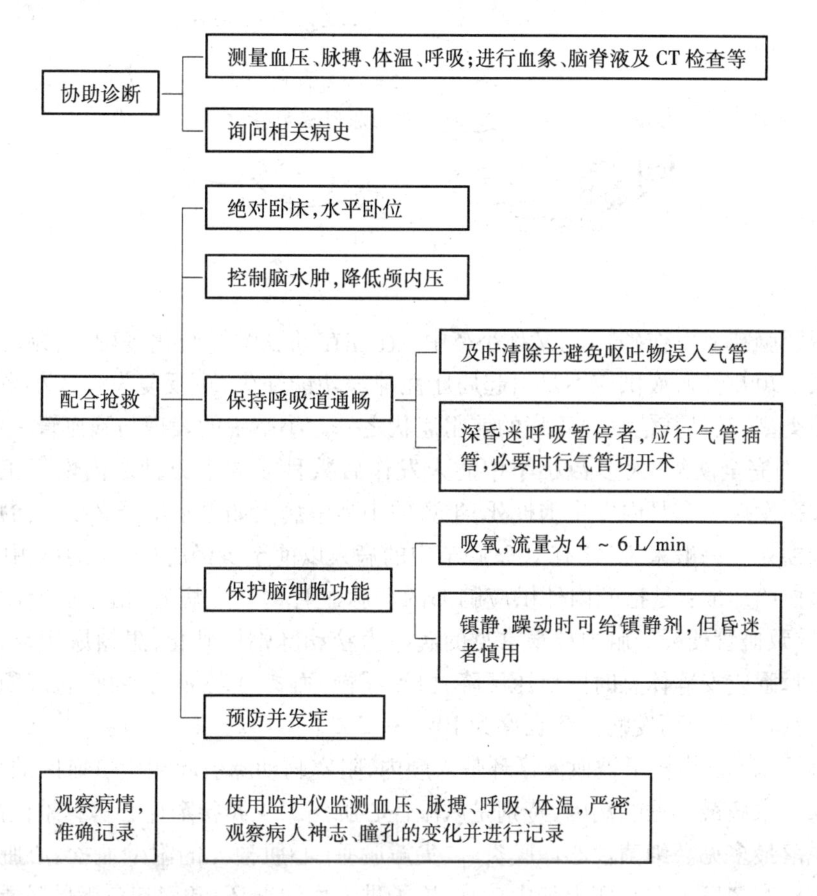

脑血管疾病（cerebral vascular disease）又称脑卒中（中风），指脑部的血液供应发生阻扰，而导致脑部组织坏死且突然失去脑部的功能。主要表现为偏瘫、视力障碍、语言表达障碍（失去语言功能或者吐字不清）。

脑血管疾病为临床常见疾病之一，它与心脏病、恶性肿瘤同为现今人类死亡率最高的三大疾病。根据1999年我国卫生事业发展情况统计公报：城市地区死亡原因第2位、农村地区第3位为脑血管病。全国每年新发生脑血管病的人数是120万~150万人，每年死于脑血管病为80万~100万人，而为数更多的是脑血管病的幸存者，这些病人遗留下轻重不等的偏瘫、失语和痴呆等残疾，其中3/4的病人不同程度地丧失了生活和劳动能力。由于生活需要他人照顾，给病人的家庭和社会带来了沉重的负担。脑血管病是一种死亡率高、致残率高的疾病。降低死亡率和致残率与早期的及时识别和急救有着密切关系。

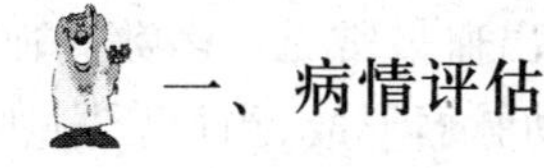

一、病情评估

（一）分类及发病原因

按病变性质将脑血管疾病分为缺血性和出血性脑血管病。

1. 缺血性脑血管病　缺血性脑血管病包括短暂性脑缺血发作(TIA)、脑血栓形成和脑栓塞。大多数病人高龄,脑动脉硬化,有高血压史,部分病人有高脂血症及糖尿病。

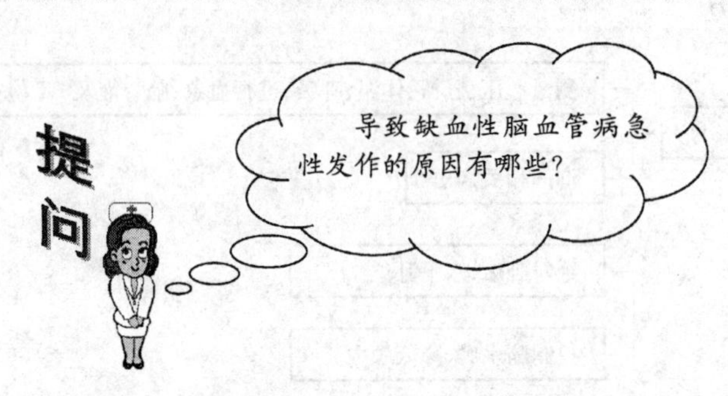

(1) 短暂脑缺血发作(TIA),又称小卒中:往往在动脉粥样硬化基础上,颈动脉系统或椎基底动脉系统短暂性血液供应不足引起局灶性神经功能缺失,可反复发作。小卒中既是脑血管病的一种类型,又是其他脑血管病的前驱症状之一。小卒中的表现与脑血管一样,只是病人都能在24 h内完全恢复,大多数小卒中病人发作后数秒或数十分钟之内恢复正常。大约有36%的病人在发病1个月内发生脑梗死,半数的小卒中病人如果不给予必要的治疗,在1年内将会发生脑梗死。一般来说,约有10%脑卒中的病人以前至少经历过一次小卒中发作。

(2) 脑血栓形成:是指颅内外供应脑部的动脉血管壁发生病变,由于血液动力学改变而形成血栓,导致血管梗死。脑血栓最常见的病因为脑动脉粥样硬化,患糖尿病、高脂血症的中老年人常在睡眠或安静休息时因血压下降,血流缓慢,血黏度增加,胆固醇易沉积于内膜下层等因素,促使血栓形成而发病。死亡率为10%~15%。

(3) 脑栓塞:是指栓子被血液循环带入颅内,阻塞脑动脉引起相应供血区的脑功能障碍。心源性栓塞是本病最常见的病因,特别是风湿性心脏病二尖瓣狭窄伴心房纤维性颤动时,左心房壁血栓脱落最多见。细菌性心内膜炎、二尖瓣脱垂、心肌梗死的附壁血栓、心脏手术后等也常引起。脑栓塞多发生在左侧大脑中动脉,栓子进入血液循环,常引起急骤的较重的脑动能障碍。脑栓塞占脑血管病发病率的5%~10%。

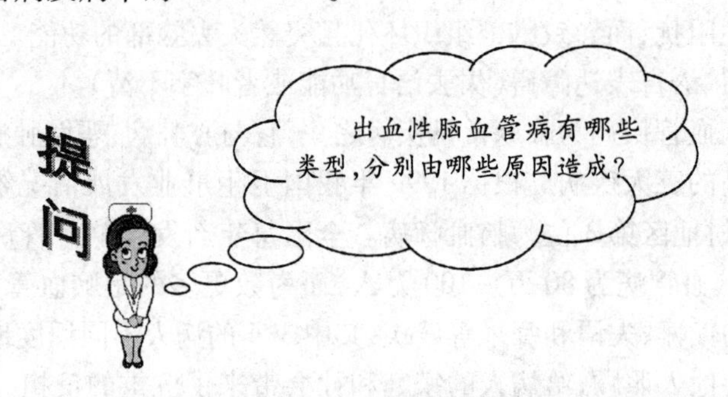

2. 出血性脑血管病　出血性脑血管病包括脑出血和蛛网膜下隙出血。

(1) 脑出血:指脑实质内的出血,而以高血压和动脉粥样硬化出血最常见。多数高血压和动脉硬化同时并存,由于长期血压增高引起血管壁损伤,导致微动脉瘤形成,当血压剧烈波动骤升时,血管破裂溢出而形成血肿。

脑出血好发于50岁以上者,男女发病比例相同。绝大多数病人有高血压、头痛病史。出血多发生在精神紧张或体力劳动或使劲排便时，突然发病，以大脑中动脉深部分支豆纹动脉破裂最常见。

（2）蛛网膜下隙出血：指脑表面或脑底部的血管破裂，血液直接流入蛛网膜下隙，其中以先天性颅内动脉瘤最常见。出血性脑血管病多发生于情绪激动，身体活动等血压骤升时，起病突然，病情凶险，出现急性期的全脑症状如意识障碍、头痛、呕吐、生命征象不稳定以及相应的局灶性脑症状。蛛网膜下隙出血病人突出的表现是脑膜刺激征，个别重症病人可很快进入深昏迷，出现去大脑强直，因脑疝形成而迅速死亡。

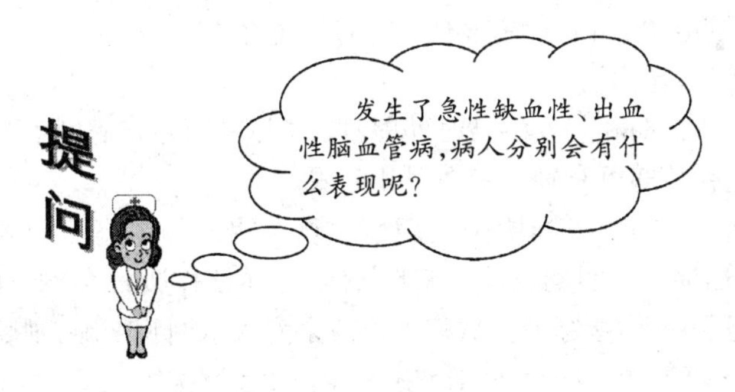

（二）临床表现

1. 急性缺血性脑血管病

（1）短暂脑缺血发作（TIA）：好发于50岁以上，人群发病突然，常有头晕，半身麻木，肢体欠灵活，可反复发作，症状在24 h内完全恢复，间歇期正常。

（2）脑血栓形成：50岁以上患有动脉硬化者常在睡眠安静状态下发病，出现半身不遂。症状1～3天达到高峰，无明显头痛、呕吐及意识障碍。局灶性脑损害表现视脑血管闭塞的部位而定。

（3）脑栓塞：急骤发病，为脑血管疾病中起病最快的一种。发病以中青年居多。意识障碍较轻，且持续时间短，有颈内动脉系统或椎基底动脉系统的局灶体征，如偏瘫、偏盲、失语等。

（4）其他表现：多数病人生命体征较稳定，意识障碍程度较轻且短暂，颅内压增高症状较轻，神经体征随阻塞血管而异。最常见者为“三偏”体征中的一种或数种，以及失语。

2. 急性出血性脑血管病　脑出血多发生在白天情绪激动或体力活动、饮酒后，突然起病，病人感剧烈头痛、头昏，继之恶心呕吐，即出现意识障碍。症状常于数分钟至数小时达到高峰，大量出血时病人可于1 h内即死亡。根据出血部位不同，临床上出现不同的神经系统局灶体征。

（1）内囊出血：临床最常见，典型表现为“三偏征”，即出血灶对侧偏瘫、偏身感觉障碍和对侧同向偏盲。肌张力降低，巴彬斯基征阳性，主侧半球出血可有失语。

（2）脑桥出血：临床少见，病情凶险，以一侧出血为主，表现为交叉性瘫痪，头和眼转向非出血侧，呈“凝视瘫肢”状，一侧偏瘫迅速发展为四瘫。双瞳缩小呈针尖样。病情迅速恶化，短期内死亡。

（3）小脑出血：病人不能站立，行走不稳，眼球震颤，有共济失调、构音障碍等体征。临床表现视出血部位、出血范围而定，如内囊出血可因波及下丘脑，而引起胃应激性溃疡而出现上消化道出血。脑桥出血可因下丘脑体温调节中枢及呼吸中枢受损而出现持续性高热和呼吸不规则,病情凶险,大多于24~48 h内死亡。蛛网膜下隙出血大多以活动时起病,病人突感剧烈头痛,继之呕吐、烦躁不安,并可出现神志不清或抽搐。一般意识障碍较轻且短暂,最具特征性的体征为脑膜刺激征阳性。最先头痛的部位往往指向血管破裂部位。神经系统定位体征较少,脑神经损害以一侧动眼神经麻痹最常见,提示该侧有动脉瘤。病情严重程度取决于出血部位及出血量。严重病人可很快死亡。

(三)辅助检查

1. 急性缺血性脑血管病　脑脊液检查大多正常,脑血栓形成,脑CT扫描在24~48 h后可见低密度梗死区,脑电图、脑血管造影有一定的诊断价值。

2. 急性出血性脑血管病

(1) 血液检查:急性期和并发感染时外周血白细胞数常增高;血糖和血尿素氮可增高。

(2) 尿液检查:急性期可有轻度蛋白尿和糖尿。

(3) 脑脊液检查:如临床诊断明确或病情危重有明显颅内高压、小脑出血病人,禁忌腰穿,以防脑疝发生。如诊断不明确或缺乏CT条件,可谨慎作腰椎穿刺。脑脊液压力常增高,多为血性,但在发病后6 h内腰穿或少数病人血液未流入蛛网膜下隙,则脑脊液不含血。

(4) 影像学检查:CT和MRI可早期准确显示出血灶的数目、部位、出血量、有无中线结构移位及脑室和蛛网膜下隙出血,有确诊价值;起病24 h内行脑超声探测检查如发现脑中线结构移位,有助于脑出血的诊断。

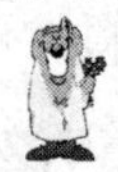

二、急救原则

1. 缺血性脑血管病　尽快恢复血供,控制血压,控制脑水肿,降低颅内压,防止并发症。

2. 出血性脑血管病　防止再出血、迅速降低颅内压和控制脑水肿、维持生命体征和防治并发症。目前对出血性脑血管病的治疗效果还很不理想,死亡率和致残率很高,故更应强调预防及积极控制高血压才能有效降低发病率。

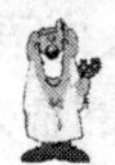

三、急救护理

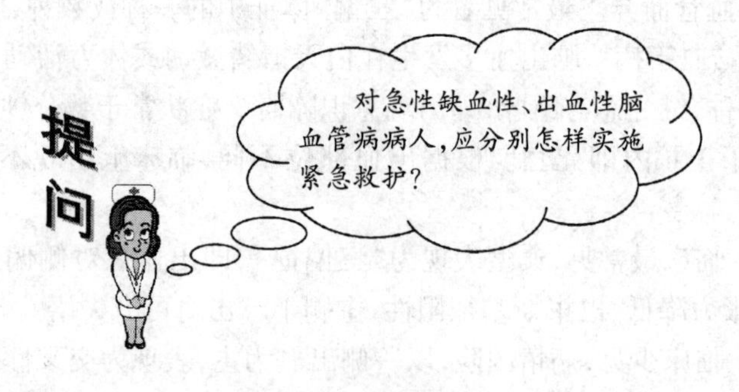

(一)现场救护

1. 体位　将昏迷病人平移至易于处置的地方,移动时注意保持头部的平稳。采用平卧位,头偏向一侧,并保持呼吸道通畅,防止呕吐物误吸。

2. 密切观察生命体征　严密观察病人的神志、呼吸、脉搏、血压、面色和瞳孔的变化。如果病人出现呼吸停止,立即行心肺复苏术。

3．心理护理　急性缺血脑血管病，当病人意识清醒后，由于突然丧失活动能力，需较长时间卧床，常有恐惧悲观情绪，应多开导、安慰、鼓励其树立战胜疾病的信心；若为急性出血性血管病病人，应帮助病人保持安静。并保持周围环境安静，躁动时可给镇静剂，但昏迷者慎用。

（二）院内救护

1．急性缺血性脑血管病

（1）一般护理：维持生命体征稳定，改善脑的血液供应。加强病情观察，定时监测生命体征和意识、瞳孔变化，防止各种并发症，保持水、电解质平衡，24 h 后不能进食者需鼻饲保证营养。

（2）对症护理：① 绝对卧床休息，水平卧位，头部禁用冰袋或冷敷，以免血管收缩，血流缓慢而使脑血流量减少，保持血压稳定；② 应用低分子右旋糖酐可降低血液黏稠度和抗血小板聚集作用，从而改善微循环。用药前应做皮肤过敏试验，一般剂量为 500 ml 静脉滴注，每日 1 次，约 1 周为一疗程。对有出血倾向或左心衰竭病人，应慎用，因可引起出血或急性肺水肿；③ 抗凝、溶栓剂治疗，应用此类药物首先需经 CT 证实无出血灶，并定时作出凝血时间测定。常用药物有尿激酶、链激酶等。

（3）降低颅内压减轻脑水肿：梗死范围大或发病急骤时可产生脑水肿，影响缺血部位血供，加剧脑组织缺血、缺氧，导致脑组织坏死。常用20% 甘露醇 250 ml 或地塞米松 10 mg，加入到 10% 葡萄糖溶液中静脉滴注，每天 2 ~4 次。

（4）其他：① 中药一般采用活血化瘀，通经活络的治疗原则，可用丹参、川芎等；② 广泛使用高压氧治疗，每天 1 次，10 次为一疗程，有一定效果；③ 应用脑代谢复活剂如脑康复、辅酶 A、心脑通等；④ 保持情绪稳定，树立恢复生活自理信心，促进瘫痪肢体功能恢复。

2．出血性脑血管病

（1）一般护理：维持生命体征，防止再出血。严密观察血压、呼吸、神志、瞳孔的变化，并详细记录。保持呼吸道通畅，病人取侧卧位，头偏向一侧，维持口腔和上呼吸道通畅，除去口鼻中异物与分泌物。若病人意识清醒，应鼓励病人每小时深呼吸及咳嗽 5 次。必要时作气管切开或气管插管。

（2）对症护理：绝对卧床休息，对意识不清病人应侧卧，并将头部抬高，保持环境安静，避免各种刺激。

（3）维持循环功能：① 监测体内液体状况，以预防循环负荷过量；② 小心调节静脉输液的量；③ 评估周边肢体是否发生水肿现象；④ 评估病人是否因循环负荷过量而引起呼吸困难，端坐呼吸，湿啰音等。

（4）控制脑水肿，降低颅内压：急性脑出血病人早期颅内压急剧增高，可引起脑疝，危及生命。因此控制脑水肿，降低颅内压是抢救病人的一个重要环节，应即使用脱水药，20% 甘露醇 200 ml 静脉滴注（30 min 滴完）每 6 h 一次。急性期短期使用肾上腺皮质激素有助于减轻脑水肿。若蛛网膜下隙出血剧烈头痛、烦躁不安，可按医嘱用西地泮、罗通定（颅痛定）等药物。限制每天液体摄入量，一般限制在 1 500 ml/d。应避免用力咳嗽、用力排便等可导致颅内压升高的情况。观察病人有无脑疝先兆症状，如头痛、呕吐、视神经乳头水肿，血压升高，呼吸不规则，应即与医师联系及时处理。

（5）预防脑疝的护理：观察病人有否脑疝的先兆症状，若病人剧烈头痛、呕吐、烦躁不安、血压升高、脉搏变慢、呼吸不规则、瞳孔两侧不等大，应通知医生及时处理，给予脱水、降颅压。

知识扩展

急性缺血性、出血性脑血管病的鉴别如表4－2所示。

表4－2 常见急性脑血管疾病鉴别表

要点	缺血性脑血管病		出血性脑血管病	
	脑血栓形成	脑栓塞	脑出血	蛛网膜下隙出血
发病年龄	60岁以上	青壮年	50～60岁多见	中青年
主要病因	动脉粥样硬化	风心病	高血压及动脉硬化	动脉瘤、血管畸形、高血压、动脉硬化
起病形式	多在安静休息、血压下降时	不定	多在活动、情绪激动、血压升高时	同脑出血
起病缓急	较缓发病（以时、日计算）	最急（秒）	急骤发病（以分、小时计算）	急骤（以分计算）
昏迷	无或较轻	少有	深有持久	少，轻而短暂
头痛、呕吐	少有	少有	常有	剧烈
血压	正常或偏高	多正常	显著增高	正常或增高
瞳孔	多正常	多正常	脑疝时患侧大	正常或患侧大
偏瘫	有	有	有	无
颈强直	无	无	多有	显著
脑脊液	正常	多正常	压力高，血性	血性
CT检查	低密度影	低密度影	高密度影	蛛网膜下隙高密度影

（储　奕）

项目六 急性心肌梗死病人的救护

1. 了解急性心肌梗死发病的原因。
2. 熟悉急性心肌梗死的临床特征。
3. 掌握急性心肌梗死的急救原则和急救护理。

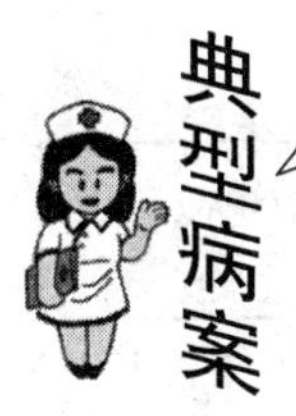

某病人，男，50岁。肥胖并伴有高血压病，数周前出现乏力、胸部不适、活动时心悸、气急、烦躁，1周前心绞痛发作，含服硝酸甘油后自行缓解，1天前突然出现严重的心前区疼痛、烦躁不安、疼痛向上肢放射，并伴恶心呕吐、大汗、血压下降、心动过缓，服用硝酸盐类药物后疼痛未缓解。被家人急送至医院，查体：T 38.2℃，白细胞 12×10^9/L，CPK 15 U/L，EKG 示 ST 段弓背抬高，T 波倒置。

问题导向一：如你在事发现场应如何实施急救？

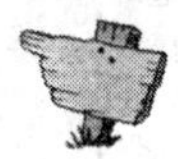

现场急救流程

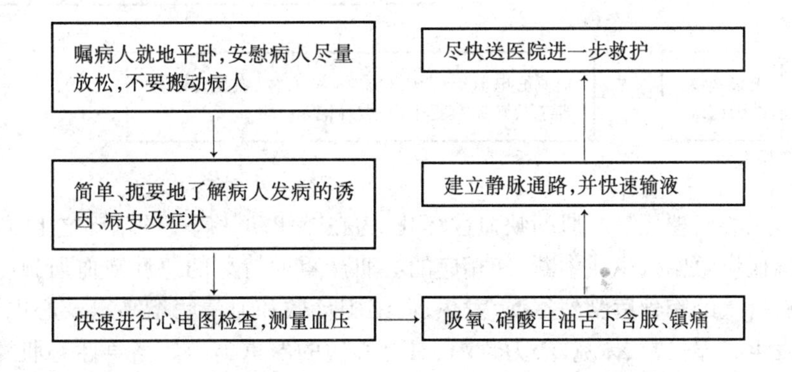

问题导向二： 作为急诊科护士，你应该如何配合医生进行救护？

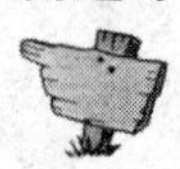

院内救护

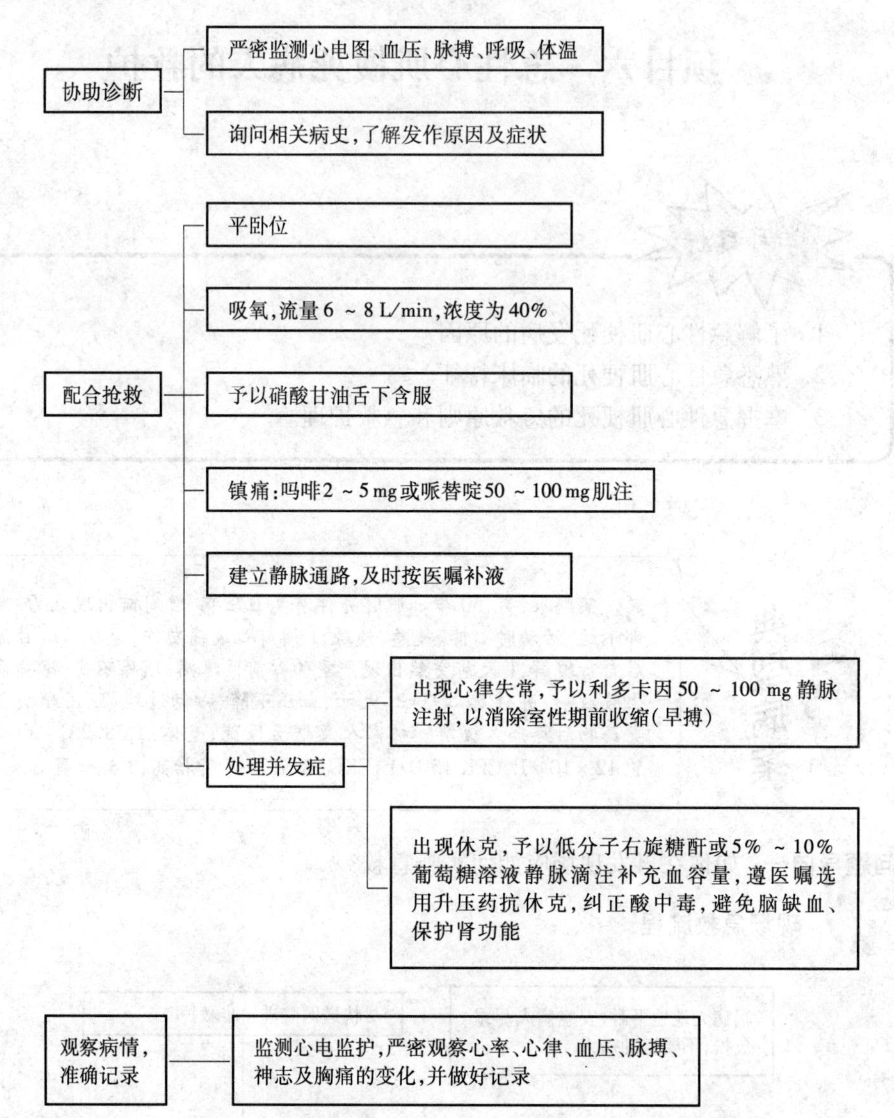

心肌梗死是心肌的缺血性坏死，为在冠状动脉病变的基础之上，发生冠状动脉血供急剧减少或中断，使相应的心肌严重而持久的急性缺血所致。临床表现有持久的胸骨后剧烈疼痛、发热、白细胞计数和血清酶增高以及心电图改变；可发生心律失常、休克、心力衰竭，属冠心病的严重类型。当急性心肌梗死发生以后，常伴有不同程度的左心功能不全和血流动力学改变，主要包括心肌收缩力减弱、心排血量下降，心率可减慢或增快，外周血管阻力有不同程度的增加，动脉血氧含量降低等。

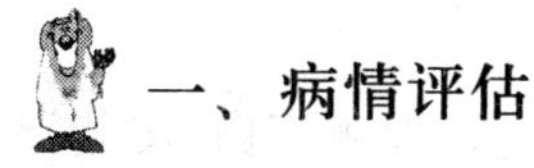

一、病情评估

(一) 病因

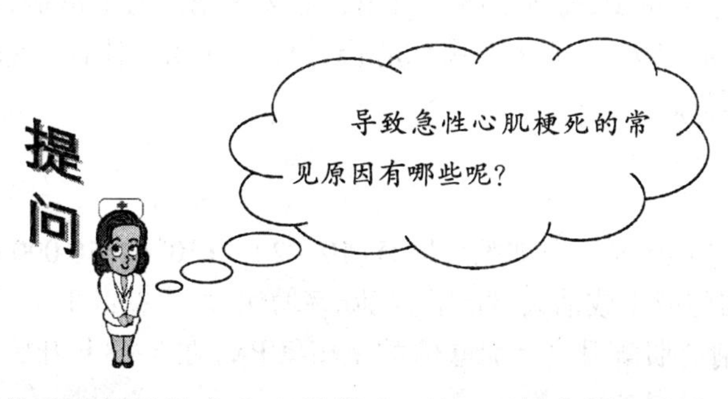

冠状动脉粥样硬化造成管腔狭窄和心肌供血不足，而侧支循环尚未建立时，由于下述原因加重心肌缺血，即可发生心肌梗死。

1. **冠状动脉完全闭塞**　病变血管粥样斑块内或内膜下出血，管腔内血栓形成或动脉持久性痉挛，使管腔发生完全的闭塞。

2. **心排血量骤降**　休克、脱水、出血、严重的心律失常或外科手术等引起心排血量骤降，冠状动脉灌流量严重不足。

3. **心肌需氧需血量猛增**　重度体力劳动、情绪激动或血压剧升时，左心室负荷剧增，儿茶酚胺分泌增多，心肌需氧需血量增加。

4. **冠状动脉其他病变**　急性心肌梗死也可发生于无冠状动脉粥样硬化的冠状动脉痉挛，也偶有由于冠状动脉栓塞、炎症、先天性畸形所致。

心肌梗死后发生的严重心律失常、休克或心力衰竭，均可使冠状动脉灌流量进一步降低，心肌坏死范围扩大。

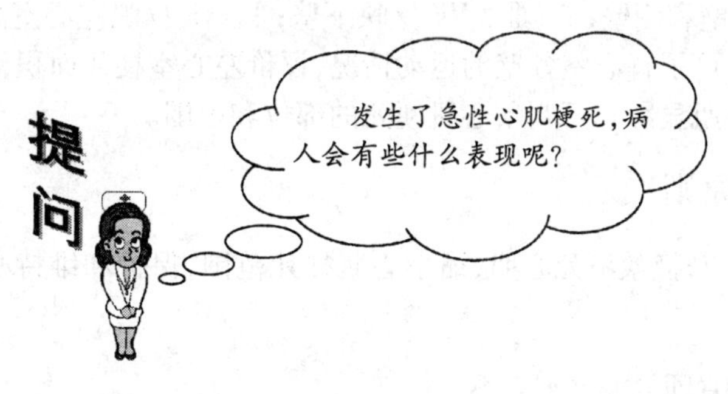

(二) 临床特征

1. **疼痛**　疼痛是急性心肌梗死最先出现的症状，疼痛的部位、性质与心绞痛相同，但多无明显诱因，且常发生于安静时，程度较重、持续时间较长，可达数小时或数天，休息或含服硝酸甘油片多不能缓解的病人，常伴有烦躁不安、出汗、恐惧、有濒死感。

2. **并发症**　部分病人无疼痛，一开始即表现为休克或心力衰竭等并发症。

(1) 心律失常：多发生于起病1～2周，而以24 h内最多见。各种心律失常以室性心律失常为最多见，尤其是室性期前收缩，如发生R on T(室性期前收缩在前一个心搏的T波上)，则为心室颤动的先兆。

(2) 心力衰竭：主要原因是由于心肌广泛坏死引起心排血量急剧下降所致。见于20%的病人,死亡率高达80%。

(3) 心源性休克:多在起病后1周内发生。病人表现为烦躁不安、面色苍白、皮肤湿冷、脉细而快、大汗淋漓、尿量减少、血压下降。可出现心尖区第一心音减弱,可闻及奔马律及心尖部舒张期杂音,并出现心律失常、心力衰竭和心源性休克的相应体征。除早期血压增高外,几乎所有病人都有血压降低。

(三) 辅助检查

1. 血液检查

(1) 血象:起病24~48 h后白细胞可增至(10~20)$\times 10^9$/L(10 000~20 000/μl),中性粒细胞增多,嗜酸性粒细胞减少或消失,红细胞沉降率增快,均可持续1~3周。

(2) 血清酶:血清心肌酶升高。肌酸磷酸激酶(CPK)在6~8 h开始升高,24 h达最高峰,2~3天下降至正常。

(3) 血清心肌特异蛋白的测定:血和尿肌红蛋白增高。

2. 心电图检查

(1) 特征性改变:① 在面向心肌坏死区的导联上出现宽而深的Q波;② 在面向坏死区周围心肌损伤区的导联上出现ST段抬高呈弓背向上型;③ 在面向损伤区周围心肌缺血区的导联上出现T波倒置。心内膜下心肌梗死无病理性Q波。

(2) 动态性改变:① 超急性期:发病数小时内,可出现异常高大两肢不对称的T波;② 急性期:数小时后,ST段明显抬高,弓背向上,与直立的T波连接,形成单向曲线,1~2天内出现病理性Q波,同时R波减低,病理性Q波或QS波常持久不退;③ 亚急性期:ST段抬高持续数天于2周左右,逐渐回到基线水平,T波变为平坦或倒置;④ 恢复期:数周至数月后,T波呈"V"形对称性倒置,此可永久存在,也可在数月至数年后恢复。

(3) 判断部位和范围:可根据出现特征性改变的导联来判断心肌梗死的部位。如V1、V2、V3反映左心室前壁和侧壁;Ⅱ、Ⅲ、aVF反映下壁;Ⅰ、avF反映左心室高侧壁病变。

3. 超声心动图　可了解心室各壁的运动情况,评价左心室梗死面积,测量左心室功能。

4. 放射性核素心肌显影　可判断心肌梗死的部位和范围。

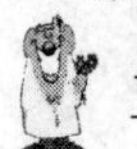

二、急救原则

改善心肌血液供应,挽救濒死心肌,缩小心肌梗死范围,保护和维持心脏功能。处理并发症,防止猝死。

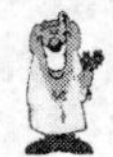

三、急救护理

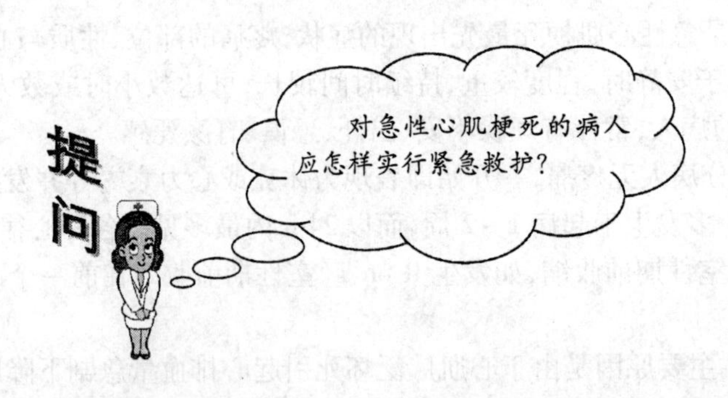

（一）现场救护

1. 体位护理 立即平卧，禁止搬运，以减轻心脏负荷。

2. 心理护理 安慰病人，倾听其主诉。救护过程保持镇定，忙而不乱，动作迅速，使患者减轻紧张、疑虑、恐惧心理，使之信任感增加，解除濒死感，从而减轻血管痉挛，减少心肌耗氧量。

3. 快速检测 进行心电图检查，测量血压。

4. 减轻症状 吸氧、硝酸甘油舌下含服。

（二）院内救护

1. 吸氧 立即给予氧气吸入，以提高动脉氧分压，限制梗塞扩大范围，并间接起到止痛、镇静的作用。可采用鼻塞或面罩给氧，氧流量一般为 3 ~ 4 L/min，重者可达 6 ~ 8 L/min，浓度为 40% 左右。由于吸氧能迅速改善心肌缺氧，所以首要措施应是让患者得到充足的氧气。

2. 使用硝酸甘油 硝酸甘油具有直接扩张冠状动脉，解除动脉痉挛，增加侧支循环血流，降低左心室前负荷的作用。因此应尽早使用。可在建立静脉通路前，立即舌下含服 0.3 ~ 0.6 mg，若 5 min 后不缓解，可再同量含服 1 次，总共可以含 3 次；待建立静脉通路后，用硝酸甘油 20 mg 加入到 5% 葡萄糖溶液中缓慢静脉滴注，但遇心动过速或血压下降，应停用此药，并加快输液速度。

3. 镇痛、止痛 患者因疼痛会有不同程度的精神紧张、恐惧、焦虑，并伴濒死感。如不及时给予解除疼痛，将使心肌缺血坏死进一步加重，因此，应根据医嘱给予镇痛药，方法为：① 吗啡 2 ~ 5 mg 肌内注射，如无缓解，30 min 后重复使用；② 哌替啶 50 ~ 100 mg 肌内注射。

4. 立即建立静脉通路 护士在现场抢救工作中，尽快建立静脉通路对抢救患者生命尤为重要，必要时建立 2 条以上静脉通路。

5. 处理并发症 严重的并发症是导致心肌梗死患者死亡的原因。因此，能否及时正确处理并发症是抢救患者生命的重要措施。

（1）处理心律失常：心律失常是急性心肌梗死发生猝死的主要原因，以室颤最为常见。有资料显示，其死亡时间多数出现在发病后第 1 小时以内，占 65% ~ 80%。利多卡因治疗室性期前收缩疗效确切，常用 1 mg/kg 静脉推注，1 次 5 min，每 5 ~ 10 min 可重复 1 次，总量可达 200 mg，病情缓解后给予静脉滴注 1 ~ 4 mg/min，或根据心电图的改变调整输液速度，待病情稳定后可改用口服药。

（2）控制休克：心肌梗死伴休克纯属心源性，且伴有周围血管舒缩障碍或血容量不足等因素，故应分别处理。抗休克及其护理措施如下。

1）补充血容量：迅速建立静脉通路，对于血容量不足者按医嘱给予低分子右旋糖酐或 5% ~ 10% 葡萄糖溶液静脉滴注。

2）抗休克药物的应用：应按医嘱选用升压药及血管扩张剂。

3）其他：包括纠正酸中毒、避免脑缺血、保护肾功能等。必要时按医嘱应用糖皮质激素，经上述处理无效时，准备用主动脉内气囊反搏术进行辅助循环。

6. 观察 密切观察病人生命体征及胸痛症状的改变，并对以上观察及急救处理做好记录。持续心电监护，发现并发症的先兆及时报告医生。

7. 心理护理 心肌梗死的病情危重，来势凶猛，并发症严重，易发生猝死，因此患者多有紧张、恐惧心理，护理时应消除病人的恐惧心理，保持稳定情绪，避免激动及不良刺激，以防止病情反复。当病人胸痛剧烈时应保证有一名护士陪伴在病人旁边，避免只忙于抢救而忽略病人的感受；还应积极采取止痛措施，有效缓解疼痛；允许病人表达对死亡的恐惧；以最和善的态度及最妥善的语言有针对性地给病人解释病情，安慰病人；医护人员应以一种紧张但有条不紊的方式进行工作，不要表现得慌张而忙乱，以免增加病人的不安全感和不信任感。

知识扩展

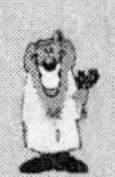

一、心肌梗死不同时期血清心肌酶及肌红蛋白的变化

心肌梗死不同时期血清心肌酶及肌红蛋白的变化如表4－3所示。

表4－3　心肌梗死不同时期血清心肌酶及肌红蛋白测定值

血清心肌酶	正常值	开始升高	峰值	恢复正常
门冬氨酸氨基转移酶(AST)	<35 U/L	6～12 h	24～48 h	3～6 d
肌酸磷酸激酶(CPK)	0～13 U/L	4～6 h	18～24 h	3 d
乳酸脱氢酶(LDH)	150～450 U/L	8～10 h	2～3 d	1～2 w
肌红蛋白3～6日	0.35～4.68 nmol/L	4 h	12 h	24 h

二、主动脉内球囊反搏术(IABP)在心肌梗死伴发心源性休克患者的应用

主动脉内球囊反搏术(IABP)是一种机械性辅助循环的方法之一，是通过穿刺股动脉将一球囊导管放置在胸主动脉，球囊在心脏舒张期快速充气，以增加冠状动脉的灌压，增加冠状动脉血流，以辅助功能衰竭的心脏，改善心肌供血、供氧，减轻心脏负担，改善左心室功能，应用于心源性休克、顽固性不稳定心绞痛，高危病人的冠状动脉造影，冠状动脉内成形术等，大约有7%～10%的急性心肌梗死患者伴发心源性休克，住院病死率在80%以上，这种技术已在心源性休克时得到广泛应用，病死率有所下降。IABP术后护理是保证疗效的主要手段，而提高护士的护理技术水平，将被动护理变主动护理，更有利于配合治疗。在IABP使用过程中，可带来约20%左右的轻重不同的并发症，故IABP术后的护理是否恰当到位显得尤为重要。主要护理内容如下。

1. 心理支持　由于应用IABP病人都住在重症监护病房内，病人常感到孤独而表现忧虑、恐惧的心理状态，在使用前要反复向病人及家属解释其必要性、有效性和安全性，给病人以安慰、鼓励，使病人增强战胜疾病的信心，同时术后应保持病房内安静、清洁、适宜的温度，使病人感到舒适，避免强光照射，确保病人的休息和睡眠。

2. 观察生命体征的变化　测量血压和心率，15 min测1次，平稳后每30 min测1次；观察心电图变化，确保以R波为主的ECG，注意心率、心律的变化，及时发现心律紊

乱。IABP 主要是依据 ECG 的 QRS 综合波中的 R 波触发球囊周期性启动，应固定好心电图电极片，避免因患者躁动，搬抬患者和患者出汗过多，使心电图电极片脱落，造成 IABP 终止启动。护理巡视病房时勤观察电极片是否牢固，心电图的异常变化和 IABP 工作是否正常，以确保 IABP 的有效触发。IABP 最有效的心律是窦性心律，心率 80～110 次/分，IABP 反搏效果有赖于 QRS 波的波幅（R 波的波幅 <0.5 mv 不能正确有效触发），心跳的节律和频率。严重心动过速（HR >150 次/分），心动过缓和 QRS 波幅多变及室颤均可影响球囊反搏效果甚至停搏，护理中要注意患者的心电图变化，特别是心律、心率及 QRS 波群的动态变化，这是术后监控的重要指标。

3. 保持正确的体位　应用 IABP 时病人应绝对卧床，取平卧位，穿刺侧下肢伸直，术前准备循环充气床垫，促进患者局部的血液循环，有效防止褥疮及出血的并发症发生。姚惠萍等认为翻身时，翻身幅度不宜过大，下肢与躯体成一直线，避免穿刺侧屈曲受压。

4. 保持管道通畅及稳定　各班护士认真交接管道反搏压力等情况，观察各管道连接处有无松动、血液反流现象，冲管 1 次/h，每次肝素盐水 3～5 ml，以免形成血栓。

5. 正确应用抗凝治疗　在应用肝素抗凝治疗过程中，q2h～q4h 监测 ACT，使 ACT 维持在 200～500 s，保持激活的全血凝固时间为正常的 1.5～2.5 倍。肝素钠 100 mg 加入 50 ml 生理盐水中用微泵匀速缓慢推，速度为 2～4 ml/h，根据病情，遵医嘱及时调整肝素用量，达到既能抗凝又不出血的目的。

6. 熟知各种理论及数据　球囊反搏机可同时监测心率、心律、血压、反搏压、反搏压力曲线，对电源、触发方式、漏气、导管位置等报警系统要熟知。在球囊反搏过程中出现系统报警时，要及时查找原因，并同时报告医生以免因 IABP 停搏过久，出现血流动力学改变或血栓形成。

（储　奕）

项目七 急性上消化道出血病人的救护

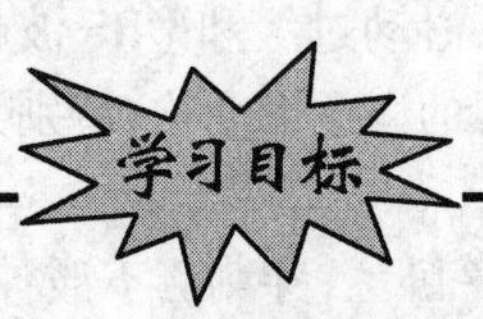

1. 了解急性上消化道出血的病因。
2. 熟悉急性上消化道出血的临床特征。
3. 掌握急性上消化道出血的急救原则和急救护理。

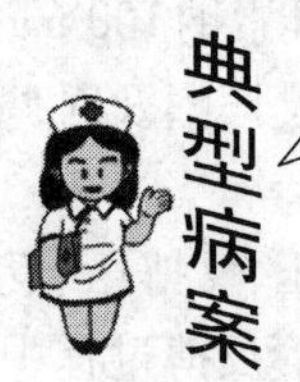

某病人,男,45 岁。1 周前自觉上腹部不适,大便 1~2 次/天,色黑,成形,未予注意。1 天前,进食辣椒和炸猪排后,觉上腹不适,伴恶心,并有便意如厕,解柏油样便约 600 ml,并呕鲜血约 500 ml,当即晕倒,家人急送医院。病人有乙型肝炎病史 15 年。查体:心率 120 次/分,血压 90/70 mmHg,面颊见蜘蛛痣 2 颗,全腹无压痛,无肌紧张,肝肋下未及,脾肋下 10 cm,并过正中线 2 cm,质硬,移动性浊音阳性,肠鸣音 3~5 次/分,血红蛋白 48 g/L。

问题导向一: 在事发现场,作为护士你应如何进行现场急救?

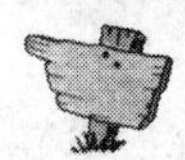

现场急救流程

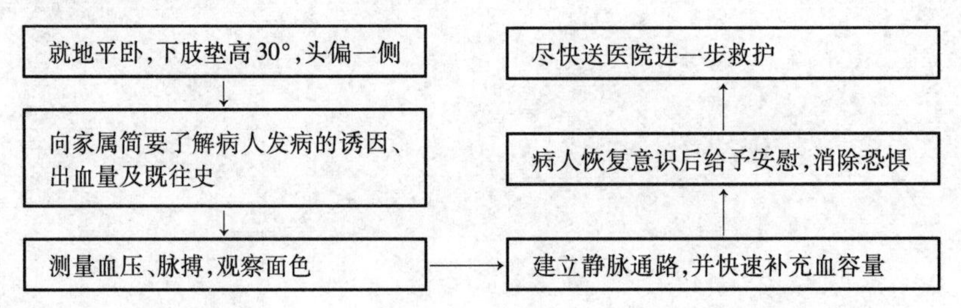

问题导向二: 作为急诊科护士,你应该如何配合医生进行救护?

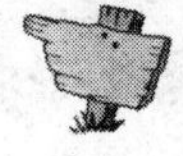

院内救护

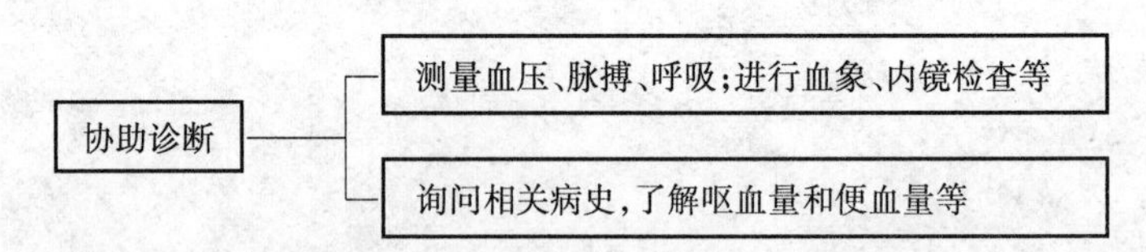

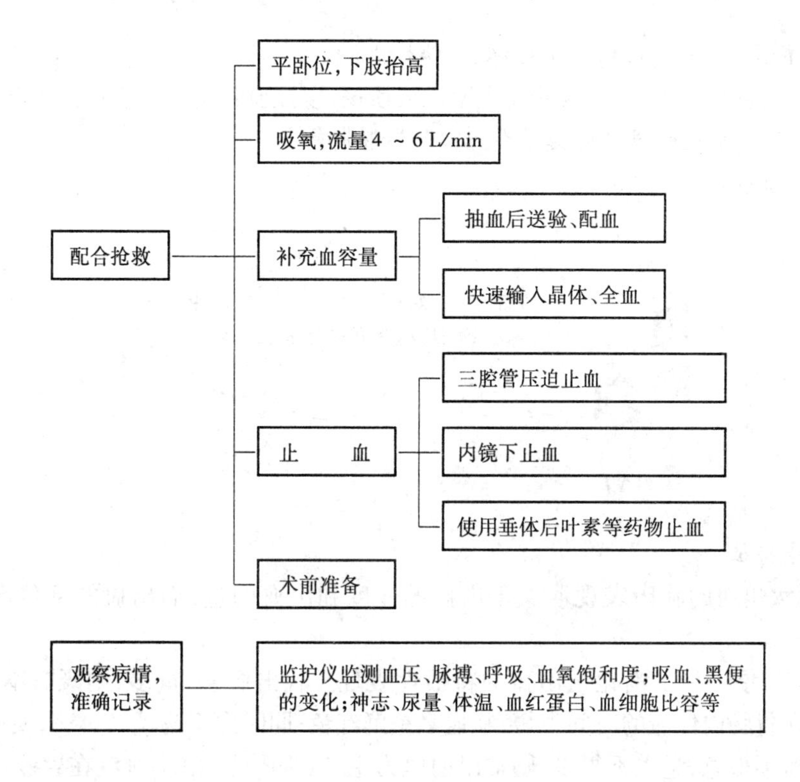

上消化道包括食管、胃、十二指肠、空肠上段和胆道。急性上消化道大出血是指在数小时内失血量占循环血量的20%或超过1 000 ml者，呕血和黑便是其临床特征，常伴有急性周围循环衰竭。临床所见上消化道出血几乎都发生在Treitz韧带的近端，包括食管、胃或十二指肠，很少来自空肠上段。

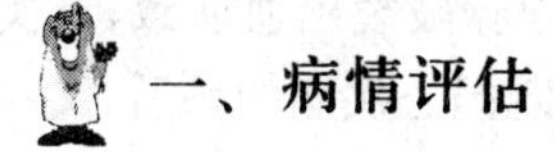

一、病情评估

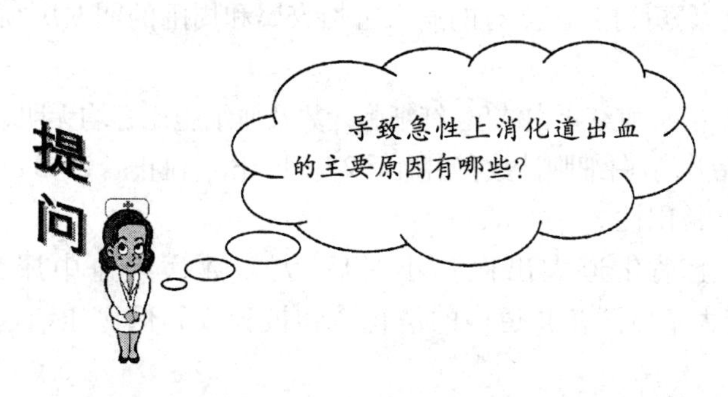

(一) 出血原因

1. 胃、十二指肠溃疡　约占一半，其中3/4是十二指肠溃疡。

2. 门静脉高压症　食管、胃底曲张的静脉破裂出血多是肝硬化门静脉高压的并发症，是危及生命的上消化道大出血最常见的病因。

3. 出血性胃炎　又称糜烂性胃炎或应激性溃疡，病人多有酗酒、服用非甾体类抗炎药物或肾上腺皮质激素药物史;也可发生在休克、烧伤以后。

4. 胃癌　癌组织缺血坏死,表面发生糜烂或溃疡,侵蚀血管引起大出血。

5. 胆道出血　常见胆管及胆囊结石、肝癌、肝脓肿等。

6. 其他　血液病、急性感染等。

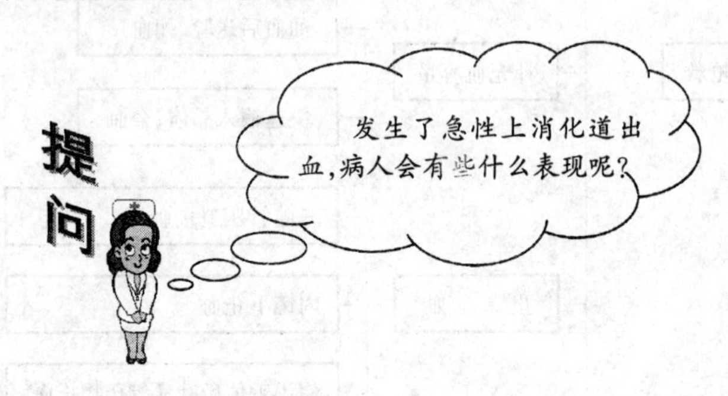

(二) 临床特征

上消化道大出血的临床表现取决于出血的速度和出血的量,而出血的部位高低则是次要的。

1. 呕血与黑便　为上消化道出血的特征性表现。若出血急、量多,则既有呕血,又有便血,由于血液在胃肠内停滞的时间很短,呕血多呈鲜红色;同时由于肠蠕动过速,便血也呈鲜红色。反之,出血不很急,量也不很多,则常以便血为主,较少呕血,由于血液在胃肠道内停滞时间较长,经胃肠液的作用,呕血多呈棕褐色,便血多呈柏油样或紫黑色。

2. 失血性周围循环衰竭　头昏、眩晕、脸色苍白、脉搏加快,甚至伴有四肢厥冷、神志恍惚、少尿或无尿。

3. 发热　多数病人在24 h内体温可升至38℃左右,持续3 ~5 d后可降至正常。

4. 心理状态　急性上消化道出血可出现呕血、便血,病人出血量大,会产生紧张、恐惧甚至绝望心理。某些病人为肝硬化门静脉高压引起的食管胃底曲张静脉破裂出血所致,此类病人常常出现一些消极心理状态,如忧虑、悲观、孤独感、被遗弃感等,既担心疾病的预后,又担心反复多次的住院加重家庭负担,甚至有的病人害怕家属和周围的朋友厌烦、歧视自己。

(三) 辅助检查

1. 血常规　出血早期,血红蛋白浓度、红细胞计数及血细胞比容均无明显变化,血小板计数在活动性出血后1 h开始升高,白细胞计数在出血后2 ~5 h升高,血止后2 ~3 d恢复正常。

2. 粪隐血试验　常阳性。

3. 血液生化　上消化道大出血数小时后,大多数病人血中尿素氮常可升高超过11.9 mmol/L,可能与大量血液在肠道内的消化产物被吸收和低血压引起尿素氮清除率下降有关。

4. 纤维内镜检查　早期内镜检查是大多数上消化道出血诊断的首选方法。在无禁忌证的情况下,应在出血后24 ~48 h内进行。内镜检查可确切地找出真正的出血部位,尤其对同时存在两个或以上病变部位的病例。

5. X线钡餐检查　对内镜检查有禁忌证者,可在出血停止后36 ~48 h行X线钡餐检查。

6. 其他　如选择性腹腔动脉或肠系膜上动脉造影、核素检查等。

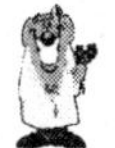

二、急救原则

(一) 基本处理

有低血容量休克表现时,迅速建立2条静脉通道,补充血容量。先滴注平衡盐溶液,同时进行血型鉴定、交叉配血,备够可能需要的全血或袋装红细胞。留置尿管观察每小时尿量。每15 ~ 30 min测定血压、脉搏1次。

(二) 病因处理

1. 消化性溃疡出血

(1) 非手术治疗:使用抑酸药物如H_2受体拮抗剂(雷尼替丁、法莫替丁)和质子泵抑制剂(奥美拉唑、兰索拉唑)。也可用冷盐水反复洗胃。经内镜电凝、激光和微波治疗对直径小于4 mm的出血动脉的止血有一定疗效。

(2) 手术治疗:胃大部切除术。

2. 门静脉高压症引起的食管、胃底曲张静脉破裂出血

(1) 肝功能差:积极采用三腔二囊管压迫止血,生长抑素收缩内脏血管,可减少门静脉血流,用于控制出血有效。

(2) 肝功能较好:积极采取手术治疗,有断流术和分流术两类。

3. 出血性胃炎　药物治疗与治疗消化性溃疡出血大致相同。

4. 胃癌大出血　根据局部情况行根治性胃大部或全胃切除术。

5. 胆道出血　一般通过抗感染和止血药物的应用而自止。如果出血不能停止,可作选择性肝动脉栓塞。

(三) 剖腹探查

对于部位不明的上消化道大出血,经过积极的基本处理后,急性出血仍不能得到有效控制,血压、脉率仍不稳定,应早期行剖腹探查术。

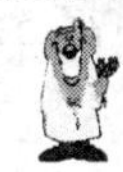

三、急救护理

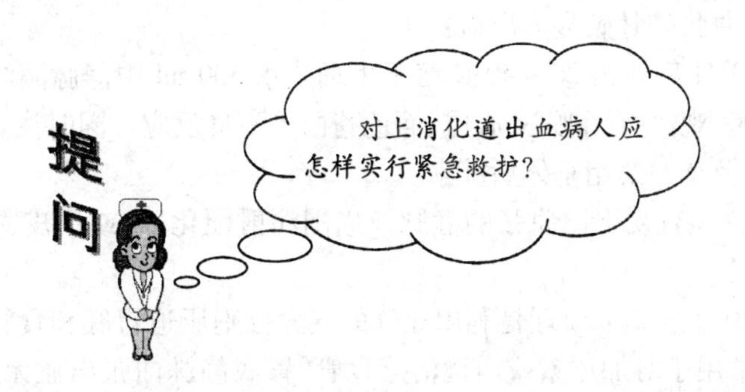

(一) 现场救护

1. 体位护理　平卧位,下肢抬高30°,密切观察生命体征。

2. 心理护理　保持安静。说明情绪镇静有助于止血。若病人情绪过分紧张,可给予地西泮10 mg肌注,如为肝脏疾病引起的出血则忌用巴比妥和氯丙嗪(冬眠灵)类药物。

3. 饮食护理　严重呕血或伴剧烈呕吐者,应暂时禁食8 ~ 24 h。待病情稳定后改为半流

质饮食或软食,但禁食刺激性食物和饮料或硬食,如浓茶、咖啡等。

(二) 院内救护

1. 一般治疗　保持气道通畅,防止呕吐物吸入气管内致窒息,必要时予吸氧。

2. 补充血容量　主要目的是使血压恢复,维持心、脑、肾的血流灌注,尤其是维护肾功能。

(1) 尽快建立有效的静脉通道,以便补充血容量。根据出血程度选用晶体液、胶体液和全血。

(2) 输血指征: ① 改变体位时心率 >110 次/分,晕厥; ② 收缩压 < 90 mmHg; ③ 血红蛋白 < 70 g/L。

3. 止血

(1) 非静脉曲张的上消化道出血:

1) 抑制胃酸分泌药物: 静脉推注或静脉滴注雷尼替丁 50 mg,6 h 1 次;法莫替丁20 mg,12 h 1 次;奥美拉唑 40 mg,12 h 1 次等。

2) 口服或鼻饲止血药: 生理盐水 150 ml,加去甲肾上腺素 8 mg,用 30 ~40 ml 口服或鼻饲,每天 3 ~4 次;卡巴克络(安络血)每天 20 ~40 mg,肌注或口服。

3) 内镜治疗: 对部分持续出血或再出血快速有效,在出血部位喷洒止血药如 1% 去甲肾上腺素、凝血酶等,也可局部注射 1/10 000 肾上腺素、生理盐水或硬化剂。检查前备齐所有用物,同时,病人的心理准备也是相当重要的,它决定胃镜检查能否成功。此时病人的心理状态主要表现为恐惧、焦虑。多数病人自认病重,身体及精神不能支持检查;对内镜检查不了解,认为检查可能加重出血、加重病情;担心检查中发生意外。因此,针对上述各种不同心理状态,护理人员应耐心作好心理指导,说明内镜检查的无创伤性和安全性。操作过程中,食道、十二指肠张开,医生在直视下,内镜进退自如,一般不易造成碰擦伤;内镜的应用在国内已有相当成熟的经验,检查中意外发生是很少的,而且也是可预防避免的。只要心态安静,按医护人员指导进行配合,检查是很安全的。

4) 手术治疗: 经内科治疗无效而出血部位明确者,可根据不同病因予以不同的手术治疗。

(2) 食管、胃底曲张静脉破裂大出血:

1) 药物止血: 垂体后叶素 20 ~40 U 溶于生理盐水 500 ml 中静脉滴注,可反复应用。滴注过程中应注意滴速,观察有无恶心、心悸、面色苍白等不良反应。同时注意,冠心病、高血压、肺心病、心力衰竭以及孕妇禁用垂体后叶素。

2) 内镜治疗: 内镜直视下向曲张的静脉及周围注射硬化剂,或用皮圈套扎曲张静脉,是目前治疗的重要手段。

3) 三腔二囊管压迫止血: 原理是利用充气的气囊分别压迫胃底和食管下段的曲张静脉,以达止血目的。通常用于对加压素或内镜治疗食管、胃底静脉曲张出血无效的病人。该管共有三腔,一腔通圆形气囊,充气后压迫胃底;一腔通椭圆形气囊,充气后压迫食管下段;一腔通胃腔,经此腔可行吸引、冲洗和注入止血药。用法: 先向两个气囊各充气约 150 ml 后将气囊置于水下,证实无漏气后,抽空气囊,涂上石蜡油,从病人鼻孔缓慢地把管送入胃内;边插边让病人做吞咽动作,直至管已插入 50 ~60 cm,抽得胃内容物为止。然后向胃气囊充气 150 ~200 ml,将管向外轻轻牵拉,感到管子不能再被拉出并有轻度弹力时予以固定,或利用滑车装置,在管端悬以重量约为0.5 kg的物品,作牵引压迫。接着观察止血效果,如仍有出血,再向食管气囊注气100~150 ml。放置三腔管后,应抽除胃内容物,并用生理盐水反复灌洗,观察胃内有无鲜血吸出。如无鲜血,同时脉搏、血压渐趋稳定,说明出血已基本控制。整个操作过程中,护理人员必须守护在病人身旁,安慰病人,及时做好解释工作,并指导其配合操作,减轻病人心理负担。要求病人插管时做吞咽动作,插管后保持适当牵引体位。操作要沉着老练,让病人有安全感,取得病人信任。应用三腔管压迫止血的病人,应置于监护室内进行监护。

4）手术：以上方法仍不能止血者。

4. 积极寻找病因 并予以相应治疗。

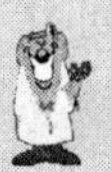

一、上消化道不同部位出血的特点

上消化道不同部位出血的特点如表4-4所示。

表4-4 上消化道不同部位出血特点

出血部位	一次出血量(ml)	临床表现	经非手术疗法后
食管或胃底(曲张静脉破裂)	500~1 000	呕血为主,单纯便血少;常引起休克	短期内可反复呕血
胃和十二指肠球部(溃疡、出血性胃炎、胃癌)	≤500	可以呕血为主,也可便血为主	多能止血,但可再出血
球部以下(胆道出血)	200~300	便血为主	能止血,但常呈周期性复发,间隔期一般为1~2周

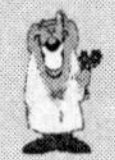

二、上消化道出血量的估计

上消化道出血量的估计如表4-5所示。

表4-5 上消化道出血量估计

出血程度	出血量(ml)	血压(mmHg)	脉搏(次/分)	血红蛋白量(g/L)	临床症状
轻度失血	<500	基本正常	基本正常	正常	仅头昏
中度失血	800~1 000	偏低	100左右	70~100	眩晕、心烦、少尿等
重度失血	≥1 500	SBP<80	>120	<70	伴有四肢厥冷、神志恍惚、少尿或无尿

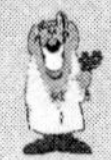

三、三腔管压迫止血期间的护理要点

(1) 病人半卧位或头偏向一侧,及时清除口腔、鼻咽腔分泌物,防止吸入性肺炎。

（2）保持鼻腔黏膜湿润，观察调整牵引绳松紧度，防止鼻黏膜或口腔黏膜长期受压发生糜烂、坏死；三腔管压迫期间应每 12 h 放气 10 ~ 20 min，使胃黏膜局部血液循环暂时恢复、避免黏膜长时间受压而糜烂、坏死。

（3）观察、记录胃肠减压引流的色、质、量，判断出血是否停止，以决定是否需要紧急手术；若气囊压迫 48 h 后，胃管内仍有新鲜血液抽出，表明压迫止血无效，应紧急手术止血。

（4）床旁备剪刀，若气囊上移阻塞呼吸道，可引起呼吸困难设置窒息，应立即剪断三腔管。

（5）三腔管不可长期放置，一般 3 ~ 5 天可考虑拔管。如气囊压迫 24 h 出血停止即可考虑拔管。拔管时先放松牵引，抽空食管气囊，再抽空胃气囊，继续观察 12 ~ 24 h，若无出血，让病人口服液体石蜡 30 ~ 50 ml，缓慢拔出三腔管；若再次出血，可继续行三腔管压迫止血或手术。

（顾莉莉）

项目八　多器官功能障碍综合征病人的救护

1. 了解多器官功能障碍综合征(MODS)的诊断标准。
2. 掌握 MODS 的急救护理方法。

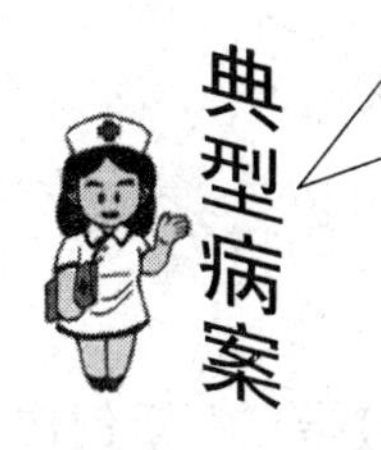

某病人,男,50 岁。2 周前左大腿外伤,当时未妥善消毒。现病人神志恍惚、双下肢肿胀、高热、乏力,肌肉广泛坏死。体格检查:T 40.2℃、P 105 次/分、R 32 次/分、BP 75/55 mmHg;尿量 360 ml/24 h。实验室检查:血生化:血钾 5.8 mmol/L、肌酐(Cr) 445 μmol/L;血气分析:pH 7.25,PaO_2 54.3 mmHg,$PaCO_2$ 50 mmHg。初步诊断为急性呼吸衰竭伴有肾功能障碍。

问题导向:对该病人应如何实施急救护理?

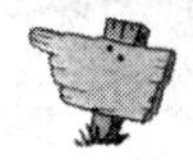

急救护理

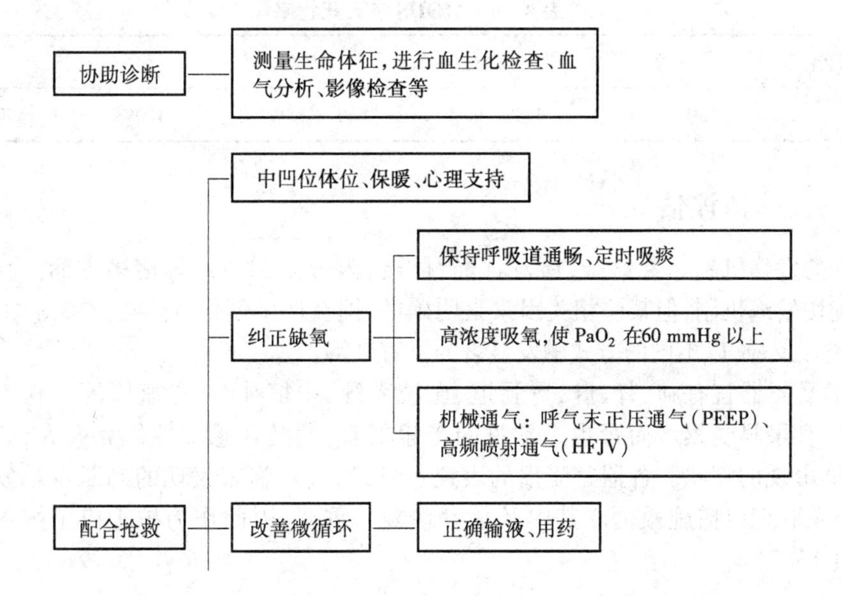

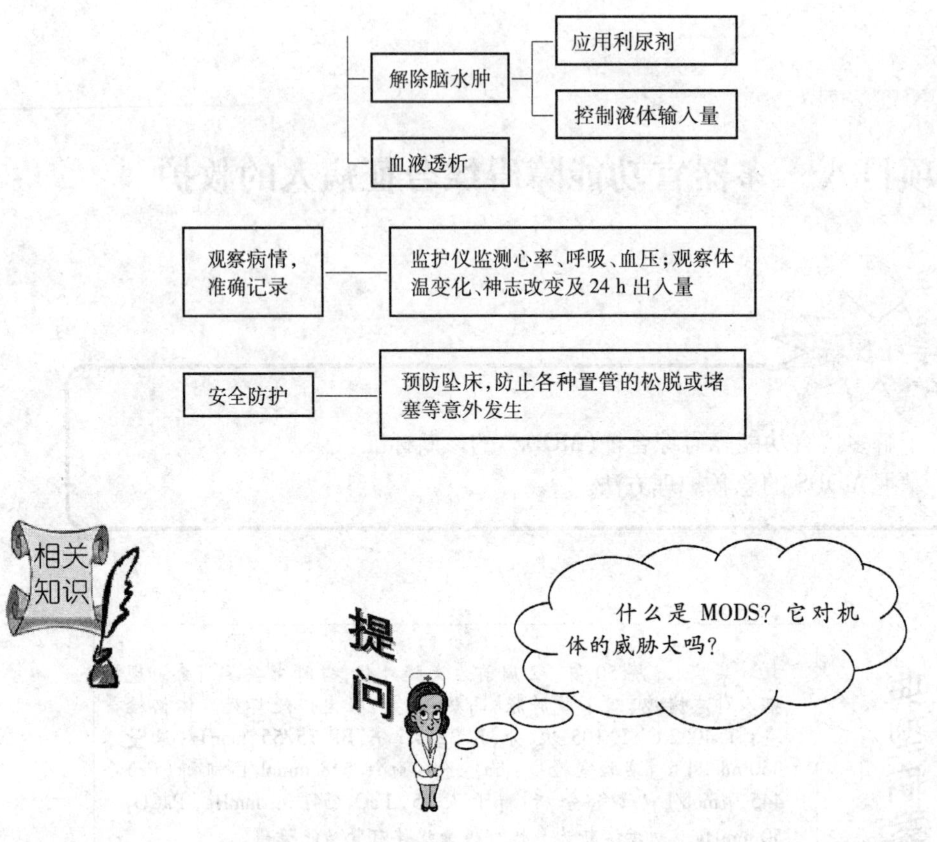

多器官功能障碍综合征(multiple organ dysfunction syndrome，MODS)指在严重创伤、感染等原发病发生24 h后，同时或序贯发生两个或两个以上脏器功能失常以至衰竭的临床综合征，是目前外科急重症病人死亡的最主要原因。MODS的病死率随着功能衰竭的器官数量增多而增高。具体死亡率如表4-6所示。

表4-6　MODS病人死亡率

受累器官	1个	2个	3个	4个	总体
死亡率	23%～40%	44%～60%	66%～85%	100%	70%～85%

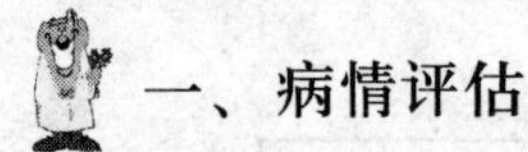

一、病情评估

MODS的发病机制非常复杂，涉及神经、体液、内分泌和免疫等诸多方面。目前尚不知MODS的确切发病机制，但某些相关因素是明确的，即在严重创伤、休克、感染等因素作用下，启动全身炎症反应，以不同的方式触发显著的器官衰竭。

常见的受累器官有肺、肾、肝、胃肠道、血液系统、中枢神经、心血管等。其中肺通常作为第一靶器官最早受累。而肾也是常见的受累器官，尤其在感染性休克病人，急性肾衰竭通常是最早出现的症状。各器官受损的表现各异，通过对临床表现的判断及早发现受损器官，有利于采取相应措施救治。其中及早发现颇为重要，因此作为护士应了解MODS的诊断标准(表4-7)。

表4-7　MODS的诊断标准

器官/系统	功能不全	衰竭
肺	低血氧症需机械通气至少3~5 d	进行性加重的成人呼吸窘迫综合征(ARDS),PEEP>7.37 mmHg,FiO_2>0.5
肝	血清胆红素≥34~50 μmol/L,AST、ALT等大于正常的2倍	临床黄疸,胆红素≥272~340 μmol/L
肾	少尿,尿量≤400 ml/24 h,或肌酐上升≥177~270 μmol/L	需肾透析
胃肠道	腹胀,不能耐受经口进食>5 d	应激性溃疡需输血,无结石性胆囊炎
血液	PT和PTT增高>25%或血小板<50×10^9/L	DIC
中枢神经	意识混乱,轻度定向力障碍	进行性加重的昏迷
心血管	射血分数降低或毛细血管渗漏综合征	低动力型循环,对强心治疗难以做出反应

MODS由于发病机制的特殊性,使得其临床特征和病理生理有别于单纯的单个脏器疾病损伤。其特点为:① 衰竭的器官通常并不来自直接的损伤,从原发伤到发生器官衰竭在时间上有一段间隔;② MODS往往来势凶猛,病情发展急剧,难以被迄今的器官支持治疗所遏制,预后凶险,但毕竟是炎性损伤,若治愈存活,脏器功能大多可以恢复正常;③ 虽是全身炎症反应所致,但并非所有病人都有细菌学证据,明确并治疗感染未必能提高病人的存活率;④ 在病理学上,MODS缺乏特异性,主要发现是广泛的炎症反应,30%以上的病人临床及尸检中无病灶发现;⑤ 生理上持续的高代谢,耗能途径异常,导致组织营养障碍,循环不稳定、调节失控,合并内环境紊乱,导致组织细胞缺氧。

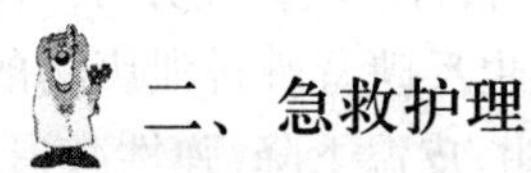

二、急救护理

(一) 心理支持

MODS病人由于各脏器功能下降所引起的各种舒适性改变甚至是濒死感,使得病人处于严重的恐惧和焦虑之中。合理的心理支持不但能够减轻病人的心理问题,同时可以促进病人配合治疗,坚定治愈疾病的信心,包括:① 护士应保持态度和蔼可亲,并尽可能多与清醒的病人交谈,掌握心理需求,建立良好的护患关系;② 护士应具备娴熟的操作技术,高度的责任心,以便取得病人的信任;③ 做好保护性医疗,稳定家属情绪,鼓励病人树立康复自信心。

(二) 安全防护

MODS病人由于病情影响常有意识不清、不能配合各项治疗措施的问题。当某些治疗措施发生异常情况或失效时,病人常不自知。此时医护人员若不能及时发现,不但治疗效果必然下降,同时还可能造成新的甚至严重的并发症。因此护士应加强责任心,及时估计和发现潜在的危险因素:① 预防病人坠床;② 防止气管套管或气管插管脱出或自行拔出;③ 防止深静脉置管堵塞与滑脱;④ 预防动脉测压管的滑出或接头松脱;⑤ 观察身体各种引流管的位置和引流情况,防止脱出或堵塞。

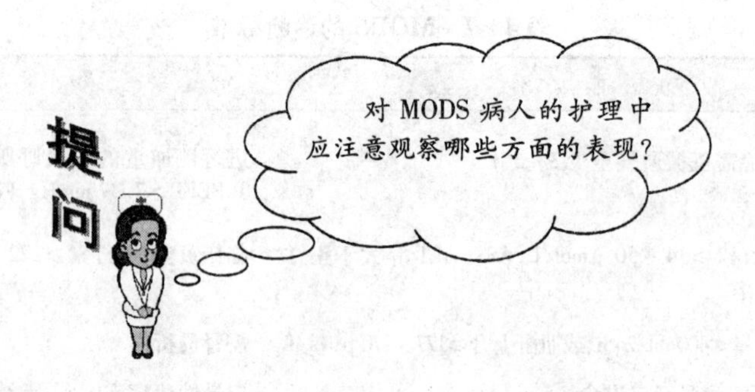

（三）病情观察

MODS 病人病情变化多样且迅速，加强对病人的严密观察，可及时发现病情变化，以及逐渐蔓延累及的脏器。包括：① 体温：MODS 多伴有各种感染，当严重感染合并脓毒血症休克时，体温可达 40℃以上，而皮温低于 35℃以下，提示病情危重，预后不良；② 脉搏：脉搏细速，超过 100 次/分常提示血容量不足，当脉搏细弱不能触及或脉搏缓慢，则应怀疑是否存在心力衰竭；③ 呼吸：呼吸的快慢、深浅、规则与否等常提示肺功能好坏，如遇发绀、哮鸣音、“三凹征”、强迫体位、胸腹式呼吸变化等，可能存在呼吸衰竭，Kussmaul 呼吸、Cheyne-Stokes 呼吸、Biot 呼吸、反常呼吸或点头呼吸等反映病情垂危；④ 血压：除收缩压外，还应注意舒张压、脉压的变化，因其变化常早于收缩压变化，此外测血压时的声音强弱也可间接反映心血管功能；⑤ 意识：中枢神经系统功能抑制虽然一般在 MODS 后期出现，但一旦发生常说明预后较差，故应注意病人是否存在嗜睡、朦胧、谵妄、昏迷等表现，观察瞳孔大小、对光反射和睫毛反射也可提示大脑功能；⑥ 心电监测：动态观察心率、心律和心电图变化，对严重的心律失常、室颤和心跳骤停等应立即报告医生，采取抢救措施；⑦ 尿液：肾脏是 MODS 中较多也是较早累及的器官，肾功能的优劣可体现在尿量、尿色、尿比重、尿液酸碱度方面，同时血肌酐和血尿素氮的变化也反映肾脏排泄废物的能力；⑧ 皮肤：皮肤状况常提示微循环灌注情况，出现皮肤苍白或发绀、皮温下降、弹性减退，皮疹、出血点、瘀斑等应考虑是否存在缺氧、脱水、过敏或 DIC 等问题；⑨ 药物反应：MODS 病人的救治常用到多种药物，有些药物的使用不当或本身的毒副反应可能危害身体、加重病情，如洋地黄药物可能引起胃肠道反应、黄绿色视、EKG 变化等，利尿过度可发生电解质失衡，血管扩张剂首剂过量可造成严重低血压、突然停用可导致病情反跳，某些抗生素可能引起过敏反应。

（四）侵入性操作的护理

MODS 病人常需多项侵入性治疗措施，各项侵入性治疗的实施本身需要较强的技术能力支持，而使用不当又可引起感染等严重并发症，对治疗和康复不利。因此，护士应了解几项常见侵入性操作的护理要点，使其治疗更加有效。

1. 吸痰　吸痰是保持病人呼吸道通畅的主要措施。但吸痰一方面属于侵入性操作，另一方面由于负压造成气道、肺内压力改变，对病人呼吸也有一定影响。因此，吸痰时应注意：① 严格无菌操作，避免呼吸道感染；② 吸痰本身可造成缺氧，故吸痰前后给予高浓度吸氧 1～2min，每次吸痰不超过 15 s；③ 吸引负压不可太大，否则易造成肺萎陷或肺不张；④ 吸痰管要插入气管内边旋转，边吸引，边向上提，动作要轻柔，否则易引起气管痉挛、心律失常、血压变化、颅内压升高和气道损伤等。

2. 机械通气护理　肺通常是各系统中最早受累的器官，而机械通气也是 MODS 病人的常见救治方法。正确有效地使用人工呼吸机不但可以维护呼吸功能,还能有效阻断病情演变,防止受累器官的蔓延。但错误的使用方法不仅不能缓解机体缺氧等呼吸衰竭问题,并可能造成肺部感染、气道损伤、人机对抗等并发症。呼吸机使用的注意事项包括:① 呼吸机管道连接正确,温化、湿化功能良好;② 各接口固定良好;③ 根据不同呼吸模式设定不同的监测参数和监测范围;④ 保持呼吸道通畅,及时处理各种情况;⑤ 监测动脉血气,及时调整通气机参数;⑥ 注意气源和电源,防止突然中断;⑦ 定期进行呼吸机管道消毒。

3. 闭式引流管的护理　引流是外科治疗中的重要手段,而MODS病人由于存在多个脏器功能不良,常带有多根引流管,如胃管、T管、腹腔引流管、导尿管、冲洗管等。引流管使用和护理的正确与否,直接决定了引流的有效性,也影响了治疗的效果。因此在引流管的日常护理中,应注意:① 保持引流装置的密闭状态;② 保持引流管的通畅,观察记录引流物的量和性质;③ 牢固固定引流管,尤其在医疗操作和病人活动时要加以注意;④ 标记清晰,尤其在腹腔或胸腔放置多根引流管时更要注意;⑤ 预防感染,每天皮肤切口处换药;⑥ 掌握拔管指征,协助医生拔管。

（五）血液透析护理

（1）预防低血压发生:低血压是血液透析最常见的并发症。当收缩压降至90 mmHg以下,应立即调低血流量,停止超滤,将患者平卧,头低位,吸氧,快速从静脉壶注入生理盐水100 ml或50%葡萄糖溶液40～60 ml。

（2）合理应用抗凝剂,密切观察有无出血倾向,肝素化当日禁忌做侵入性检查及肌内注射。

（3）准确设置血流量、置换液量、超滤量、治疗时间、严密观察机器运转情况,避免技术性的失误。

（4）判断失衡综合征:在透析过程中或结束后,可能出现头痛、恶心、呕吐、嗜睡,甚至惊厥、昏迷等失衡症状,可立即减慢血流量,静推50%葡萄糖溶液40 ml,调高透析液钠浓度等措施。

（5）严格执行无菌操作,做好留置导管的护理密切观察病情变化,准确记录出入量。

总之,MODS是一个病情演变的过程,在其演变过程中,细致全面的护理对于病情的诊断和延缓起着至关重要的作用。作为护士应加强对MODS病人特点的了解,并掌握各项基本的护理措施。

知识扩展

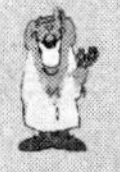

一、成人呼吸窘迫综合征

由多种疾病引起的通气和(或)换气功能障碍导致缺氧伴有或不伴有二氧化碳潴留,而产生的一系列病理、生理改变的综合征,统称呼吸衰竭。引起呼吸衰竭的常见原因有创伤、休克、肺及呼吸道器质疾病、中枢或周围神经系统疾病等。

（一）病因与病理

成人呼吸窘迫综合征(adult respiratory distress syndrome, ARDS)是急性呼吸衰竭的一种,以进行性呼吸困难和难以纠正的低氧血症为特征。引起ARDS的常见病因包括:

①休克；②创伤；③严重感染；④有害气体；⑤药物过量；⑥其他：弥散性血管内凝血(DIC)、脂肪栓塞、胰腺炎、血癌等。由以上原因引起体内炎症反应综合征(SIRS)与代偿性抗炎反应综合征(CARS)平衡失调,通过多种机制最终引起肺通气血流比例失调以及肺气体弥散交换功能障碍,导致病人缺氧死亡。

(二)临床表现

1. 初期 ARDS的发生通常于原发疾病起病后24~48 h发生,病人可突然出现呼吸加快,呼吸频率>30次/分,有呼吸窘迫感,无发绀,无明显肺部体征,X线胸片无异常变化,但 PaO_2 降低至50~60 mmHg, $PaCO_2$ <35 mmHg。此期由于肺泡大量萎陷,病人以加快呼吸代偿缺氧,并因此造成低碳酸血症,但由于早期尚无肺水肿等明显器质性变化,故体征常不明显。

2. 进展期 病人出现明显呼吸困难,可有三凹征(胸骨上凹、锁骨上凹、肋间凹)、发绀、体温可增高,呼吸道分泌物增多,两肺有啰音,X线胸片有斑点状阴影, PaO_2 进一步降低至40~50 mmHg,可出现呼吸性或代谢性酸中毒。此期由于逐渐出现肺间质、肺泡水肿,甚至出现肺不张,因此可出现各种明显体征,如听诊啰音、胸片阴影等。但若能及早发现,积极治疗,预后仍可。除非出现意识障碍、胸片片状阴影或 $PaCO_2$ 转低为高,则提示预后不良。

3. 末期 病人陷于深昏迷,呼吸困难严重,呼吸频率>40次/分,血压下降,心律失常、心跳变慢甚至停跳,肺部啰音增多,X线胸片可见广泛毛玻璃样融合浸润, PaO_2 <40 mmHg, $PaCO_2$ >45 mmHg,酸中毒继续加重。此期一方面肺部损伤更加严重,另一方面逐渐由ARDS蔓延至其他器官,发生MODS。

(三)处理原则

1. 呼吸支持 ARDS发生后有严重缺氧,这种缺氧在早期可通过面罩吸氧予以改善。但当肺部损伤较为严重,肺泡较多萎陷的情况下,单纯吸氧已无助于缺氧的纠正。此时需要给予机械通气,以终末正压呼吸(PEEP)或间歇性强制通气(IMV)模式使萎陷的肺泡重新扩张,改善通气/血流比例,方能纠正缺氧。

2. 循环支持 适当的补液治疗,可以改善肺脏局部微循环灌注,从而减轻肺泡和肺间质损伤。同时,扩充血容量也有利于改善全身血液循环,使SIRS和CARS两者趋于平衡,可以减缓MODS的蔓延。但输液应避免过量过快,因过量液体进入局部仍可渗漏至肺间质,从而加重肺泡和肺间质水肿。此外,为避免液体渗漏过多而早期输入胶体也是不可取的。胶体虽有锁住水分的作用,但ARDS时血管内膜损伤较重,即使胶体也大量漏出至血管外,此时反而使血管外的水分更不易回入血管内,给治疗带来更大困难。

3. 治疗感染 因为:①ARDS的常见原因就是感染,尤其是脓毒症;②ARDS病人常受各项侵入性治疗措施的影响,如气管插管、气管切开、吸痰管、中心静脉置管等,外界细菌可通过这些途径侵入人体;③ARDS的损伤作用使血-肺泡屏障功能下降,外界细菌更容易侵入肺脏引起呼吸道感染。后期并发MODS累及其他器官时,全身抗感染能力亦明显下降。因此,适当和准确的抗感染治疗是必要的。

4. 其他　包括：① 肾上腺皮质激素，ARDS 初期可使用地塞米松 20～30 mg 静脉推注，每 8 h 重复使用，连用 3 d，有抗炎作用，减轻肺损伤；② 肝素，适用于脓毒症引起的 ARDS 初期，通过减少肺脏微循环内血栓形成以减轻损害，常以 1 mg/kg 静脉推注，每 4～6 h 重复 1 次，但应注意创伤引起的 ARDS 慎用，因可加重出血；③ 营养，病人通常不能正常进食，且能量消耗又高，故需用静脉营养或全胃肠外营养支持，同时注意保持水、电解质平衡。

（四）急救护理

1. 观察病情变化　ARDS 时随着病程的演变，病情和各项指标均有所变化。主要的监测项目包括：① 呼吸频率、节律、深浅及有无病理样呼吸，呼吸频率逐渐加快、节律、深浅不一或出现“三凹征”等表现，说明病情加重；② 体温、脉搏、血压，生命体征的情况反映基础状况的好坏，有时也反映了原发疾病的状况；③ 神志，神志说明中枢神经系统功能好坏，神志不清通常作为预后不良的重要指标；④ 皮肤黏膜颜色，有无发绀、水肿，发绀代表缺氧，水肿见于肺阻力增加后引起的右心衰，后期当发生 DIC 时，皮下可见大片瘀斑。

2. 保持气道通畅　清除痰液是保持气道通畅的重要内容，由于肺损伤，大量渗出物形成痰液积聚，使病人在换气功能障碍的基础上又出现通气障碍。应：① 定时吸痰，以清除气道分泌物，吸痰要勤，时间要短，吸痰前后需吸氧，同时应注意可能发生的各种心肺并发症；② 对咳嗽无力者应定时翻身拍背，以使痰液松动，容易咳出；③ 痰液黏稠者可给抗生素加糜蛋白酶超声雾化吸入，在稀释痰液的同时还有抗感染作用。

3. 面罩吸氧　ARDS 早期应及早氧疗，鼻导管吸氧效果不佳，一般采用面罩吸氧，可配合持续气道内正压通气（CPAP）减轻气道和肺泡萎陷，有利于病情控制。但吸氧浓度不宜过高，一般 FiO_2 在 40%～50% 之间。氧浓度过高可造成呼吸抑制，反而不利于纠正缺氧。一般认为只要能维持 PaO_2 在 60～70 mmHg 即可，若 FiO_2 超过 50%，而 PaO_2 仍进一步下降，则应考虑停止面罩吸氧，改为机械通气治疗。

4. 机械通气　严密监视呼吸机的工作状况，各部件衔接情况，监听运转声音，并根据病人的病情变化，及时判断和排除故障。密切注意病人的自主呼吸频率、节律与呼吸机是否同步；机械通气后通气量是否恰当；潮气量应视病人的病情、年龄和体重而定；同时观察漏气量、吸气压力水平、压力上升时间等指标。如有通气不足或痰堵，应及时清除痰液或调整通气量。

5. 补液护理

（1）准确记录出入液体量，ARDS 病人由于肺间质与肺泡水肿，体液潴留，此时过量输液可肺水肿，故于前 3 d 入量应少于出量，每天入量应控制在 1 500～2 000 ml 为宜。

（2）准确记录每小时出入液体量，一方面在输液的同时随时监控液体出入量可以防止液体大进大出，加重肺水肿，另一方面可同时监测肾功能状态，以防肾功能不良的情况下仍大量输液加重水肿。

(3) 先晶后胶,早期输液应以晶体为主,在毛细血管内皮损伤逐渐恢复后,方可适当使用胶体液,提高血浆胶体渗透压,促进间质及肺泡内液体回吸收。

二、急性肾衰竭

急性肾衰竭(acute renal failure, ARF)是指各种病因导致肾脏突然失去维持体内环境恒定的能力,以肾小球滤过率明显降低所致进行性氮质血症,以及肾小管功能障碍所致的水、电解质和酸碱失衡为临床表现的一组综合征。

(一) 病因

引起 ARF 的常见原因包括三方面: ① 肾前性,各种因素造成有效循环血量减少,肾脏灌流量减少所致的肾缺血,常见于大出血、脱水、休克、充血性心力衰竭、败血症及药物过敏等; ② 肾性,包括肾实质性病变和急性肾小管坏死,感染、大面积创伤、严重体液失衡、休克、溶血、凝血等可造成肾组织严重缺血、缺氧,各类中毒,尤其是抗生素药物中毒(如新霉素、链霉素、庆大霉素、卡那霉素、头孢菌素等)引起肾中毒,肾性因素被认为是 MODS 中肾衰的主要原因; ③ 肾后性,肾以下急性尿路梗阻引起,常见于泌尿系统结石、肿瘤、前列腺肥大等,可同时伴或不伴尿路感染。

(二) 发病机制

ARF 的发病机制至今尚未完全清楚,诸多学说从不同角度对 ARF 进行解释,如血流动力学说、渗漏学说、细胞生物学说、细胞介质与炎症反应学说、细胞骨架改变学说等。但肾血管收缩缺血和肾小管上皮细胞变形和坏死是已经确认的主要原因,并因此在临床上分为少尿期、多尿期和恢复期。少尿期主要由于肾缺血引起肾小球滤过率降低、尿量减少。多尿期主要由于肾小管变形、坏死使原尿重吸收减少,因而尿液大量排出,尿量过多。恢复期时肾小管上皮细胞逐渐功能恢复,尿量转多为少,归于正常。ARF 病人常见的致死原因有高钾血症、心力衰竭、消化道出血和代谢性酸中毒。

(三) 临床表现

1. 少尿期　是整个病程的主要阶段,一般为 10 ~ 14 d,平均 5 ~ 6 d。尿量可表现为骤减或逐渐减少,每天尿量少于 400 ml,称为少尿,每天尿量少于 100 ml,称为无尿。由少尿到无尿,说明病情加重,而此期时间越长则病情越重。但少尿期一般尿比重低而固定,在 1.010 ~ 1.014 之间。表现包括: ① 水中毒,由于排尿明显减少,大量体液在体内积聚,即使严格限制水、钠摄入,机体每天仍能产生 450 ~ 500 ml 内生水,由此而形成高血压、肺水肿甚至脑水肿等表现,最终可引起心力衰竭和呼吸衰竭; ② 氮质血症,由于尿量减少,则各种代谢废物亦不能随尿液排出,大量氮质堆积体内形成氮质血症,氮质血症早期可引起胃肠功能紊乱,重者消化道出血,并可引起神志淡漠,到后期转为烦躁、谵妄,最终可并发各类感染; ③ 电解质紊乱,血钠由于体液堆积形成稀释性降低,血钾则由于排出减少、分解代谢增强、酸中毒环境以及创伤下的细胞破坏释放作用而可增高,血镁由于近半数需通过尿液排出而偏高,血磷由于回吸收增多而升高,血钙由于血磷的增高,在肠道形成大量磷酸钙而影响吸收,故血钙降低; ④ 酸中毒,由于尿量过少,肾排酸保碱的作用无法完成,加上高钾血症也对酸中毒有促进作用,有时还可存在原发病或 MODS 蔓延至肺引起的缺氧导致呼吸性酸中毒；⑤ 出血倾向，由于血小板因子Ⅲ被大量破坏，加上毛细血管脆性增加，肝功能损害等因素，病人常有出血倾向，表现为皮下、口腔黏膜、齿龈及胃肠道出血，亦可出现 DIC。

2. 多尿期　一般在少尿或无尿后的 7 ~ 14 d，尿量由少逐渐增多即标志多尿期的来临。每日尿量超过 2 500 ml 为多尿，超过 4 000 ml 为尿崩。每日尿量平均增多 100 ml 者属于少尿期治疗得当者，是肾功能开始恢复的标志。但有时尿量多者可达每日 7 000 ~ 8 000 ml，甚至 10 000 ml，过多尿量亦可引起不良反应。多尿期的特点主要有：① 水肿消退，由于尿量较多，排出体内潴留体液，有利于消除水肿，但尿液过多则可能矫枉过正引起脱水，同时虽然尿量增多，但尿比重仍同少尿期一样偏低；② 氮质血症缓解，体内堆积氮质随大量尿液排出而减少，但在最初数日内由于排出氮质仍少，而尿量已大量排出、体液减少，反而使血氮浓缩，加重病情；③ 电解质紊乱，稀释性低钠得以纠正，血钾也可从尿中排出，但过量排尿又可带走大量钠、钾，反而出现低钠、低钾。虽然多尿期是肾功能开始恢复的标志，但此期由其过量排尿导致体液失衡，仍应加强监测和相应物质的补充。约 25% 的死亡病人发生在多尿期，对此应提高警惕。

3. 恢复期　发病后 2 ~ 3 个月开始恢复，尿量正常，精神、食欲好转。但由于长时间内环境紊乱，仍可有消瘦、疲劳、肌无力等表现。肾功能也可有不同程度的损害，此期遗留下的功能不全，通常是永久性的。

（四）处理原则

1. 早期预防性治疗　在早期有肾衰诱因情况下，可使用 ATP、钙拮抗剂[维拉帕米（异搏定）、硝苯地平（心痛定）]、扩血管药（多巴胺、前列腺素）、利尿剂、激素等，扩张肾血管，增加灌注量，减轻细胞损伤。

2. 少尿期　此期常见的死亡原因是水中毒和高钾血症，而治疗应强调及时纠正水、电解质失衡。具体方法包括：① 液体平衡，应做到严格控制水、钠摄入，量出为入、宁少勿多，一般 24 h 补液量 = 24 h 显性失水 + 400 ml，以每天体重减轻 0.2 ~ 0.4 kg 为标准（创伤病人以每天减轻 0.5 ~ 1 kg 为宜）；② 纠正高钾，应控制摄入，避免输血库存血，积极扩创、抗感染和纠正酸中毒，可用钾能量合剂（25% 葡萄糖溶液 400 ~ 500 ml + 胰岛素 40 U + 氢化可的松 10 mg + ATP 80 mg + 辅酶 A 100 U + 细胞色素 C 100 mg + Vit B_1 200 mg + Vit B_6 100 mg）促进钾排入细胞内，降低血钾；③ 其他电解质紊乱纠正，稀释性低钠者宜控制入水量，确实缺钠者宜补高渗钠盐，高镁的治疗与高钾相同，低钙者予 10% 葡萄糖酸钙 20 ml 静脉注射；④ 纠正酸中毒，首选补液的方法在肾衰少尿期病人可能造成体液潴留进一步加剧，故一般仅在中度以上酸中毒时方给予碱性药物治疗，如 11.2% 乳酸钠、5% 碳酸氢钠等。

3. 多尿期　继续治疗尿毒症和水、电解质紊乱，必要时使用透析治疗。补液应积极，但不宜过多，补液量以每日排出水分量的 1/3 ~ 1/2 为宜，以病人不脱水为度。根据血电解质测定结果适量补充钾盐。

（五）护理要点

肾衰竭病人的护理原则是：① 快速评价肾功能，早期发现，早期治疗；② 改进血液净化技术，适时而有效的透析；③ 早期救治危重症，积极应用预防和治疗肾衰的有效药物；④ 注重防治并发症。

1. 休息　病人应卧床休息以减轻肾脏负担，降低代谢率，减少蛋白质分解代谢，从而减轻氮质血症。

2. 保证营养与热量摄入　ARF 病人处于高分解代谢状态，水和蛋白质摄入受限，代谢及内环境紊乱，所以必须给予氮和能量补充。应给予高热量、高维生素、低蛋白质、易消化的食物。蛋白质每天摄入量为 0.3～0.5 g/kg（血液透析者可放宽为 1～2 g/kg）。胃肠功能正常者应尽早开始胃肠营养支持，肠道功能障碍者采用肠外营养，注意积极补充营养的同时，需要尽早开始血液净化治疗，以防氮质血症加重。

3. 预防控制感染　包括：① 保持环境清洁，每日紫外线消毒病床；② 每日早晚口腔护理和会阴部冲洗；③ 翻身、皮肤按摩，避免褥疮发生和皮肤感染；④ 拍背、排痰，避免上呼吸道感染及肺炎；⑤ 每天 2 次膀胱冲洗，导尿管每 2 周更换，以防尿路感染；⑥ 减少不必要的介入性操作，静脉导管拔除后需做培养；⑦ 每日伤口、创口换药；⑧ 合理应用抗生素，避免产生耐药菌株。

4. 准确记录　严密观察和记录体温、呼吸、脉搏与血压，体温可以反映病人是否存在感染病灶；呼吸一方面可以反映病人的酸碱状态，另一方面可与脉搏、血压共同提示是否存在水中毒引起的心、肺衰竭。准确测量和记录 24 h 出入液量，入液量包括摄入的所有食物的含水量、饮水量、补液量等，出液量包括尿量、呕吐量、失血量、各处引流量（胃肠减压、胸腹腔引流等）、透析超滤量、排便量、出汗量以及各种隐性失液量等。若病人有腹腔冲洗或膀胱冲洗，则冲入量应记入入液量，洗出量应记入出液量。另外观察每天体重变化，可了解水分存留情况。

（王晓巍）

项目九　输卵管妊娠病人的救护

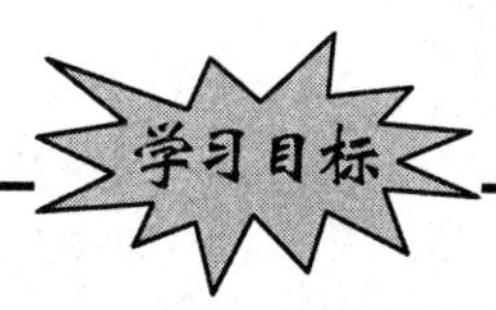

1. 了解输卵管妊娠的病因与后果。
2. 熟悉输卵管妊娠阴道出血及腹痛的特征。
3. 掌握输卵管妊娠的判断和急救护理。

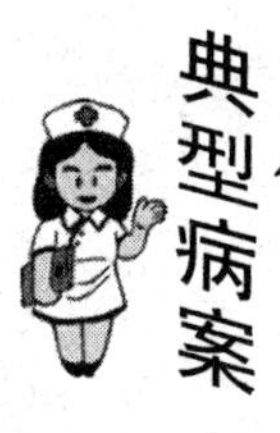

某病人,女,30岁。结婚3年未孕,现停经52 d,阴道少量流血4 d,伴小腹隐痛3 d。今晨突发下腹剧痛,伴明显肛门坠胀感。来院急诊途中昏厥一次。体格检查:面色苍白,血压60/40 mmHg,脉搏140次/分,体温37℃。腹部检查:全腹压痛,以右下腹最为明显,叩诊有移动性浊音。妇科检查:阴道:有咖啡色分泌物;宫颈:光,宫口未开,宫颈剧痛明显,有提摇痛,后穹隆饱满,触痛明显;宫体:前位,稍大稍软;附件:右附件区有明显触痛,可触及边缘不清的块物。

问题导向一:你作为护士应如何对此病人进行现场急救?

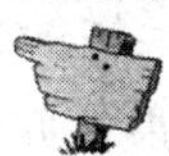

现场急救流程

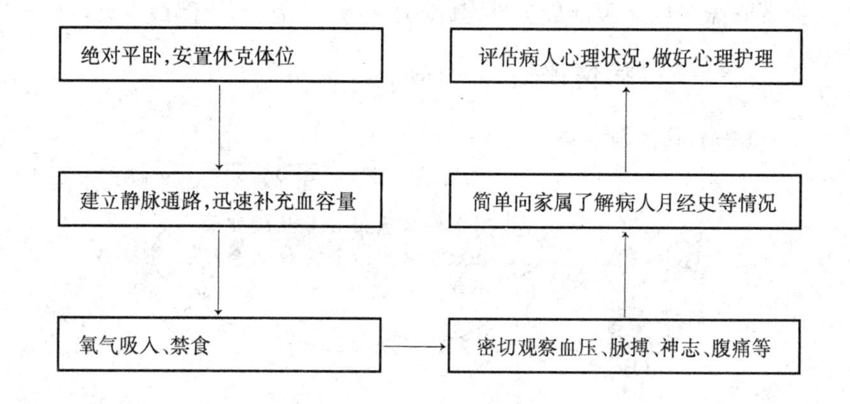

问题导向二：你应如何协助准备急诊手术？病人手术后病情观察需要注意哪些问题？

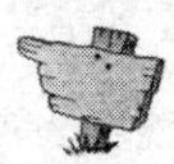

院内救护

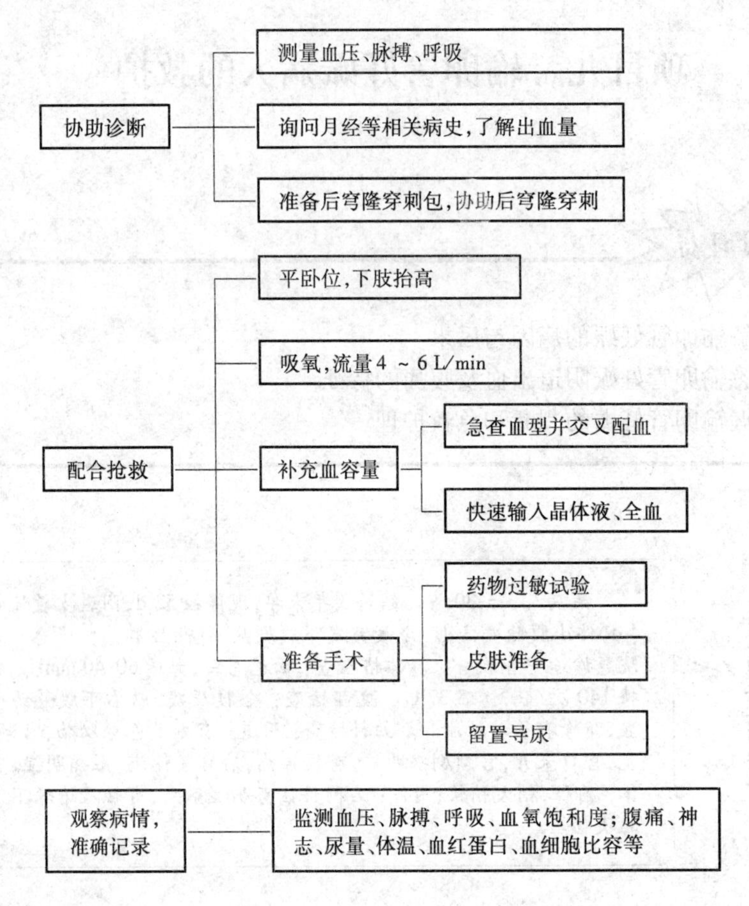

孕卵在子宫腔以外着床、发育称异位妊娠，亦称宫外孕。它包括输卵管妊娠、卵巢妊娠、腹腔妊娠、子宫颈妊娠及残留妊娠，其中以输卵管妊娠最常见。输卵管妊娠中以壶腹部最多见，其次为峡部，伞部、间质部最少见。

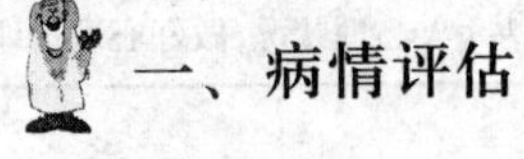

一、病情评估

（一）病因与后果

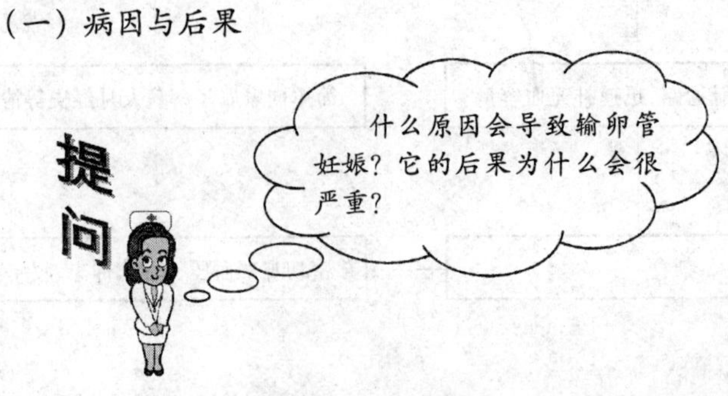

引起输卵管妊娠最常见的病因是慢性输卵管炎症。输卵管黏膜炎症或输卵管周围炎症导致管腔变窄、扭曲，使输卵管内膜纤毛缺损，输卵管蠕动能力降低，影响受精卵在输卵管内的运行；此外，输卵管发育不良或功能异常，均可影响受精卵在输卵管内的运行；受精卵的游走、肿瘤的压迫等也可影响受精卵的正常运行。

输卵管妊娠的后果如下。

1. 输卵管妊娠流产　多发生在输卵管壶腹部。常在妊娠6～12周，出血使孕卵落入管腔。由于接近伞端易被挤入腹腔。如胚胎全部完整地剥离流入腹腔，流血量往往较少，形成输卵管完全流产。有时胚胎分离后仍滞留于输卵管内，血液充满管腔，形成输卵管血肿。胚胎死亡后，多数被吸收，但亦可形成输卵管血性胎块。当壶腹部妊娠不全流产时，滋养叶细胞可在相当长的时间内仍保存有活力，且能继续侵蚀输卵管组织引起出血。由于反复出血，血液凝聚于伞端及输卵管周围，形成输卵管周围血肿，最后由于出血较多，腹腔内血液多聚集在子宫直肠窝而形成子宫后血肿。

2. 输卵管妊娠破裂　多发生在输卵管峡部。由于管腔狭窄，孕卵绒毛向管壁侵蚀肌层及浆膜，最后穿透管壁，形成输卵管破裂可引起剧烈的腹痛，腹腔急性出血，甚至晕厥与休克，发病急、病情重，急救不当可危及生命，是妇产科常见的急腹症之一。

3. 继发腹腔妊娠　输卵管妊娠破裂或流产时，胎儿已从穿孔处或伞端排出，而胎盘仍然附着于管壁或从破裂处向外生长，附着在子宫、输卵管、阔韧带、盆壁等处而形成继发性腹腔妊娠。

4. 子宫内膜的变化　输卵管妊娠时，子宫肌受内分泌的影响，亦增生肥大，使子宫大于正常，且较软，但小于停经月份。较显著的变化是子宫内膜呈蜕膜改变。蜕膜的存在是与孕卵的存亡关联的。输卵管妊娠的胎儿常常仅生存一个较短的时期，胎儿死亡后，子宫蜕膜常整块(三角型)脱落，称蜕膜管型，或呈细小的碎片脱落。

(二) 临床特征

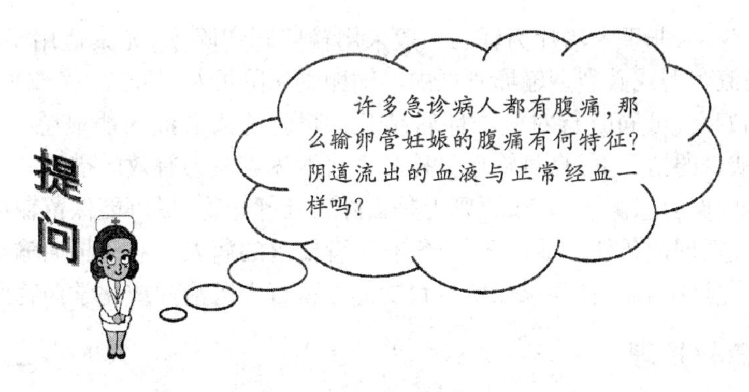

1. 腹痛　病人多因突发性腹痛来就诊，其发生率在90%以上。疼痛的程度与性质和内出血的量及速度有关。破裂时可突感一侧下腹撕裂样腹痛，内出血量多且血液迅速流向腹腔，刺激腹膜而产生剧烈疼痛，随即可能波及全腹。血液积聚于子宫直肠凹时，肛门有坠胀感，血流至上腹部，血液刺激膈肌时，可引起产生上腹部及肩胛部放射性疼痛，常伴恶心、呕吐。如为输卵管流产，则出血较少，较缓慢，腹痛往往限于下腹或一侧，疼痛程度亦较轻。

2. 阴道不规则流血　输卵管妊娠胚胎死亡之后，子宫内膜随之发生退行性变化及坏死，蜕膜呈碎片状或完整排出，引起子宫出血。可有不规则的阴道流血，常为点滴状、色深褐，淋漓不净。随同阴道流血可能排出蜕膜管形或蜕膜的碎片。

3. 晕厥与休克　腹腔内出血可引起血容量减少及剧烈的腹痛，常有头昏、眼花、出冷汗、心悸，甚至晕厥。重者出现休克等其严重的程度与腹腔内出血速度和出血量有关。

（三）辅助检查

1. 后穹隆穿刺　为目前诊断异位妊娠应用比较广的方法。穿刺有不凝固、暗红色的陈旧血液抽出。如抽出为脓或浆液性液体，则可以排除输卵管妊娠。但若未抽出液体，亦不能排除输卵管妊娠。如抽出新鲜血液系误穿入静脉中者，则放置短时间后血凝固。

2. B型超声　超声检查作为一种影像诊断技术，具有操作简便，直观性强，对人体无损伤，可反复检查等优点。宫内无妊娠囊，无胎芽及胎心原始搏动。

3. 测定绒毛膜促性腺激素　应用hCGβ亚单位放射免疫法能正确地测定早期妊娠，为诊断异位妊娠的较好方法。异位妊娠在血浆中的β－hCG浓度较低。

4. 腹腔镜　一般的宫外孕经上述检查均可确诊，对不典型的病例应用腹腔镜检查价值大，可详细观察宫外孕的部位和周围脏器的关系和粘连状态，可同时手术。

5. 诊断性刮宫　借助诊断性刮宫，以观察子宫内膜变化，仅见蜕膜而未见绒毛，可以排除宫内妊娠。

6. 血液检查　病人的血红蛋白与红细胞计数的高低与内出血多少及检查的时间有关。当急性内出血开始时，血红蛋白测定往往正常，继续出血，血红蛋白继续下降。所以在严密观察病人时，可重复测定血红蛋白，以作比较。白细胞计数常常高达$10 \times 10^9/L$。

（四）心理评估

病人及家属往往表现为对出血的恐惧，担心病人的生命安全，产生焦虑感。病人不仅要度过失去胎儿的悲伤期，还存在自尊问题，担心未来的受孕力，家属往往也有这方面的担心。

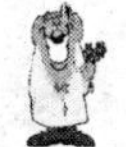

二、急救原则

以手术治疗为主，非手术治疗为辅。一般采用输卵管切除术，尤其适用于内出血量多，并发休克者无论是流产型或破裂型输卵管妊娠。输卵管切除可及时止血，挽救生命，在已有子女不再准备生育的妇女，可同时行对侧输卵管结扎。腹腔游离血液无明显感染者，可作自身输血，尤其在血源缺少的情况下，自身输血是抢救失血性休克极为有效的措施。

保守性手术即保留患侧输卵管，原则上是去除宫外妊娠物，尽可能保留输卵管的解剖与功能，为日后宫内妊娠创造条件。适用于年轻，有生育要求的病人。对于早期输卵管妊娠未发生流产或破裂、无明显内出血，且要求保留生育功能者可行中医治疗或化学药物治疗。

三、急救护理

提问
一旦诊断明确，护士应怎样配合医生实施急救？

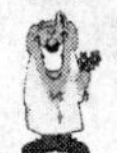

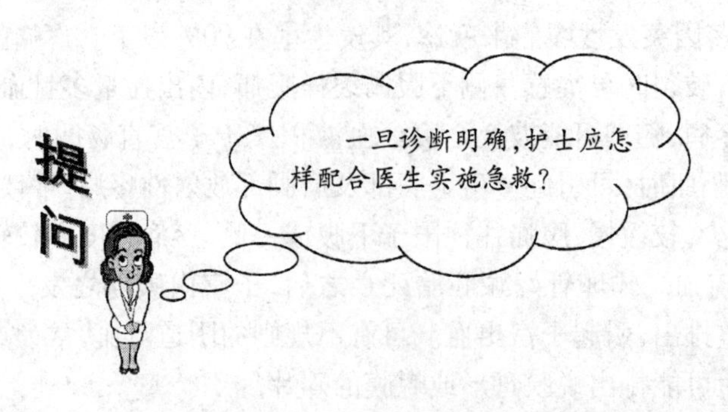

1. 迅速补充血容量,维持生命安全 选择上肢静脉穿刺,建立两条静脉通路,并快速输入晶体液和全血;同时,根据医嘱给予相应药物。

2. 绝对卧床,休克卧位 抬高头胸部 10°~20°,利于呼吸道通畅,抬高下肢 20°~30°,利于下肢回心血量的增加,有利于机体重要脏血的血液供应。

3. 严密观察生命体征 注意观察血压变化,因为血压是反应失血性休克的重要指标,提高血压是为手术抢救赢得时机的关键;应避免一切增加腹压的动作与活动,如剧烈咳嗽、打喷嚏等。

4. 输血准备 急查血型,并交叉配血,备血待用。条件允许时还可作自体输血的准备。

5. 询问病史 简单向家属了解病人月经史情况、精神状况,注意删繁就简,以免延误抢救。

6. 协助辅助检查 准备好穿刺包,协助医生进行后穹隆穿刺。

7. 迅速做好术前各项护理准备 包括: ① 药物过敏试验,了解病人对麻醉药有无过敏。② 清洁手术野的皮肤,减少伤口感染的机会。备皮范围上自剑突下,两侧至腋中线,下至耻骨联合及大腿上 1/3。③ 膀胱准备,在无菌技术下留置导尿,以保持膀胱的空虚,避免手术误伤膀胱。④ 协助护送病人入手术室,并详细交代病人情况。

8. 保守治疗护理 病情较轻的病人可以保守治疗。在保守治疗过程中要严密观察病人神志、脉搏、血压、腹痛及血红蛋白等,以明确是否继续内出血;重视病人的主诉,以便病情发展时能及时发现。病人必须绝对卧床休息,勿过早活动,尽量减少突然体位变化和增加腹压的因素,做好饮食护理。应在有输血及随时能剖腹的条件下进行观察。

9. 心理护理 维护妇女的自尊,使其认识生育仅是女性全部能力的一部分,帮助其度过悲哀时期。允许家属陪伴,提供心理安慰。

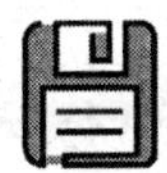

知识扩展

输卵管妊娠应该与以下常见的急性腹痛疾病进行鉴别。

1. 早期妊娠流产 流产腹痛多较缓和,部位多在下腹中央,阵发性,一般阴道流血量多。阴道流血多少与全身失血症状相符合。腹部无压痛或稍有压痛,一般无反跳痛,无移动性浊音。阴道检查: 子宫颈无举痛,后穹隆不饱满,子宫大小与闭经月数相符,子宫旁无包块。对已有子女或流血较多者,可与病人及家属说明,行诊断性刮宫。

2. 急性输卵管炎 无闭经史及早孕现象,无休克征。体温升高,腹肌紧张,下腹两侧均有压痛。阴道检查后穹隆不饱满,子宫正常大,两侧附件处常有增厚、包块及压痛,有时一侧显著。后穹隆穿刺有时可抽出脓液。白细胞及中性分类高,妊娠试验阴性。不仅有下腹部压痛反跳痛,且有时可出现移动性浊音。

3. 黄体破裂 多发生在月经前期,而无闭经及早孕现象,无阴道流血,腹痛性质及体征同输卵管妊娠破裂,妊娠试验阴性。

4. 卵巢囊瘤蒂扭转 有腹部包块史,如扭转自行缓解,腹痛为一过性;扭转后形成囊内出血,则腹痛呈持续性,但压痛、反跳痛仅局限于包块上及其周围。无移动性浊音。

阴道检查子宫旁有压痛性囊肿。无闭经史及早孕现象,无阴道流血史,但应注意早孕往往促使已存在的卵巢瘤蒂扭转。

5. 急性阑尾炎　无闭经及早孕现象,无阴道流血。腹痛多由上腹部开始,然后局限于右下腹部,常伴有恶心、呕吐,无内出血症状。检查右下腹肌紧张,阑尾点压痛反跳痛,无移动性浊音。阴道检查子宫颈无举痛,子宫正常大,两侧附件无明显发现。妊娠试验阴性,体温高,白细胞数增多。

（戴鸿英）

第五章 身体各部位损伤病人的救护

项目一 颅脑损伤病人的救护

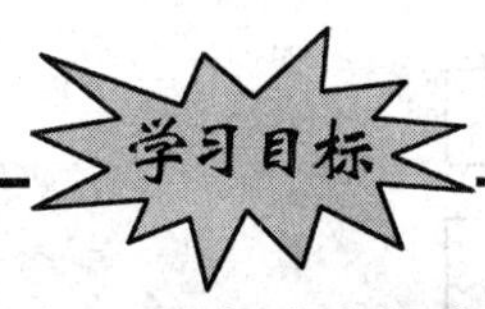

1. 了解头皮损伤的表现和紧急救护方法。
2. 熟悉颅底骨折的临床特征和护理方法。
3. 掌握各种脑损伤的表现和急救护理方法。

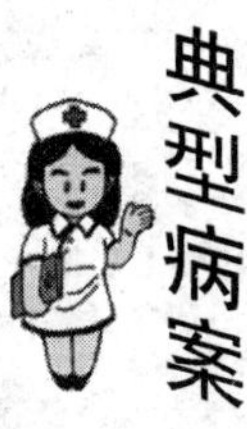

典型病案

某病人，男，23岁。因被汽车撞倒，右颞部着地摔伤2 h来院急诊。患者摔倒后当即昏迷，呕吐3次，呕吐呈喷射状，吐出物为胃内容物。大小便失禁。体格检查：体温38.2℃，脉搏80次/分，血压139～95 mmHg，呼吸24次/分，意识丧失，呼喊无反应，压眶可见皱眉反应。右颞部见5 cm长头皮裂伤，出血多。瞳孔：右4.5 mm，左2.0 mm，光反射迟钝。左侧肢体肌张力低，Babinski征（+）、Chadock征（+）。头颅平片提示：右额颞部线形骨折。CT诊断为“右颞叶脑挫裂伤”、“右颞部硬膜下血肿”。

问题导向一: 如在事发现场,你作为护士应如何对此病人进行现场救护?

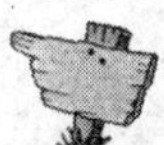

现场救护流程

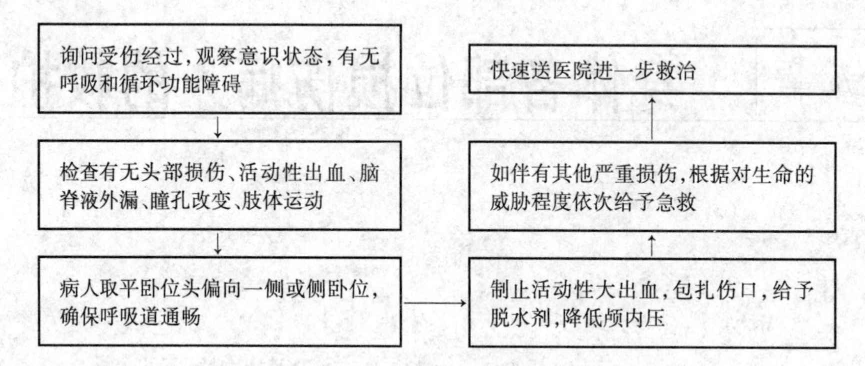

问题导向二: 作为急诊室护士,应该如何配合医生进行紧急救护?

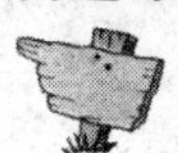

院内救护

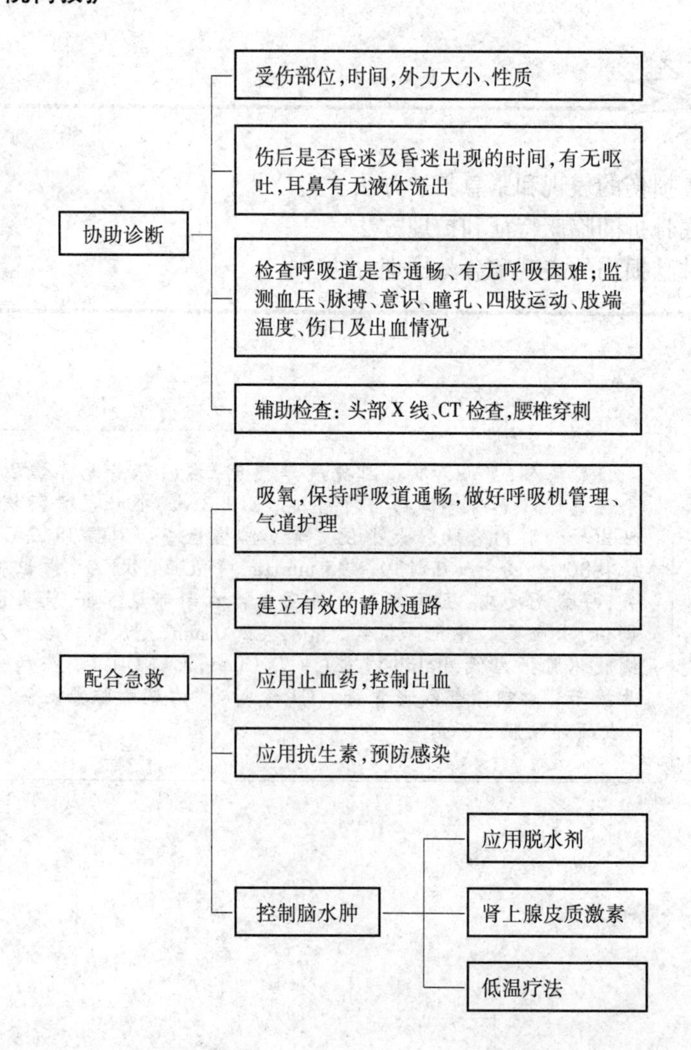

观察病情，准确记录 —— 定时测量血压、呼吸、脉搏；观察瞳孔、意识、肢体运动、颅内压等变化

术前准备

相关知识

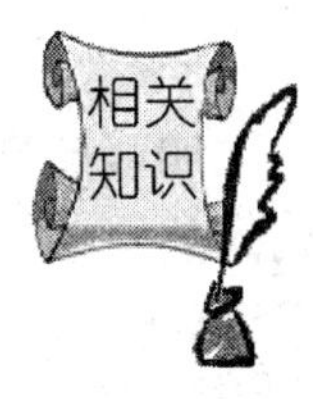

颅脑损伤是急救中常见的危重病症，包括头皮损伤、颅骨骨折和脑损伤。三者可单独发生，亦可合并存在，对预后起决定作用的是脑损伤的程度及其急救的效果。

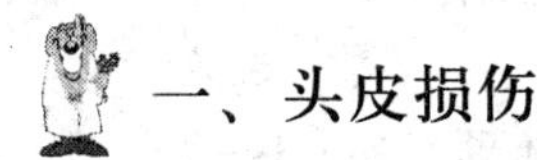

一、头皮损伤

（一）病情评估

头皮损伤是指因外力作用使头皮完整性受损或出血，是最常见的颅脑损伤。

1. 头皮血肿　多因钝器伤及头皮所致，按出现于头皮各层之间的关系分为三类。

（1）皮下血肿：因皮下组织与皮肤层和帽状腱膜层之间的连接紧密，故皮下血肿较局限，血肿周围软组织因受血液浸润肿胀变硬，中心触之有凹陷感，易与凹陷骨折混淆。

（2）帽状腱膜下血肿：帽状腱膜下层疏松，血肿易于扩展甚至蔓延至整个帽状腱膜下层，血肿范围一般较大、柔软、有波动感。

（3）骨膜下血肿：由于骨膜在颅缝处附着牢固，故血肿范围常不超过颅缝，血肿范围往往和相应的颅骨形态一致。

2. 头皮裂伤　可由锐器切割或钝器打击所致。裂口大小、深度不一，创缘整齐或不整齐，有时伴有皮肤缺损，由于头皮血管丰富，血管破裂后不易自行闭合，出血严重，甚至引发出血性休克。

3. 头皮撕脱伤　多因头皮受到强烈的牵扯所致，如发辫卷入转动的机器中，使头皮部分或整块自帽状腱膜下层或骨膜下撕脱，损伤重，出血多，易发生休克。

（二）现场急救

提问
对头皮损伤的病人应怎样实施急救？

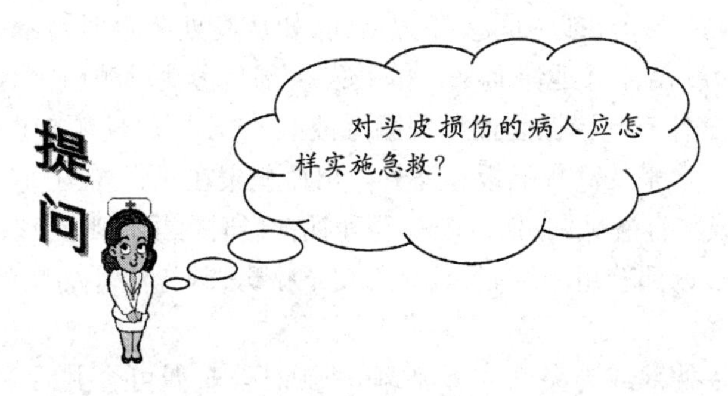

1. 询问病史　简单询问受伤经过，包括外力的强弱、性质、方向，病人受伤后是否清醒，有无头痛、呕吐，有无其他合并伤的症状等。

2. 简单而有重点的体检　注意脉率和脉搏的强弱，呼吸有无困难、急促，有无呼吸道阻塞；意识是否清醒，两侧瞳孔是否等大，四肢能否活动；是否存在严重的颅脑损伤或危及生命的

其他损伤;注意检查头部有无伤口,局部血肿及凹陷,以便根据伤情给予紧急处理。

3. 加压包扎止血　对头皮裂伤者一般采用加压包扎止血,出血严重者可先采取指压止血法止血。头皮血肿给予局部冷敷以减少出血。对头皮撕脱伤病人急救时,用干净的敷料覆盖创面,加压包扎,同时将撕脱的头皮取回并在干燥、低温的环境下保管,同病人一起送医院救治。

(三) 院内救护

1. 头皮裂伤　头皮裂伤救护措施包括: ① 及早清创,除去伤口内异物,止血,一期缝合,对头皮缺损者行皮下松解术或转移皮瓣等方法修复。对伤后 2 ~ 3 d 的伤口,只要无明显感染,仍可施行清创术,但需根据伤口情况增加引流。② 给予抗生素预防感染,破伤风抗毒素 1 500 U肌肉注射。③ 术后换药,一般 3 ~ 5 d 拆线。

2. 头皮血肿　一般较小的头皮血肿,无需特殊处理,经过 1 ~ 2 周左右多能自行吸收;较大的血肿需在无菌条件下穿刺抽出积血后加压包扎;穿刺后血肿继续增大时,可切开清除血肿并止血;对合并颅骨骨折的骨膜下血肿,要注意并发颅内血肿的可能;感染的血肿需切开引流。

3. 头皮撕脱伤　头皮撕脱伤可引起大量失血,需要紧急救治: ① 采取止血措施,如果院前未给予止血,应立即给予加压包扎,对已经包扎的病人要检查止血效果是否有效,如无效应重新给予加压包扎,对活动性动脉出血可直视下用血管钳钳夹,结扎止血; ② 立即建立通畅的输液通路,纠正休克或防止休克的发生; ③ 哌替啶(度冷丁)50 ~ 100 mg 肌内注射; ④ 立即做好手术前准备。

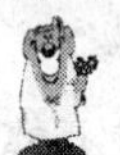

二、颅骨骨折

(一) 病情评估

为外力直接或间接作用于颅骨所致。根据发生的部位,分为两类。

1. 颅盖骨折　根据骨折形态可分为线性骨折和凹陷骨折。线性骨折除非发生在脑膜中动脉或静脉窦处可发生颅内出血以外,一般无明显临床表现。凹陷骨折可致颅骨向颅腔内凹陷,压迫脑组织,甚至破坏脑膜、血管和脑组织。诊断依靠 X 线摄片检查。

2. 颅底骨折　颅底骨折一般为间接外力损伤,如从高处坠落时臀部着地,外力经脊柱传导作用于颅底,也可为颅盖骨折延伸而来。按其发生部位分为: 颅前窝骨折,颅中窝骨折,颅后窝骨折。颅底骨折常伴有脑膜撕裂而出现脑脊液漏,属于开放性颅脑损伤。

(1) 颅前窝骨折: 常累及额骨眶板和筛骨。出血积聚在眼眶周围、眼睑和球结膜下,形成"熊猫眼征"、鼻出血或脑脊液鼻漏;伤及嗅神经和视神经时可出现嗅觉和视力障碍。

(2) 颅中窝骨折: 颞部软组织肿胀,乳突部皮下瘀斑,脑脊液耳漏或鼻漏,常伴有听神经、面神经损伤症状。

(3) 颅后窝骨折: 枕部或乳突区皮下瘀斑、肿胀、压痛,偶可合并舌咽神经、迷走神经、副神经、舌下神经和小脑、脑干损伤症状。

颅底骨折的诊断主要依靠临床表现,X 线检查不易发现骨折线。

(二) 急救护理

颅盖骨折本身一般不需特殊处理,但需警惕脑损伤,颅内血肿。凹陷骨折直径大于 5 cm,

凹陷深度大于 1 cm，或有神经系统的症状，应手术治疗。

提问
颅底骨折伴有脑脊液漏该怎样治疗？又该怎么护理？

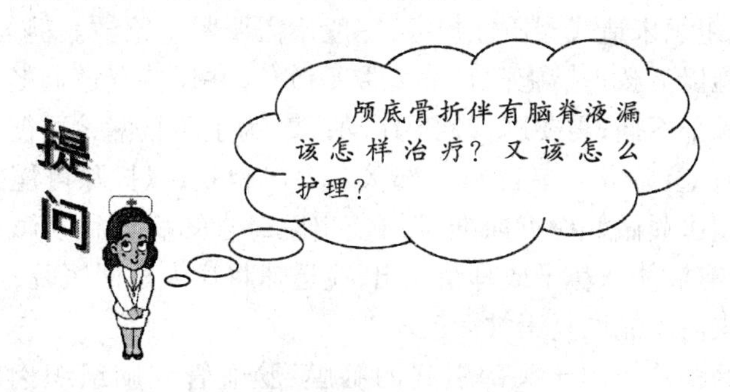

颅底骨折伴有脑脊液漏者，一般 1 个月内能自愈，无需特殊治疗。但开放性脑损伤在愈合前容易发生感染。所以，为预防颅内感染，应采取以下措施。

1．抬高头部　将病人的床头抬高 15～30 cm 有利于漏口闭合。

2．保持漏口清洁　做好外耳道、鼻腔和口腔护理，每天 2～3 次用双氧水、盐水棉球清洁局部，但切忌棉球过湿。

3．避免脑脊液逆流　不能在耳道、鼻腔填塞、冲洗和滴药；脑脊液鼻漏者禁止经鼻腔插管吸氧、吸痰、鼻饲；忌作腰椎穿刺。

4．防止颅内压增高　保持大便通畅，避免用力咳嗽、擤鼻涕和打喷嚏。

5．预防感染　给予抗生素和破伤风抗毒素。

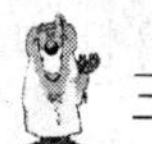

三、脑损伤

脑损伤是指脑膜、脑组织、脑血管以及脑神经的损伤。

（一）分类与特征

根据受伤的机制和病理改变分为原发性脑损伤和继发性脑损伤。原发性脑损伤，包括脑震荡和脑挫裂伤；继发性脑损伤，包括脑水肿、颅内血肿和脑疝。

1．脑震荡

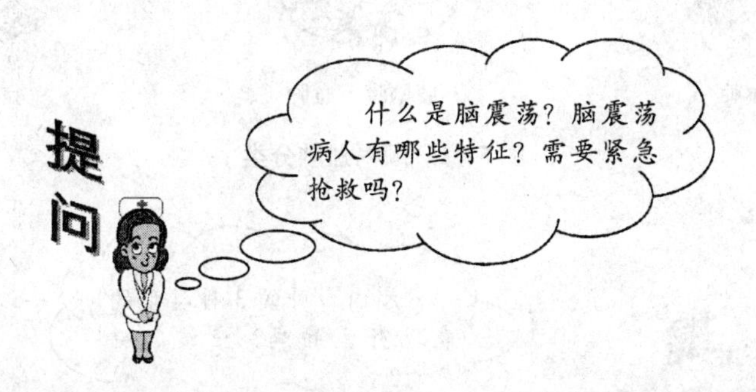

脑震荡是指头部受暴力作用后，立即出现短暂的大脑功能障碍，但无明显的脑组织器质性损害。

脑震荡的主要表现为：① 伤后立即出现意识障碍，一般不超过半小时。② 逆行性遗忘，即清醒后不能回忆受伤当时乃至伤前一段时间内的事物。③ 伤后短时间内表现为面色苍白、出汗、血压下降、心动徐缓、呼吸浅慢、肌张力降低、各种生理反射迟钝或消失。此后有头痛、头

昏、恶心呕吐等。④ 神经系统检查一般无阳性体征。

由于脑震荡对脑组织未造成器质性损害,一般不需要紧急抢救。但为了能及时观察有无继发性脑损伤,可实施以下救护措施: ① 病人取平卧位,并保持气道通畅;注意可能伴随的颈部损伤,如果病人有颈部疼痛,需要进行颈部制动; ② 为了防止漏诊可能发生的颅内血肿,一般需留院观察 4 ~6 h; ③ 症状重者需行头部 X 线、CT 检查,以排除可能并发的硬膜下、硬膜外或脑实质的血肿,遵医嘱做好检查前准备; ④ 出院时告知病人和家属如出现头痛、反复呕吐、动作笨拙、困倦或有液体从鼻子或耳朵流出,应迅速将病人送回医院; ⑤ 出院后应卧床休息,在头痛和眩晕消失后才能恢复正常活动。

2. 脑挫裂伤　指暴力作用于头部引起的脑膜、脑血管和脑组织肉眼可见的器质性损害,如脑皮质和软脑膜仍保持完整即为脑挫伤,如脑实质破损、断裂,软脑膜也撕裂即为脑裂伤。

脑挫裂伤的临床表现: ① 意识障碍持续时间常较长,一般在 30 min 以上,可持续数小时或数日、数周,有的持续昏迷至死亡。② 颅内压增高症状,如头痛、呕吐、视神经乳头水肿,库欣(Cushing)反应: 血压升高,脉搏缓慢有力,呼吸深慢,均提示颅内压增高。③ 神经系统体征,一侧皮质运动区受伤,可出现对侧肢体瘫痪;脑干损伤时,两侧瞳孔不等大或极度缩小,眼球位置不正、分离或同向偏斜;延髓损伤时出现严重的呼吸,循环障碍;下丘脑损伤,主要表现为昏迷、高热或低温等。

3. 颅内血肿　是颅脑损伤最常见和最危险的继发性脑损害。颅内血肿按症状出现时间分为 3 种类型: 72 h 以内者为急性型;3 日至 3 周内为亚急性型,超过 3 周为慢性型;按解剖部位分硬脑膜外血肿、硬脑膜下血肿和脑内血肿 3 种类型(图 5 -1)。

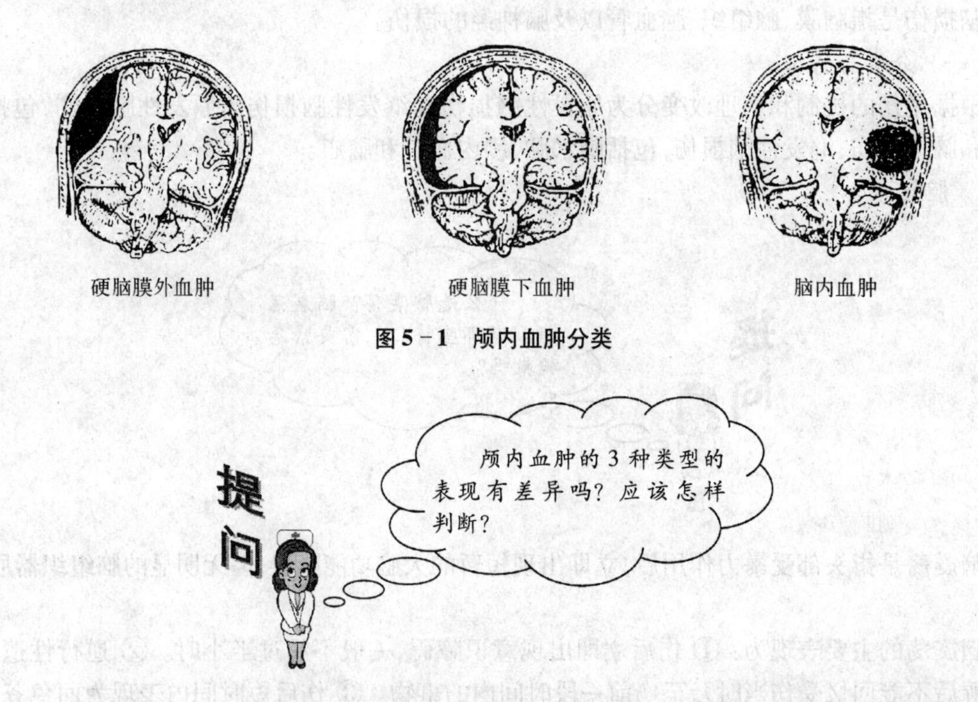

图 5 -1　颅内血肿分类

(1) 硬脑膜外血肿: 以急性型最多见,约占 85%,多因颅骨骨折(约 90%)引起硬脑膜中动脉和静脉,板障血管、静脉窦破裂出血,血液积聚于硬膜外间隙所致。占颅内血肿的 25% ~ 30%,多数单发。血肿多位于颞部、额顶部和颞顶部。

硬脑膜外血肿的表现依原发性脑损伤的程度、出血的速度、血肿的部位而异。典型的硬脑膜外血肿具有下列特征: ① 颅脑损伤病史,颞部头皮可有伤痕。② 受伤时曾有短暂意识障碍,经过一定时间的意识好转后,又逐渐转入昏迷。两次昏迷之间的时间称“中间清醒期”。③ 颅内压增高三主征: 呈进行性加重的头痛,喷射状的呕吐,视神经乳头水肿。④ 库欣(Cushing)反应: 脉搏缓慢有力、呼吸深而慢、血压升高,即“两慢一高”。⑤ 随血肿增大逐渐出现脑疝症状。表现为意识障碍加重,血肿侧瞳孔先缩小,后散大,对光反射减弱或消失,血肿对侧出现锥体束征及偏瘫。继之对侧瞳孔也散大,终因呼吸、心跳停止而死亡。⑥ X 线检查可见跨越脑膜中动脉沟或静脉窦的骨折线。

(2) 硬脑膜下隙血肿: 血肿发生在硬脑膜下隙,是颅内血肿中最常见的一类,占颅内血肿的 50% ~60%。出血可能来自脑挫裂伤病灶出血或颅骨骨折累及静脉窦。

多数硬脑膜下隙血肿继发于较重的脑挫裂伤,原发性昏迷与继发性昏迷重叠,故常无典型的中间清醒期,表现为持续性昏迷或意识障碍进行性加重,病情进展迅速,多很快出现血肿侧瞳孔散大,继之对侧瞳孔亦散大,肌张力增高,呈去脑强直状态。

(3) 脑内血肿: 出血均来自脑挫裂伤病灶,血肿部位多数与脑挫裂伤部位一致。一般可分: ① 深部血肿,较少见,位于白质深部,脑表面无明显伤痕。多见于老年人,少数可自行吸收或液化后形成囊肿; ② 浅部血肿,较多见,多由脑挫裂伤区皮层血管破裂所致,常与急性硬脑膜下血肿并存。

脑内血肿的病人意识障碍多较持久,且进行性加重,多无“中间清醒期”。病情变化快,易引起脑疝。血肿累及脑功能区可有偏瘫、偏身感觉障碍、失语、偏盲、癫痫等局灶性症状。单凭临床表现难以和其他血肿鉴别。

(二) 病情评估

1. 病史

(1) 受伤时间、原因、头部外力作用的情况。

(2) 伤后意识障碍变化情况。

(3) 伤后作过何种处理。

2. 体格检查　对伤情危重者为了赢得抢救时间,在急救现场只作扼要检查。

(1) 意识障碍的程度和变化是判断伤情的重要方面。

(2) 头部检查,注意头皮损伤情况,有无骨折,耳、鼻出血及渗液情况。

(3) 生命体征(呼吸、脉搏、血压和体温)要作重点检查,以了解颅内压增高,延髓功能状态以及有无休克等。

(4) 双侧瞳孔大小、形状和对光反应情况。

(5) 肢体运动和反射。

3. 辅助检查

(1) 颅骨 X 线平片: 只要病情允许应常规检查头颅正、侧位片,以便了解颅骨骨折部位、类型及颅内是否有异物残留等。

(2) 腰椎穿刺: 可了解脑脊液压力和成分改变,并可释放部分脑脊液以降低颅内压力。

但对已有明显颅内压增高表现者应视为禁忌。

(3) 电子计算机断层扫描(CT):定位正确率高、损伤小,是目前临床最主要的检查方法。

(三) 现场急救

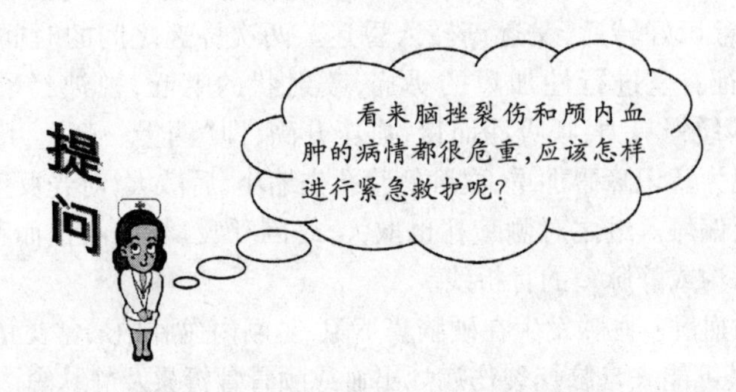

1. 确保呼吸道通畅　急性颅脑损伤病人常因舌后坠,呼吸道分泌物增多,呕吐误吸等原因而引起窒息。可根据不同原因采取相应的措施,以保证呼吸道通畅。

(1) 开放气道:病人因昏迷、肌肉松弛、舌后坠导致咽喉部阻塞,呼吸不畅时可用双手放在病人两侧下颌角处将下颌托起,使呼吸道通畅;也可使其侧卧位或俯卧位。

(2) 去除异物:如口、鼻腔内有异物,呕吐物或血液、立即用手抠出或用吸引器吸出。

(3) 防止误吸:呕吐时,应让病人取侧卧或平卧位头转向一侧,以防呕吐物误吸。

(4) 维持呼吸功能:若呼吸停止或通气不足,应立即行口对口人工呼吸;如气管或支气管堵塞应就地行气管内插管或气管切开,并连接简易呼吸器作辅助呼吸。送入医院后立即改用呼吸机辅助呼吸,用呼吸机辅助呼吸或控制呼吸是维持呼吸功能最可靠的方法。

2. 迅速转送　在转送过程中应遵循以下原则。

(1) 对有严重休克或呼吸道梗阻者应就地、就近抢救,待病情稳定后再转送,切忌仓促搬动及远道转送。

(2) 保持呼吸道通畅,维持呼吸功能。

(3) 密切注意病人的呼吸、脉搏及意识、瞳孔的变化。

(4) 到达目的医院后,向接受单位的医护人员简要地介绍受伤时间、原因、初步诊断、病情变化及处理情况。

(四) 院内救护

1. 维持有效的循环功能　迅速建立通畅的输液通路,遵医嘱输入液体。补液量不宜过多,尤其不能输入过多的含钠液体,每 24 h 输液量为 1 500 ~ 2 000 ml,静脉输液以 5% ~ 10% 葡萄糖溶液为主,保持 24 h 内尿量至少在 600 ml 以上,以防加重脑水肿。

2. 保持呼吸通畅　对呼吸机辅助呼吸的病人,加强呼吸道管理,保证呼吸道通畅并维持正常氧分压。

3. 局部创面的处理　如伴有头皮损伤,应及时清除创面的异物、用生理盐水或凉开水冲洗后用无菌敷料覆盖包扎,并及早应用抗生素和破伤风抗毒素。

4. 严密观察病情变化

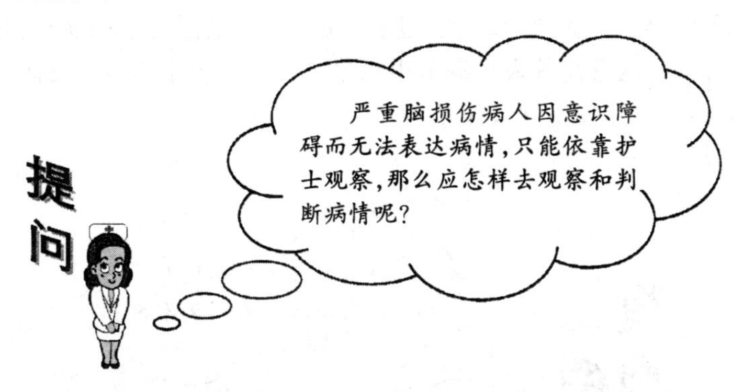

（1）意识：意识障碍的程度与脑损伤的程度往往一致。意识障碍出现的早晚和有无继续加重，可作为区别原发性和继发性脑损伤的重要依据。

意识障碍的分级如下。

1）传统分级：嗜睡、意识模糊、谵妄、昏睡、昏迷（按其程度可分为轻度昏迷、中度昏迷、深度昏迷）。

2）Glasgow 昏迷评分法：按睁眼、语言、运动 3 个方面分别定出评分标准，以三者的积分表示意识障碍程度（表 5－1）。最高分为 15 分，表示意识清楚；8 分以下为昏迷，最低分为 3 分。

表 5－1　Glasgow 昏迷分级（G. C. S. 计分）

睁眼反应		言语反应		运动反应	
正常睁眼	4	回答正确	5	遵命动作	6
呼唤睁眼	3	回答错误	4	定位动作	5
刺痛睁眼	2	含混不清	3	肢体回缩	4
无反应	1	唯有声叹	2	肢体屈曲	3
		无反应	1	肢体过伸	2
				无反应	1

（2）瞳孔：定期观察瞳孔变化，注意瞳孔的形状、大小，双侧瞳孔是否等大、等圆，对光及调节反射等。瞳孔的改变往往提示脑损伤的性质和病情变化并具有定位的意义：① 头部受伤后一侧瞳孔即刻散大无进行性加重，提示为动眼神经的损伤；② 一侧瞳孔进行性散大提示小脑幕切迹疝；③ 双侧瞳孔不等大、等圆，变化不定可能为脑干损伤；④ 双侧瞳孔扩大、对光反应消失是濒死的状态。

（3）神经系体征：检查双侧肢体肌力、肌张力、自主活动、感觉、生理反射和病理反射。包括：① 偏瘫在伤后即刻出现，且不再加重，提示原发性脑损伤；② 偏瘫在伤后逐渐出现，同时伴有意识障碍进行性加重，应考虑小脑幕裂孔疝的可能；③ 意识障碍的病人自主活动减少或消失，提示病情加重。

（4）生命体征：根据伤情每 15 min ~ 2 h 观察一次呼吸、血压、脉搏、体温变化。包括：① 伤后早期出现呼吸、循环改变提示原发性脑干损伤；② 伤后与意识障碍和瞳孔变化同时出现的进行性心率减慢、血压升高等表现提示小脑幕裂孔疝；③ 枕骨大孔疝可未经明显的意识障碍和瞳孔变化阶段而突然发生呼吸停止。

（5）颅内压增高：

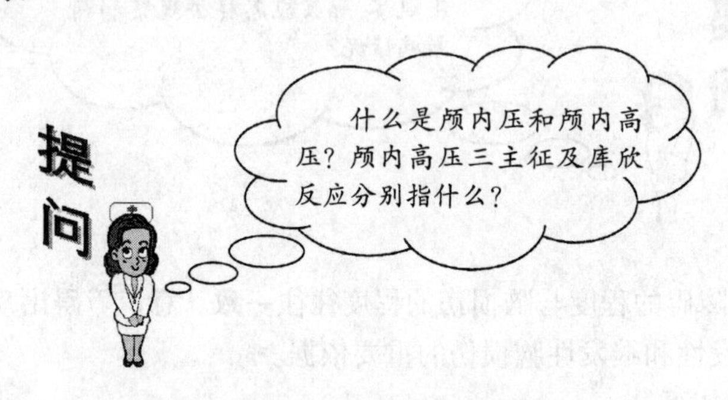

颅内压是指颅腔内容物对颅腔壁所产生的压力，正常成人颅内压力为 80 ~ 180 mmH_2O，儿童为 40 ~ 90 mmH_2O。颅内压增高是指颅内压超过正常范围，即病人侧卧位脑脊液压力超过 200 mmH_2O。脑损伤继发颅内血肿、脑水肿等，均可导致颅内压增高。

头痛、喷射状呕吐、视神经乳头水肿为颅内压增高的三大主征；呼吸减慢、脉搏慢而有力、血压升高（二慢一高）也提示颅内压增高，称库欣反应。

5. 控制出血　颅内血肿一旦诊断明确，应立即手术清除血肿、彻底止血。

6. 防治脑水肿　减轻脑水肿是救治脑损伤的关键。其措施包括使用脱水剂、利尿剂、激素，必要时行冬眠低温治疗。

7. 防止意外　严重脑损伤常伴有意识改变。如烦躁不安引起的躁动不但会导致颅内压增高，同时还可能造成坠床等意外事故的发生。应注意：① 先查明原因，如昏迷清醒前、疼痛、呼吸不畅、颅内压增高、尿潴留、床具和体位不适、被褥被大小便或呕吐物浸湿等原因，逐一解除之后再考虑应用镇静剂，但不宜使用吗啡类药物；② 专人陪护，以防坠床；③ 妥善固定静脉注射装置及各种引流管、吸氧管，防止脱落；④ 适当约束病人肢体，但不可强行固定；⑤ 剪短指甲或戴手套，防止抓伤。

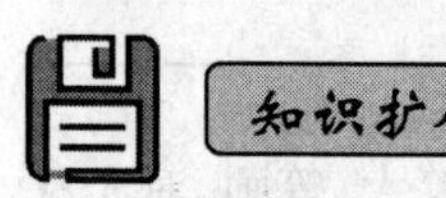

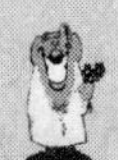

一、颅脑损伤的原因

（一）直接损伤

1. 加速损伤　即运动中的物体撞击处于静止状态的头部所发生的脑损伤（图 5-2），如棍棒或石块击打。外力作用处有颅骨变形、骨折或脑挫裂伤，外力作用的部位和脑损伤的部位一致。

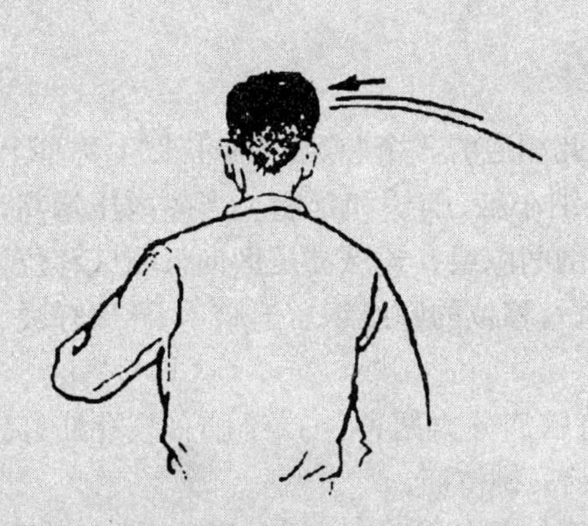

图5－2　头部加速性损伤

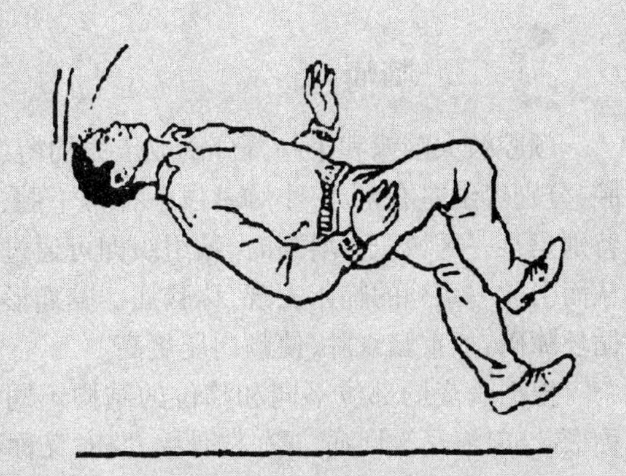

图5－3　头部减速性损伤

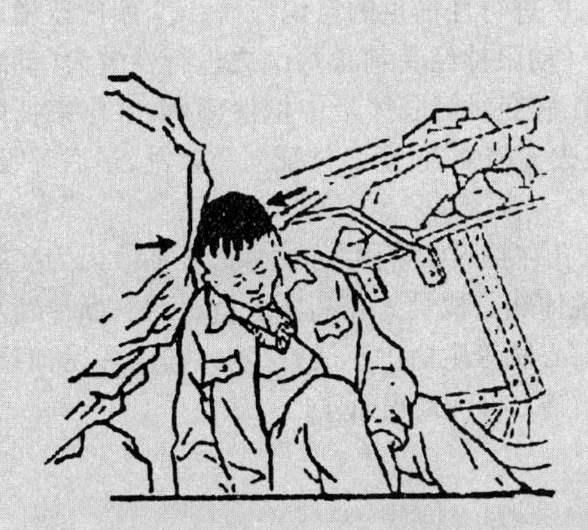

图5－4　头部挤压性损伤

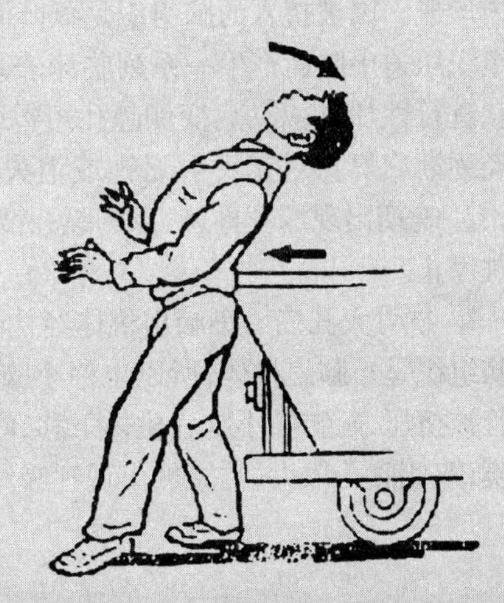

图5－5　头部甩鞭样损伤

2. 减速损伤　即运动着的头部碰撞到静止的物体而致伤。除着力部位产生冲击伤外，常在着力部位的对侧形成对冲伤（图5－3），如发生车祸时乘员头部撞击挡风玻璃等。

3. 挤压伤　即两个不同方向的外力同时作用于头部，使颅骨变形致伤（图5－4）。

（二）间接损伤

1. 传递性损伤　坠落时以臀部或双足着地，外力沿脊柱传递到颅底致伤。

2. 甩鞭式损伤　当外力作用于躯干某部使之急骤加速运动而头部尚处于相对静止状态（图5－5）。常发生在颅颈交界处。

3. 其他　胸部受到猛烈的挤压时，骤然升高的胸内压沿颈静脉传递到脑部致伤（图5－6）。

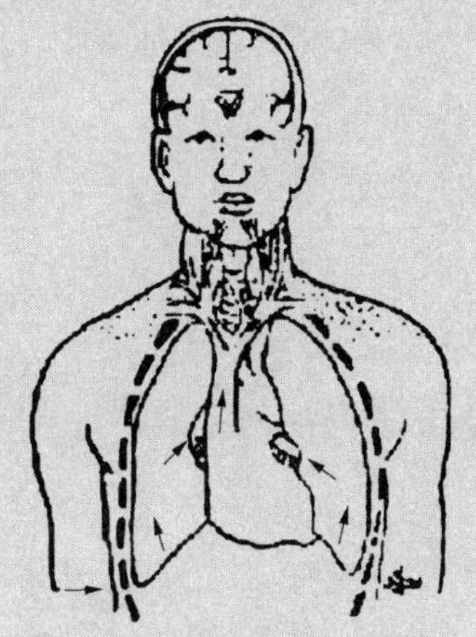

图5－6　胸内压增加所致脑损伤

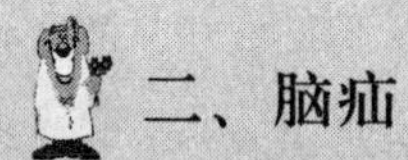

二、脑疝

颅腔被大脑镰和小脑幕分割成压力均衡、彼此相通的3个腔隙，小脑幕以上称幕上腔，分别容纳左右半球；小脑幕以下称幕下腔，容纳小脑、脑桥和延髓。当颅内压增高，特别是某一区域压力增高时，脑组织即可通过解剖间隙或孔道从高压区向低压区移位，从而引起一系列的临床表现，称脑疝。脑疝形成后，移位的脑组织压迫脑干，导致呼吸、循环障碍，加重脑水肿，使颅内压更高。

根据病变的部位不同和移位的结构不同，将脑疝分为两种：① 小脑幕裂孔疝，又称颞叶疝、海马沟回疝。② 枕骨大孔疝，又称小脑扁桃体疝。

1. 小脑幕裂孔疝　是最常见的一种脑疝。病灶侧的颞叶脑组织被挤入小脑幕裂孔内形成。因被挤入的脑组织是颞叶海马沟回，所以也称颞叶(海马)沟回疝。移位的脑组织压迫中脑而产生一系列临床表现：① 进行性加重的意识障碍；② 颅内压增高症状进行性加重；③ 病变侧瞳孔短暂缩小(动眼神经受刺激)，继之进行性散大(动眼神经逐渐麻痹)，对光反射迟钝或消失；④ 病变对侧肢体呈中枢性瘫痪，锥体束征阳性；⑤ 晚期出现深度昏迷、双侧瞳孔散大、去大脑强直，生命体征严重紊乱，最后呼吸、心跳停止。

2. 枕骨大孔疝　小脑扁桃体经枕骨大孔被挤入椎管内，称枕骨大孔疝。因为疝入的脑组织是小脑扁桃体，所以也称小脑扁桃体疝。枕骨大孔疝发生后，延脑、颅神经及血管被挤压，延脑随小脑扁桃体下移，呼吸、心跳等生命中枢受损，病人深度昏迷，四肢瘫痪，双侧瞳孔散大，常突然出现呼吸停止，继之循环衰竭而死亡。

(宋延平)

项目二　胸部损伤病人的救护

1. 了解肋骨骨折的临床特征。
2. 熟悉损伤性气胸、血胸的临床特征。
3. 掌握胸部损伤病人的现场急救和院内救护。

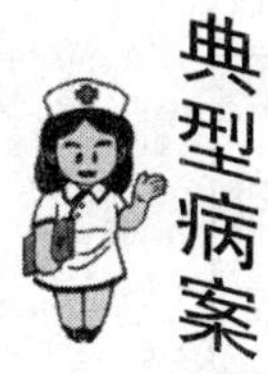

某病人，男，30 岁。半小时前因车祸受伤。主诉右侧胸部剧烈疼痛，呼吸困难。检查：精神紧张，面色发绀，呼吸急促，体温 36℃，脉搏 110 次/分，呼吸 24 次/分，血压 100/60 mmHg。右侧胸壁大片软组织肿胀、皮下瘀斑，可见一个 2～3 cm 伤口，出血不止，见肋骨断端，伤口处可听到嘶嘶声。气管向左侧移位，右侧胸部叩诊呈鼓音，听诊呼吸音消失。

问题导向一：假如你在现场，该如何对此病人实施急救？

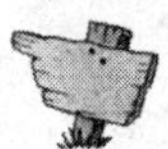

现场急救流程

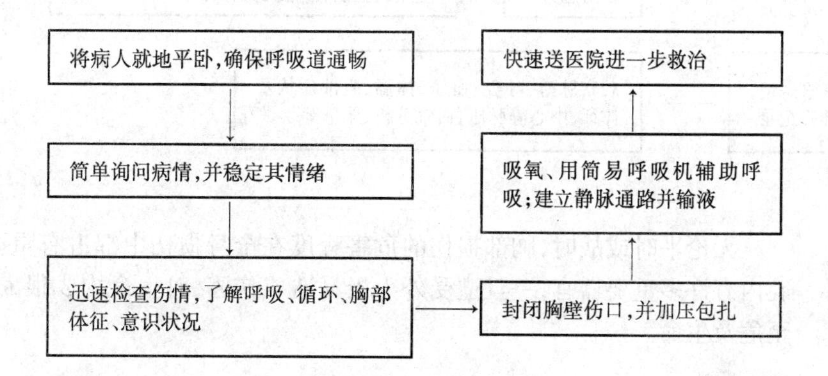

问题导向二：作为急诊室护士，你应如何配合医生进行紧急救护？

院内救护

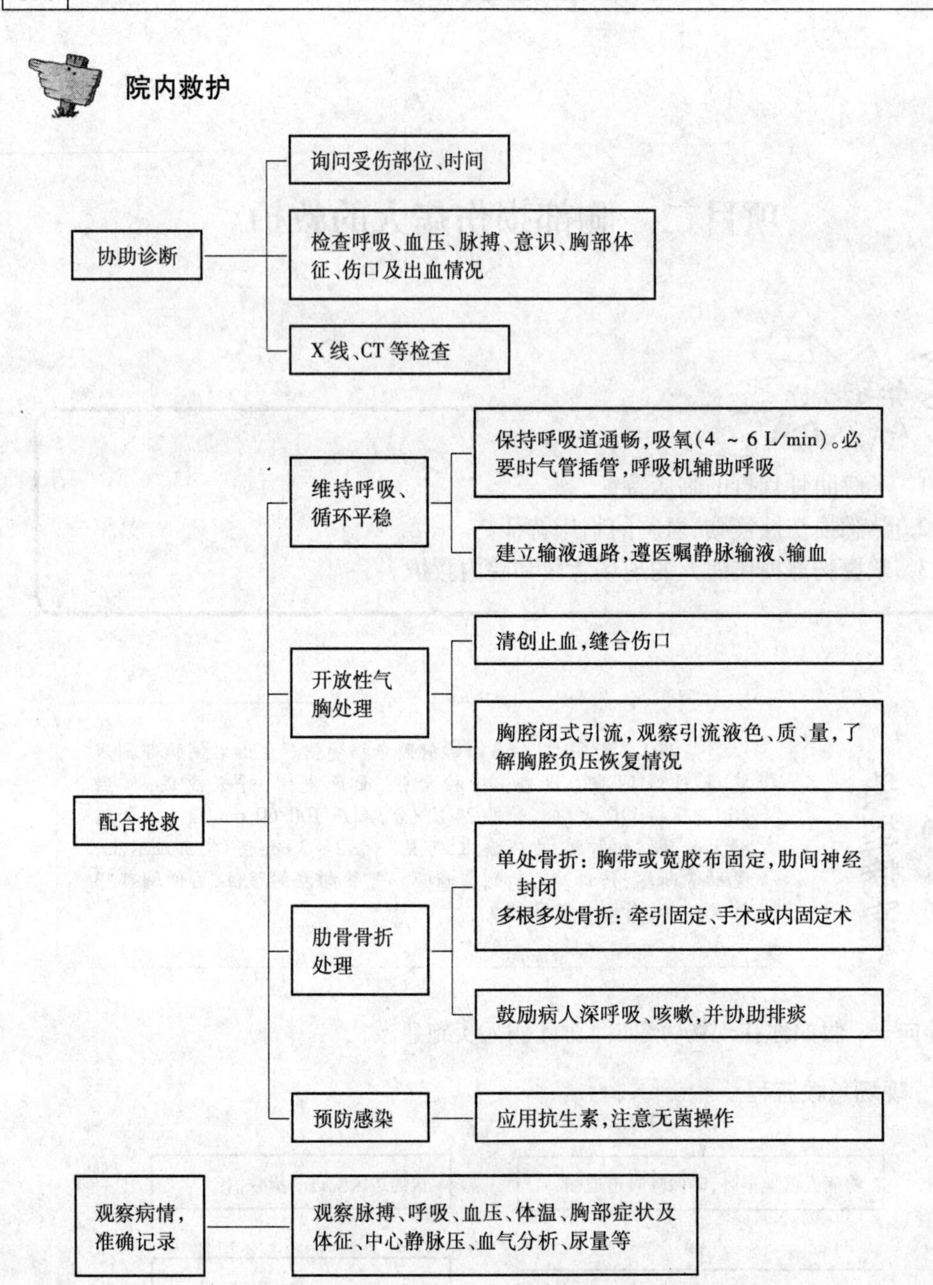

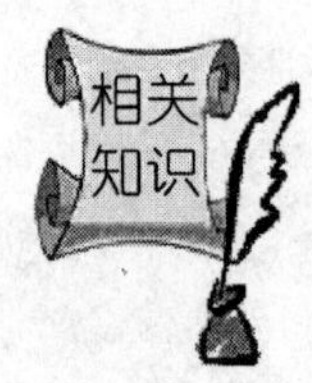

无论平时或战时,胸部损伤的危害程度在全身损伤中都占有重要地位。胸腔内有许多重要器官,一旦遭受外力极易造成伤害,对生命构成很大的威胁,甚至危及生命。

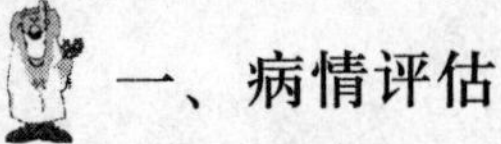

一、病情评估

(一) 肋骨骨折

肋骨骨折在胸部损伤中最常见,占61%~90%。以第4~7肋最易发生骨折。儿童肋骨富有弹性，不易折断；成人尤其是老年人，肋骨弹性减弱，容易骨折。

1. 临床特征　肋骨骨折最突出的症状是局部疼痛，尤其是在深呼吸、咳嗽或变换体位时加剧，如合并气胸、血胸则出现相应的症状。

2. 体检　按压骨折处出现疼痛为直接压痛，可伴有骨擦音、骨摩擦感和异常活动。按压胸骨或肋骨的非骨折部位（胸廓挤压试验）而出现骨折处疼痛称间接压痛。多根多处骨折可见伤处反常呼吸运动。此外，有时可见皮下气肿。

3. X线检查　可确定骨折部位、数目、移位情况，并可确定是否合并气、血胸，是一项重要的检查手段。

（二）损伤性气胸

创伤后，空气经伤口进入胸膜腔，称为损伤性气胸。分为闭合性、开放性和张力性气胸三类。

1. 闭合性气胸　气胸形成后，伤口随即闭合，气体不在继续进入胸膜腔者，称闭合性气胸。可见于肋骨骨折刺伤肺组织或伤口很小的胸壁穿入性损伤。

临床特征：患侧胸膜腔压力增高，肺被压缩。肺萎陷在30%以下者，影响呼吸和循环功能较小，可无症状；肺萎陷在30%以上者，病人可有胸闷和呼吸急促。气管向健侧移位，伤侧胸部叩呈鼓音，呼吸音减弱或消失。X线检查可显示不同程度的肺萎陷和胸膜腔积气。

2. 开放性气胸　胸壁有开放性伤口，胸膜腔与外界相沟通，空气随呼吸自由出入胸膜腔者，称开放性气胸。

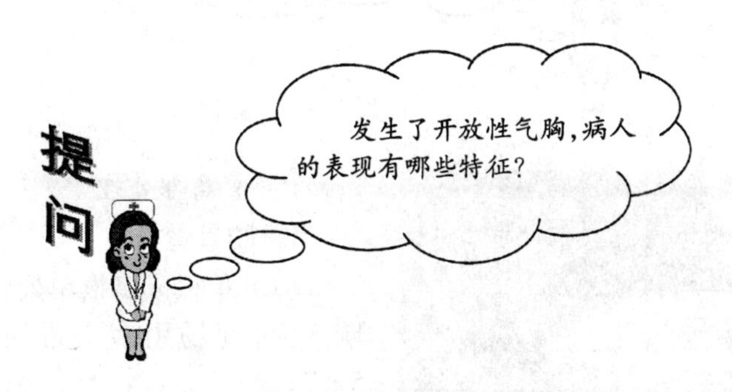

临床特征：① 病人出现气促、呼吸困难和发绀，甚至休克；② 胸壁可见伤口，呼吸时能听到空气出入胸膜腔的响声；③ 气管明显向健侧移位，伤侧肺叩诊呈鼓音，呼吸音减弱或消失；④ 胸部X线检查示伤侧胸膜腔积气或伴有积液，肺萎陷，气管和心脏等纵隔器官向健侧移位。

3. 张力性气胸　又称高压性气胸。肺、支气管或胸壁伤口呈单向活瓣作用，吸气时空气从裂口进入胸膜腔内，而呼气时活瓣关闭，不能排出，致使胸膜腔内空气不断增多，压力进行性升高。

临床特征：① 病人呼吸极度困难、端坐呼吸、发绀，烦躁不安、甚至昏迷，常伴有休克；② 伤侧胸部肋间隙饱满、增宽，呼吸运动减弱或消失，可有皮下气肿，气管向健侧移位，叩呈鼓音，呼吸音消失；③ X线检查显示胸膜腔大量积气，肺可完全萎陷，纵隔移向健侧；④ 胸膜腔穿刺有高压空气向外冲出。抽气后，症状好转，但不久又见加重。

（三）损伤性血胸

胸部损伤引起胸膜腔积血，称损伤性血胸。可与气胸同时存在。

临床特征：取决于出血量和出血速度。少量血胸（成人 0.5 L 以下）可无明显症状，仅胸部 X 线检查示肋膈窦消失；中量血胸（0.5 ~ 1 L）和大量血胸（1 L 以上），可出现脉搏增快、血压下降，呼吸急促，气管向健侧移位，肋间隙饱满，伤侧胸部叩诊呈浊音、呼吸音减弱或消失等休克和胸腔积液的表现。X 线检查示伤侧胸膜腔有大片积液阴影，纵隔向健侧移位，如合并气胸则显示液平面。胸膜腔穿刺抽出血液，即可明确诊断。

对血胸病人必须作出是否继续出血的判断。下列征象提示进行性出血：① 脉搏逐渐增快、血压持续下降；② 经快速输血、补液后，血压不回升或升高后又迅速下降；③ 血红蛋白、红细胞计数和红细胞比容呈进行性下降；④ 但连续胸部 X 线检查显示胸膜腔阴影继续增大；⑤ 闭式胸膜腔引流后，引流量连续 3 h 每小时超过 200 ml。

二、现场急救

提问
对各种不同的胸部损伤
在现场分别有哪些急救措施?

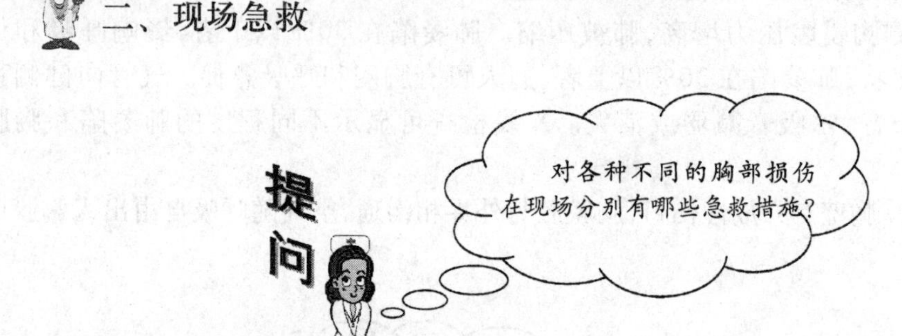

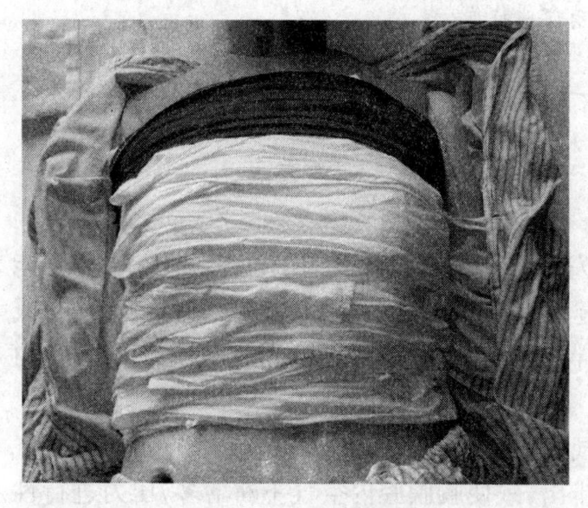
图 5-7 胸带固定法

（一）局部处理

1. 肋骨骨折

（1）单根或多根单处骨折：一般对呼吸影响不大，现场用多头带固定以减轻疼痛（图 5-7）。

（2）多根多处肋骨骨折：肋骨塌陷处用厚棉垫或纱布覆盖后用多头带固定，控制反常呼吸，然后迅速转运。

2. 损伤性气胸

（1）闭合性气胸：如果无明显呼吸困难，现场可不必处理，对呼吸困难明显者可在患侧锁骨中线第 2 肋间穿刺抽气。然后转送医院。

（2）开放性气胸：最简单有效的方法是用油纱布外加厚层敷料封闭伤口，变开放性气胸为闭合性气胸，但应注意油纱布不宜太小，以免滑入胸腔。如病人能够配合，令病人呼气或咳嗽使胸腔内气体排除，然后封闭伤口，效果更好。紧急情况下可用衣服或手掌暂时封闭伤口，再做进一步处理。

(3) 张力性气胸：有明显呼吸困难者，检查发现气管偏于一侧，应考虑到对侧有张力性气胸，立即在伤侧锁骨中线第二肋间穿刺排气。为安全送医院，可保留穿刺针头，用止血钳固定于胸壁上，并在针头上连接一剪有缺口的橡皮指套，使之形成单向阀门作用，持续排气(图5－8)。

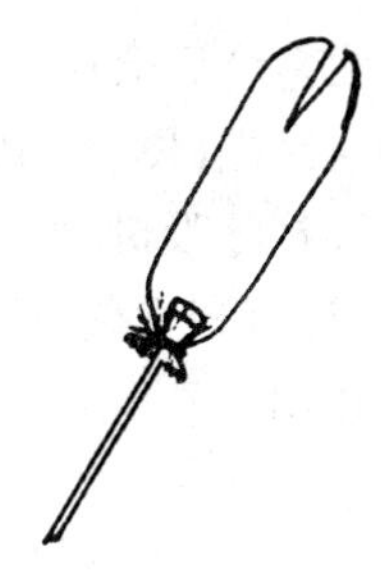
图5－8　张力性气胸穿刺排气装置

3. 损伤性血胸　现场无有效的局部处理方法。伴有休克者按休克给予急救。

(二) 保证呼吸道通畅

清除呼吸道的血液和黏液，保证呼吸道通畅。对窒息者可行紧急气管插管或气管切开术。

(三) 心肺复苏

如病人呼吸、心跳停止，应立即进行心肺复苏术。

(四) 体位

胸部损伤病人转送途中应取30°半坐体位，有休克者可同时将下肢抬高，一般不宜取平卧位。

(五) 注意保暖

注意保暖避免受凉，受凉会加重休克程度，引起支气管黏膜充血，分泌物增加，使呼吸功能更差。

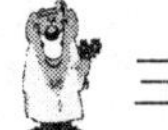

三、院内救护

(一) 局部处理

1. 肋骨骨折

(1) 肋骨骨折病人：只要病情许可均应拍摄胸部正、侧位X线片，以明确骨折的部位、性质及有无合并气胸或血胸。

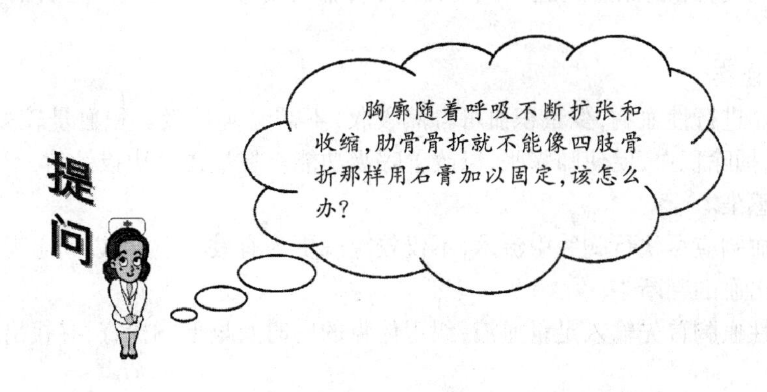

(2) 单根或多根单处骨折：现场多头带固定效果确切者，入院后可以继续固定；也可改用胶布固定(图5－9)或行肋间神经封闭以解除疼痛。

(3) 多根多处肋骨骨折：加压包扎固定法虽可以控制反常呼吸，但也增加了对肺的压迫，并且愈合后会遗留胸壁塌陷畸形，故入院后一般不再使用，可采用牵引法固定或手术缝合固定肋骨断端（图 5－10）。在条件许可时也可用内固定法，方法是给病人插入带气囊的气管插管并连接呼吸机，保持呼吸道压力在 5～10 cmH_2O。这种方法不仅可以固定胸壁，控制反常呼吸，还有利于调节呼吸量，是较好的方法。插管时间一般不超过 1 周，病人胸壁相对稳定后即可拔出。

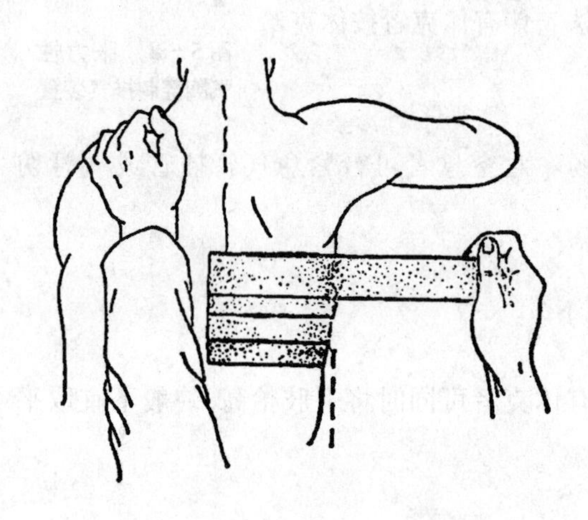

图 5－9　肋骨骨折胶布固定法

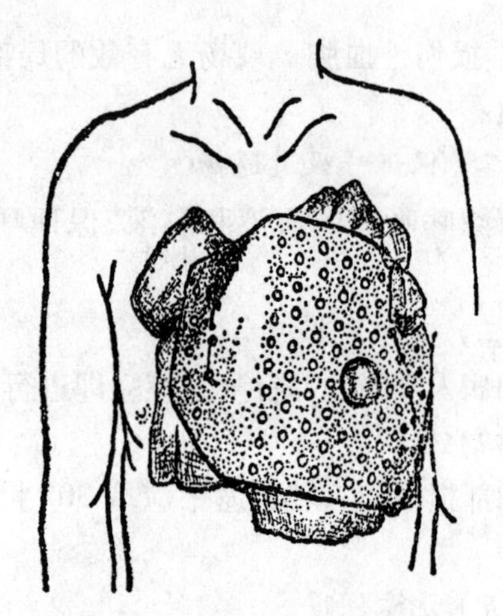

钢丝固定于有孔的有机玻璃板上

图 5－10　胸壁外固定术

2. 损伤性气胸

（1）闭合性气胸：肺压缩程度重，症状明显者行胸膜腔穿刺，抽出胸膜腔内积气。如经抽气，胸膜腔内气体减少后又迅速增加，应行胸膜腔引流。

（2）开放性气胸：需行胸腔闭式引流术及胸壁开放性伤口的清创术，尽快做好术前准备。

（3）张力性气胸：需紧急胸腔闭式引流术，然后根据排气情况决定是否需要作进一步手术处理。

3. 损伤性血胸

（1）如为非进行性血胸，少量积血可自然吸收，不需穿刺抽吸。积血量较多时，应早期进行胸膜腔穿刺，抽除积血，促使肺膨胀，以改善呼吸功能。在抽血完毕拔针前，于胸膜腔内注入抗生素以预防感染。

（2）大量血胸应尽快行胸腔引流术，不仅较穿刺更为有效，而且可以动态观察出血量以便作出是否继续出血的判断。

（3）进行性血胸首先输入足量血液，纠正休克的同时及早剖胸探查，寻找出血部位给予适当的止血。

（二）病情观察

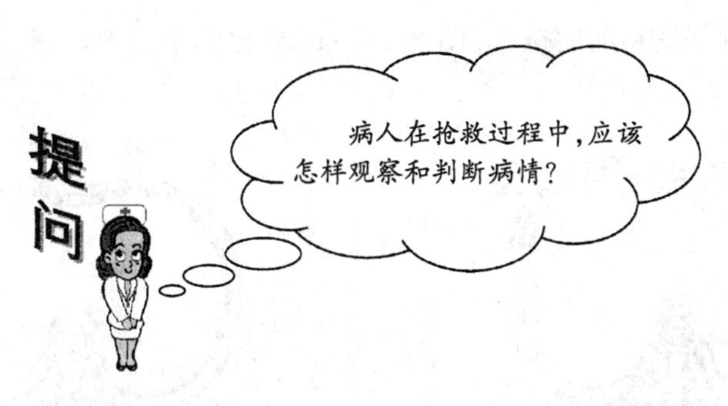

在抢救过程中应密切观察病人呼吸道是否通畅，气胸的症状、体征是否改善等：① 出现烦躁不安、口渴、面色苍白、脉搏增快、血压下降应考虑病人进入休克状态；② 有呼吸困难、发绀、血 PO_2 降低等应考虑呼吸道阻塞或胸腔引流效果不佳，肺受压没有得到有效地缓解；③ 病人出现寒战、高热，白细胞计数增高，提示合并感染。

（三）安置合适的体位

病人意识清醒、血压稳定后取半坐卧位，可减轻呼吸困难。有休克者取休克卧位。

（四）保持呼吸道通畅

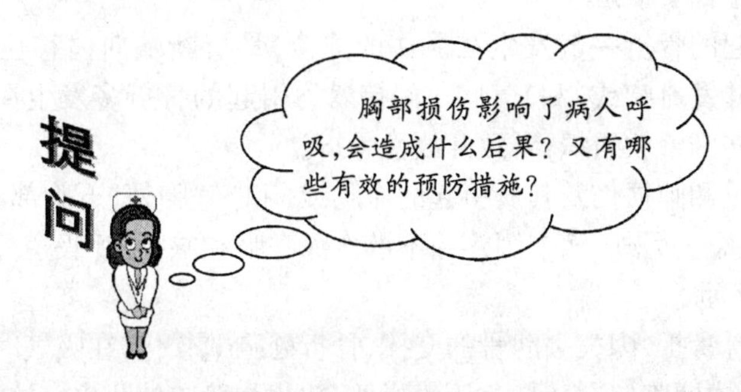

胸部损伤病人常因疼痛而降低排痰能力，造成呼吸道阻塞。因此鼓励病人咳嗽，并协助排痰具有重要意义。方法为：① 用示、中指置于胸骨上窝处，刺激气管诱发咳嗽；② 让病人半坐位轻拍其胸、背部，并用双手轻压伤口，嘱病人深呼吸和有效的咳嗽；③ 痰液黏稠者，可用蒸汽吸入或超声波雾化吸入，使痰液稀释，易于咳出；④ 排痰困难影响呼吸功能者，应行支气管镜吸痰，必要时考虑气管切开。

（五）吸氧

一般用鼻导管吸氧，氧流量 4 ~ 8 L/min，至呼吸、血压平稳后停用。

知识扩展

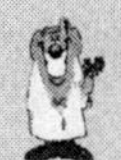

一、肋骨骨折的病因、病理

引起肋骨骨折的暴力可分为3种：① 直接暴力，如胸部受到撞击、击打（图 5 - 11）；

② 间接暴力,如胸部受到前后挤压(图 5－12);③ 枪弹伤或弹片伤。

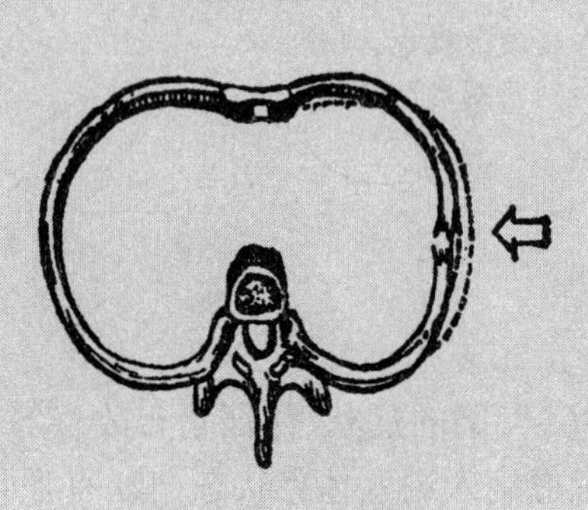
图 5－11　直接暴力

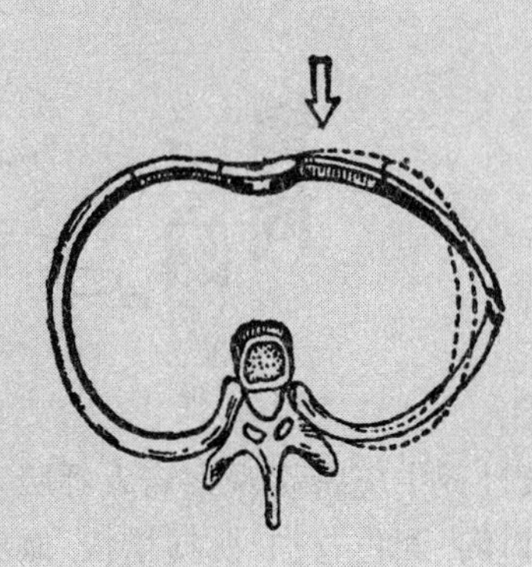
图 5－12　间接暴力

肋骨骨折可分为单根或多根肋骨骨折,每一根肋骨又可在一处或多处骨折。第 1～3 肋较短,受锁骨、肩胛骨和肌肉的保护,除非外力强大,一般很少发生骨折。第 4～7 肋长而固定,最易骨折。第 8～10 肋因前端构成肋弓,富有弹性,较少骨折。第 11～12 肋前端游离,也不易骨折。

直接暴力引起的骨折一般发生在受伤的部位,骨折断端向内移位,可刺破肋间血管、胸膜和肺,易并发血胸或(和)气胸。间接暴力引起的骨折多发生在腋中线附近,断端向外移位易刺伤胸壁软组织,导致开放性骨折。

除了合并胸膜和肺损伤及其所引起的血胸或(和)气胸外,下胸部肋骨骨折还可能合并肝、脾和肾破裂。另外,病人因疼痛不敢作深呼吸和咳嗽,呼吸道分泌物潴留,易引起肺部感染和肺不张。

多根多处肋骨骨折,因失去肋骨的支撑,骨折处胸壁软化,在吸气时,胸腔内负压值增高,软化胸壁向内凹陷;呼气时,负压值降低,软化胸壁向外凸出。这种与正常胸壁相反的呼吸运动,称反常呼吸。胸壁软化范围较广时,肺膨胀受限;两侧胸膜腔压力不均衡,使纵隔随呼吸左右摆动,这种纵隔随呼吸来回移动的现象称纵隔摆动。纵隔摆动会刺激肺门神经,影响静脉血回流,导致呼吸、循环功能严重障碍。

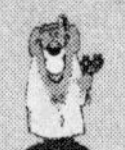

二、开放性气胸的病理生理

开放性气胸因患侧胸膜腔与外界相通,引起一系列的病理生理改变: ① 伤侧胸膜腔等于大气压,肺被压缩;纵隔移向健侧,健侧肺扩张也受限。② 吸气时,健侧胸膜腔负压值变大,与伤侧压力差增大,纵隔向健侧进一步移位;呼气时,健侧胸膜腔负压值降低,两侧胸膜腔压力差变小,纵隔向中线回移,造成纵隔摆动。③ 吸气时健侧肺吸进的气体不仅来自外界空气,也来自伤侧肺排出的气体;呼气时健侧肺呼出气体不仅从呼吸道排出体外,同时也有部分进入伤侧肺。含氧低的气体在两侧肺内重复交换,造成严重缺氧。

胸腔闭式引流护理措施如下。

1. **严格执行无菌操作原则**　用品均要严格消毒灭菌,使用中遵循无菌操作原则。任何情况下引流瓶不应高于病人胸腔,以免引流液逆流入胸膜腔造成感染。

2. **保持管道的密闭**　使用前检查引流装置有无裂缝,各衔接处是否密封,并正确连接各管道;水封瓶用护架保护置于床旁,连接胸腔引流管的长玻璃管必须在水平面下3~4 cm。搬运病人或下床活动时,须将引流管钳闭,以防引流管衔接处滑脱。一旦胸腔导管滑出,立即用手捏住引流口周围皮肤,用凡士林纱布封闭伤口并包扎,报告医生作进一步处理。如引流管衔接处滑脱,立即用手折叠、捏闭近端导管、再用双钳夹闭,按无菌操作更换整个装置。

3. **牢固固定引流管**　将引流管固定在床单上,长度以允许病人翻身为度。

4. **维持引流通畅**　病人取半坐卧位;鼓励病人深呼吸和咳嗽;水封瓶液面应低于引流管胸腔出口平面60 cm;定时挤压引流管,以免管口被血凝块堵塞;防止引流管折叠、扭曲和受压。检查引流管是否通畅最简单的方法是观察引流管是否继续排出气体和液体,以及长玻璃管中的水柱是否随呼吸上下波动。正常水柱上下波动4~6 cm。如水柱无波动,病人出现胸闷气促,气管向健侧偏移等肺受压的症状,应疑为引流管堵塞,可用手挤捏导管促使其通畅,并通知医生。

5. **观察记录**　观察引流液的性状、颜色、量及气体排出情况,并详细记录。每天更换1次引流瓶及连接管,并测量24 h引流量。更换时先用两把血管钳夹闭引流管,防止气体进入胸腔。

6. **拔管**　经引流后,如在24~48 h内,水柱停止波动,引流量明显减少且颜色变淡,无气体溢出,患肺可听到呼吸音,经X线检查肺膨胀良好,病人无呼吸困难即可拔管。方法:嘱病人先深吸一口气后屏气,立刻拔出导管,并迅速用凡士林纱布覆盖,宽胶布密封,胸带包扎。

7. **拔管后观察**　病人有无胸闷、呼吸困难,引流口是否漏气、渗液、出血、有无皮下气肿等。

（宋延平）

项目三　腹部损伤病人的救护

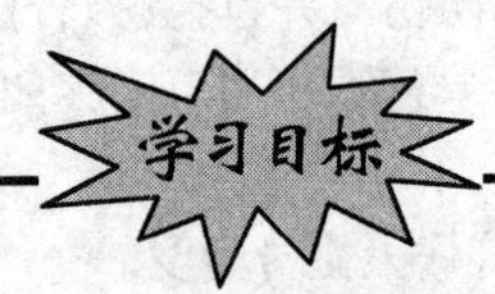

1. 了解腹部损伤的分类。
2. 熟悉腹部损伤的临床特征。
3. 掌握腹部损伤病人的现场急救和院内救护。

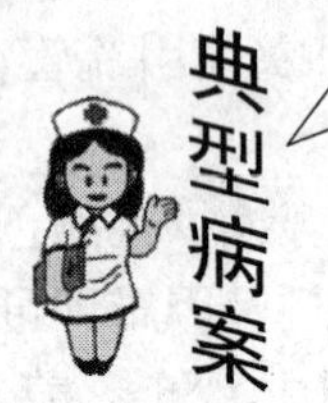

某病人，男，22 岁。学生。不慎从 6 楼宿舍阳台坠下，坠落过程中分别被 3 楼和 2 楼铁制晾衣架阻挡，最后落在金属矛样栅栏围墙上，有两根 3 cm 粗矛样金属刺中腹部。其所在学校医护人员在工人帮助下，将金属物距腹壁 10 cm 处锯断，急送医院就诊。体格检查：血压 80/50 mmHg，脉搏 140 次/分，微弱，呼吸 24 次/分。意识模糊，脸色苍白，皮肤湿冷。全身有多处皮肤擦伤、裂伤，尤以左季肋区明显。左、右腹外侧区各有金属物刺入腹部，腹部澎隆，压痛、反跳痛、肌紧张。腹腔穿刺抽出浑浊、血性液体。诊断：腹部开放性损伤，失血性休克。

问题导向一：假如你是校医务人员，应该怎样实施现场急救？

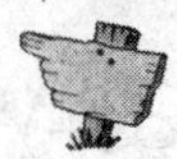

现场急救流程

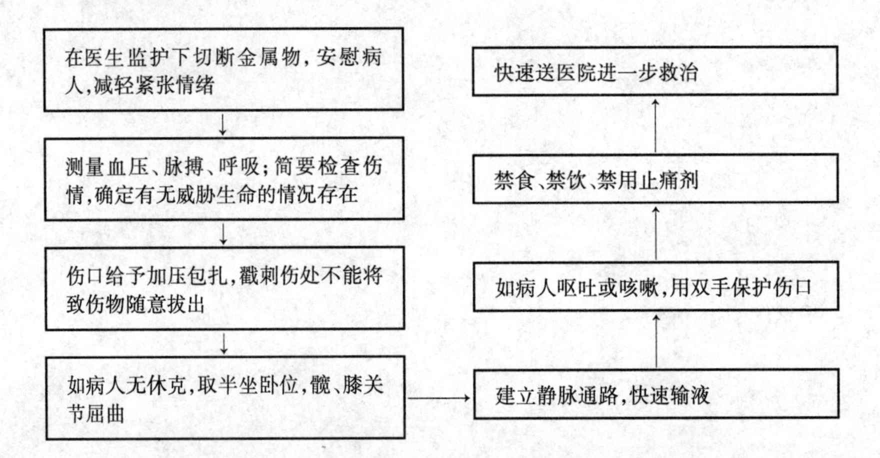

问题导向二：作为急诊室护士，你应该如何配合医生进行救护？

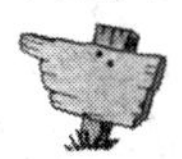

院内救护

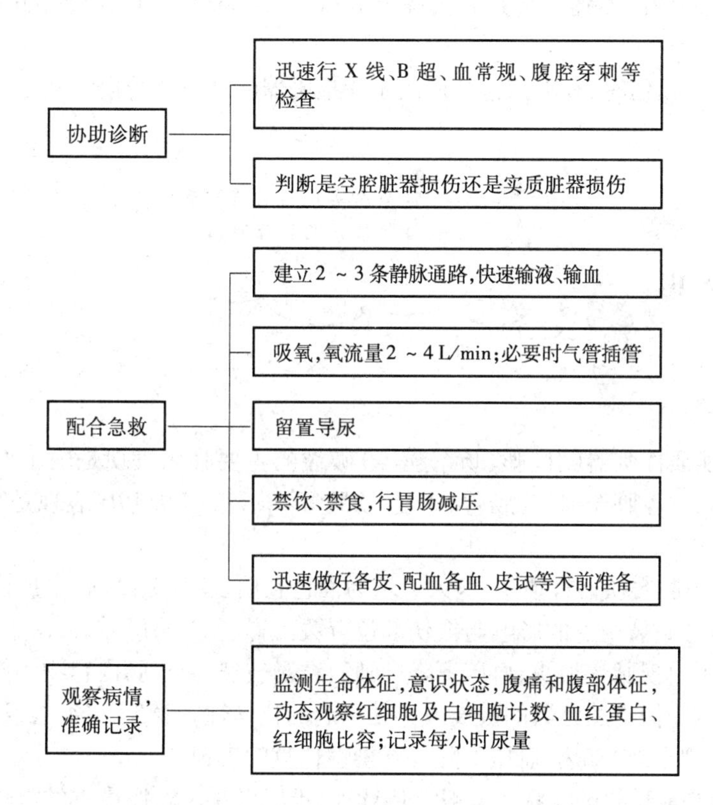

腹部损伤在平时和战时都较常见，部分腹部损伤因涉及内脏而伤情严重，死亡率可高达10%～20%。

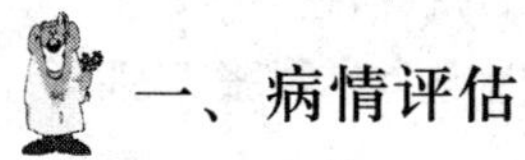

一、病情评估

（一）损伤类型

腹部损伤可分为开放伤和闭合伤两大类。

1．开放性损伤　以战时多见，主要是火器伤，平时主要为切割或尖锐器物的戳刺所致。开放性损伤又可分为穿透性损伤和非穿透性损伤两类。前者指腹膜已经穿透，腹腔与外界相沟通，多数伴有腹腔内脏器损伤；后者指腹膜完整，腹腔未与外界相通，但也有可能损伤腹腔内脏器。穿透性损伤又可分盲管伤和为贯通伤。只有入口没有出口者为盲管伤；既有入口又有出口者为贯通伤。

2．闭合性损伤　系由挤压、碰撞等钝性暴力原因引起，可分为腹壁损伤和腹腔内脏损伤两类。开放性损伤诊断常较明确，而闭合性损伤的确诊有时是很困难的，如果不能在早期确定有无内脏损伤，很可能贻误手术时机而导致严重后果。因此，闭合性腹腔内脏损伤具有更为重要的意义。

（二）临床特征

对单纯腹壁损伤而言,无论是开放性还是闭合性的,其症状和体征一般较轻,仅在腹壁运动(如坐起)时可出现腹壁的疼痛。检查可见腹壁肿胀、皮下瘀斑、腹壁血肿。开放性损伤可见伤口和出血。

当合并腹腔内脏器损伤时,其临床特征取决于受损脏器的性质和受损程度。

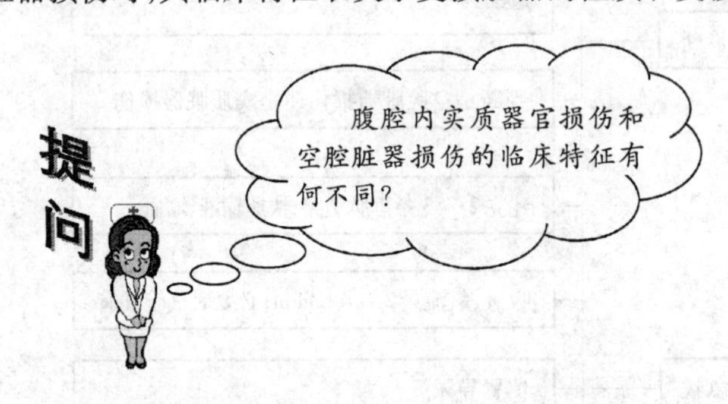

大体上说,腹内实质性脏器(肝、脾、肠系膜等)破裂的主要临床表现是内出血,常以出血性休克表现为主;腹内空腔脏器损伤(肠胃、胆囊、膀胱等)破裂的主要临床表现是腹膜炎。

1. 症状

(1) 全身情况:腹腔实质器官损伤,病人表现为面色苍白、皮肤湿冷、脉率加快、血压下降等休克表现。空腔脏器破裂全身的影响与损伤部位有关。胃、十二指肠破裂,由于腹膜受胃肠液的强烈刺激,早期可出现脉率加快、血压下降;回肠、结肠破裂,由于肠内容物刺激性较小,早期可无血压、脉搏改变。但空腔脏器的破裂或穿孔引起的化学性腹膜炎,终究会发展为细菌性腹炎,此时,病人会出现寒战、高热、血压下降等感染性休克的表现。

(2) 腹痛:腹痛是最重要的症状。一般呈持续性,难以忍受。疼痛最重的部位,常是脏器损伤的部位,对诊断很有帮助。

(3) 恶心、呕吐:脏器破裂后,腔道内容物和内出血均可刺激腹膜,出现反射性恶心,呕吐;细菌性腹膜炎发生以后,呕吐是肠麻痹的表现,多为持续性。

(4) 腹胀:早期无明显腹胀,晚期由于肠麻痹而出现明显腹胀,腹膜后血肿刺激内脏神经丛也可引起腹胀。

2. 体征

(1) 望诊:可见腹壁皮肤瘀斑、伤口;腹部膨隆,呼吸运动减弱或消失。

(2) 触诊:腹部压痛、反跳痛和肌紧张,称腹膜刺激征,除单纯脾破裂对腹膜刺激较轻,腹膜刺激征不明显外,其他腹内脏器伤均有较明显的腹膜刺激征。压痛最明显处,往往是损伤脏器所在部位。

(3) 叩诊:腹部叩诊肝浊音界缩小或消失提示空腔脏器破裂;伤后早期出现移动性浊音是腹内出血或尿外渗的依据;破裂出血的脏器部位可出现固定性浊音,是因为脏器附近积存凝血块所致。

(4) 听诊:早期由于反射性肠蠕动受抑制,晚期则是由于肠麻痹而致肠鸣音减弱或消失。

3. 辅助检查

(1) 诊断性腹腔穿刺及灌洗:腹部损伤穿刺阳性率可达90%以上。抽出不凝固的血液、胃肠内容物、胆汁、混浊腹水,尿液则为阳性,疑有胰腺损伤时,可测定抽出液的淀粉酶含量。此法安全易行,不需搬动病人,特别适用于病情严重的病人,故只要怀疑有腹腔内脏损伤,一般检查方法尚难明确诊断的情况下均可进行此项检查。但在严重腹胀,既往有腹腔感染及手术史疑有广泛腹腔粘连,大月份妊娠和病人躁动不配合等应慎重。

若诊断性腹腔穿刺阴性而又高度怀疑腹内有严重损伤,可采取诊断性腹腔灌洗术进一步检查。灌洗液符合以下任何一项结果者为阳性: ① 肉眼观为血液、胃肠道内容物、胆汁或尿液; ② 显微镜下红细胞计数超过 100×10^9/L 或白细胞计数超过 0.5×10^9/L; ③ 淀粉酶含量超过100 U(Somogyi 法); ④ 灌洗液中发现细菌、肠内容物。

(2) 腹部平片: 可观察到膈下积气、积液和肝、脾、肾等脏器的大小,形态和位置的改变,对于腹内脏器损伤的诊断有一定帮助。但需要搬动病人,不适合重症或休克者。对怀疑胃肠道穿孔者,禁用钡餐和钡灌肠检查。

(3) 超声波检查: 主要用于肝、脾、胰腺及肾脏等上腹部器官损伤,诊断符合率达95%,特别是床边 B 超对重症病人尤为合适。

(4) 实验室检查: 白细胞增高,中性分类增高,血红蛋白、红细胞和红细胞比容降低。

(5) 对虽经各种检查仍不能明确诊断者可行剖腹探查,兼有诊断和治疗的双重意义。

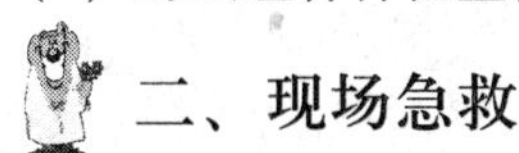

二、现场急救

(1) 简要检查: 首先检查有无威胁生命的情况存在,如心跳呼吸骤停、呼吸道阻塞和窒息、张力性或开放性气胸、明显的外出血和休克等。如有这些情况存在应迅速予以处理。

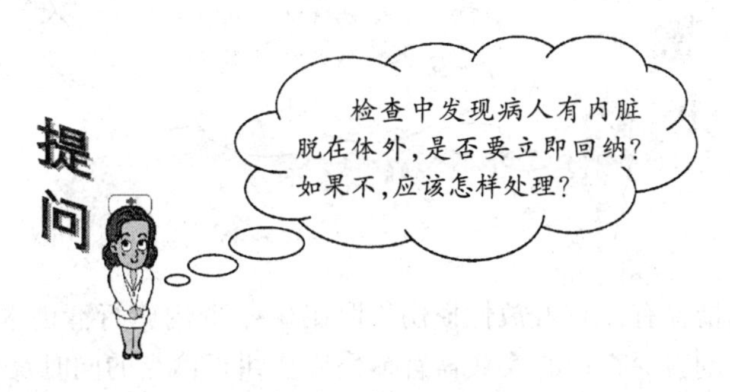

(2) 内脏脱出的处理: ① 对开放性损伤伴有内脏脱出者,一般不可将内脏回纳,以免污染腹腔。可用大块敷料遮盖,然后用饭碗盖住脱出的内脏再加以包扎。② 如伤者咳嗽或呕吐,用双手保护伤口以防腹腔内容物进一步脱出。如果脱出的肠管有绞窄可能,可将伤口扩大,将内脏送回腹腔,因此时的主要矛盾是肠坏死而不是感染。③ 脱出脏器较多时,也应将内脏送回腹腔,以免因暴露而加重休克。④ 脱出的内脏如有破裂,为防止内容物流出,可在肠破口处用钳子暂时钳闭,将钳子一并包扎在敷料内。

(3) 腹部戳刺伤的处理: 当有致伤物戳刺在腹部,可给予固定,一同送医院处理。切不可现场将致伤物拔出,以免造成大出血。

(4) 禁饮、禁食,在未明确诊断前禁用止痛剂,以免掩盖病情。

(5) 安慰病人,稳定病人的情绪,减轻紧张焦虑的心理。

(6) 迅速转送: 在严密的观察下,病人应尽快转送医院。运送途中,要用衣物垫于膝后,使髋、膝呈半屈状以减轻腹壁张力,减轻病人痛苦。

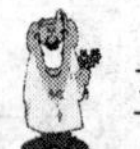

三、院内救护

(一) 病情判断

首先根据受伤经过、临床表现和必要的辅助检查作出以下初步判断: ① 是开放性损伤还是闭合性损伤; ② 是单纯腹壁损伤还是腹腔脏器损伤; ③ 是空腔脏器损伤还是实质脏器损伤; ④ 是哪一器官损伤。

(二) 非手术治疗

(1) 无休克者取半坐卧位。

(2) 禁饮、禁食。

(3) 胃肠减压并保持引流通畅。

(4) 立即用粗针头作静脉穿刺或静脉切开,建立通畅的输液通路,遵医嘱输血、输液。

(5) 使用有效的抗生素,对开放性腹部损伤者应注射破伤风抗毒素。

(6) 严密观察病情变化,包括体温、脉搏、呼吸、血压、腹痛和腹部体征。动态观察红细胞及白细胞计数、血红蛋白、红细胞比容。安放留置导尿,记录每小时尿量。

(7) 未明确诊断之前禁服泻药,禁忌灌肠,禁用吗啡类止痛药。

(三) 紧急手术

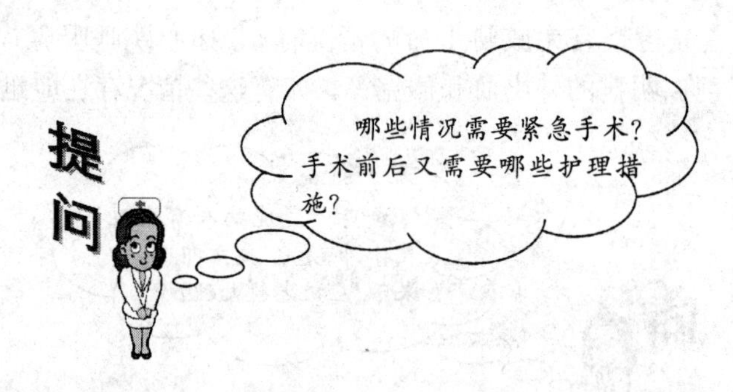

需要紧急手术的情况有: ① 开放性损伤争取在 6 ~ 8 h 内施行清创术; ② 合并或高度怀疑有内脏伤者应及早剖腹探查; ③ 实质器官损伤应在纠正休克的同时及早手术,只有出血得到有效的控制,休克才可能好转; ④ 空腔脏器损伤时先纠正休克,待休克好转后尽快手术; ⑤ 对尚不能肯定内脏损伤者,则需要 24 ~ 48 h 的观察,再作出决定。

1. 手术前准备　需做皮肤准备,血型鉴定、交叉配血,药物敏感试验,术前用药等。

2. 术后处理　基本同非手术治疗,另外还应注意以下几点。

(1) 继续持续胃肠减压,保持引流通畅,待肠蠕动恢复,肛门排气后停止。

(2) 继续禁食,静脉输液维持营养和水、电解质平衡。待胃肠功能恢复后恢复饮食,由流质、半流质、软食、普食逐渐过渡。

(3) 使用有效的抗生素,一般延续到炎症消退为止。

(4) 腹腔引流者要妥善固定引流管,保持引流通畅,记录每天引流液体的色、质、量。引流物一般术后 4 ~ 5 d 取出。

(5) 在病情稳定后,宜早期下床活动,以防术后肠粘连。

知识扩展

腹部损伤的诊断首先应确定有无内脏损伤，再分析是何种脏器损伤，同时还应注意有无腹部以外的损伤。

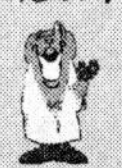

一、有无内脏损伤的判断

多数伤者能通过病史、典型体征及辅助检查结果作出判断。

1. **单纯腹壁损伤**　闭合性损伤可有伤处肿痛、淤斑及压痛，其程度逐渐减轻，一般无休克、胃肠道症状和腹膜刺激征。开放者可见腹壁伤口。

2. **合并内脏损伤**　开放性腹部损伤根据受伤的部位、方向、脱出的脏器、流出液体的性质，常可作出正确的判断。闭合性损伤的判断需综合分析，当有以下情况时之一者，应考虑腹内脏器损伤：① 早期出现休克征象（尤其是出血性休克）；② 持续性剧烈腹痛、恶心、呕吐和腹胀等症状；③ 明显的腹膜刺激征；④ 移动性浊音，肝浊音界消失和肠鸣音减弱或消失；⑤ 呕血、便血或尿血；⑥ 直肠指诊在直肠前壁有触痛，波动或指套有血迹；⑦ 血红蛋白、红细胞计数和红细胞比容进行性降低，白细胞增高。

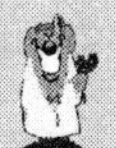

二、脏器损伤部位的判断

实质脏器如肝、脾、肾等的损伤主要表现为内出血和出血性休克，休克出现早且重。单纯实质脏器损伤时（肝除外），腹痛一般不重，压痛和肌紧张也较轻；移动性浊音阳性，腹腔穿刺抽出不凝固血液。空腔脏器的损伤主要表现为腹膜炎，临床上出现剧烈腹痛，恶心，呕吐，全腹有明显压痛，反跳痛和肌紧张；肝浊音界消失，肠鸣音减弱或消失；腹腔穿刺可抽出胃内容物、胆汁、尿液或混浊液体。

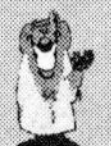

三、是否有多发性损伤的判断

多发损伤的发生率日益增高，多发损伤可能有以下几种情况：① 腹内某一脏器有多处破裂；② 腹内有一个以上脏器受到损伤；③ 除腹部损伤外，尚有腹部以外的损伤。不论哪一种情况，在诊断和治疗中，都应注意避免漏诊，否则必将导致严重后果。

（宋延平）

第六章　基本救护技术应用

项目一　心、肺、脑复苏术

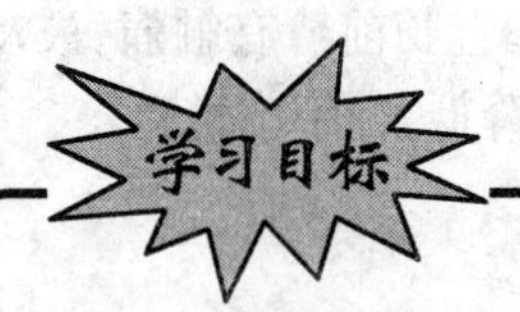

1. 了解人工呼吸及胸外心脏按压的原理。
2. 熟悉心、肺、脑复苏的内容和步骤。
3. 掌握现场判断意识、脉搏和呼吸的方法。
4. 掌握现场初级心、肺复苏的流程。

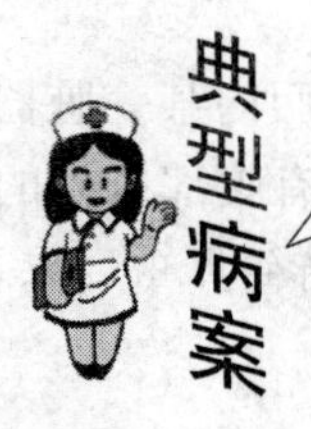

事发当时正值学校夜自修放学之际。突然楼道发生停电，由于拥挤而发生了骚乱。一些不知情的学生被吓得从教室里直往外跑，结果几名学生被踩倒在地。其中1名18岁女学生倒地不起，意识不清，有呼吸、心跳停止的可能。

问题导向一：作为现场第一目击者，该如何实施初期心、肺复苏术？

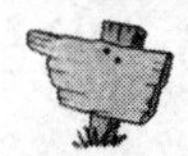

初期心、肺复苏术流程

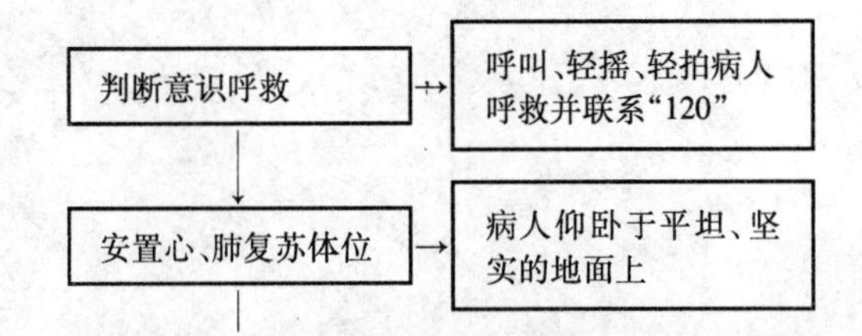

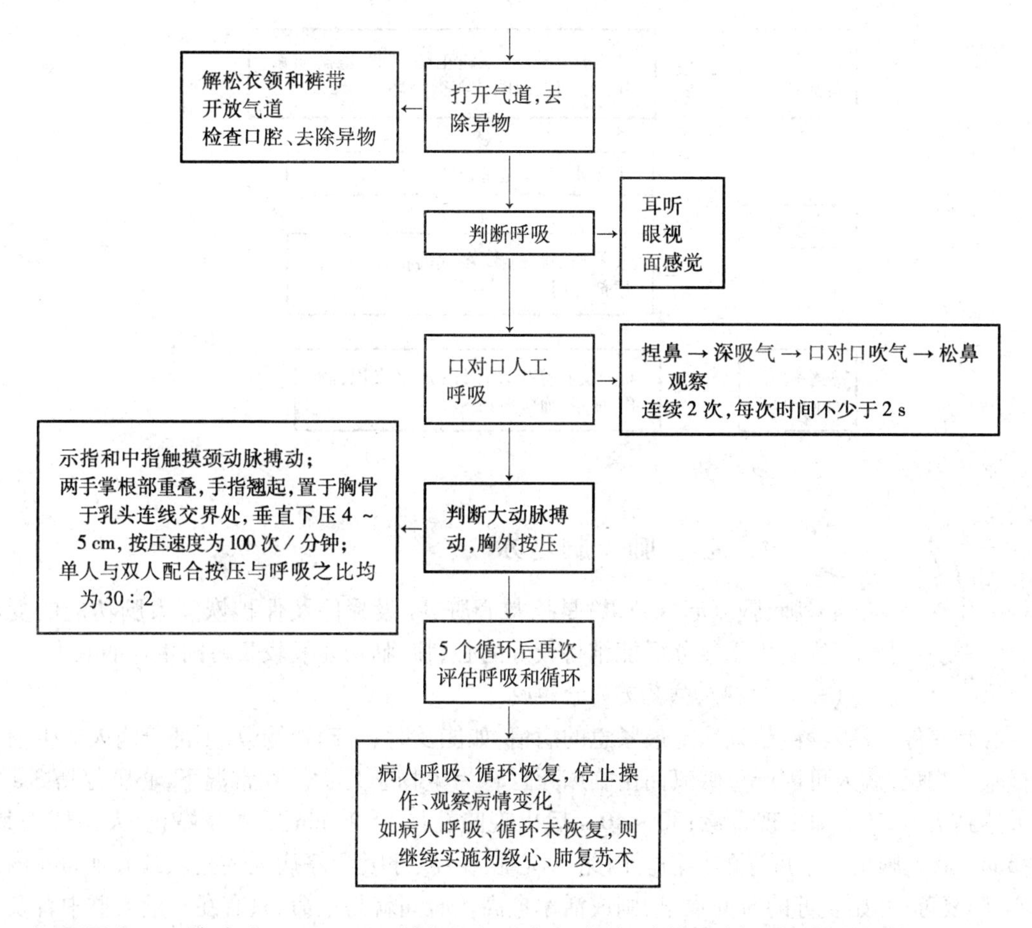

问题导向二：该病人于 15 min 后被送达医院急诊科，应该怎样继续实施急救？

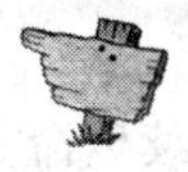

院内急救

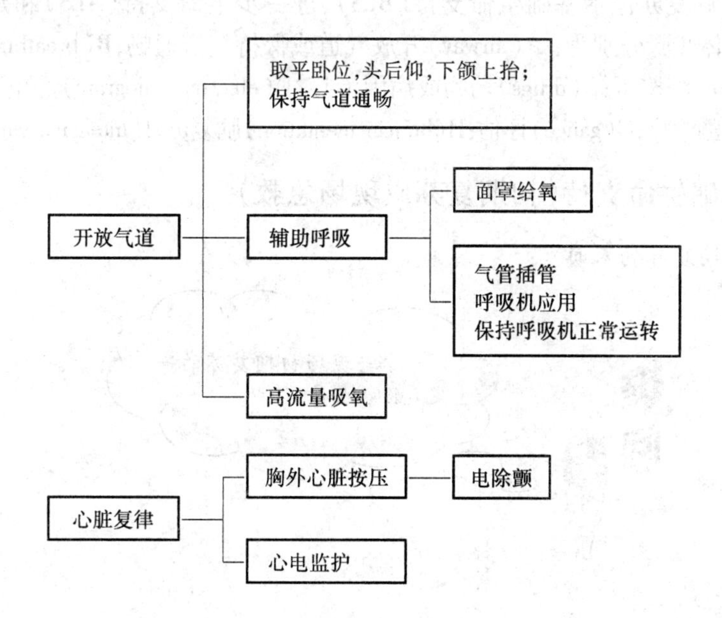

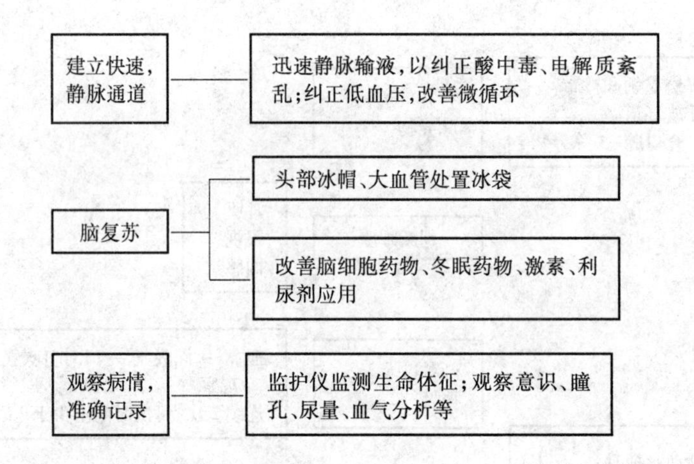

相关
知识

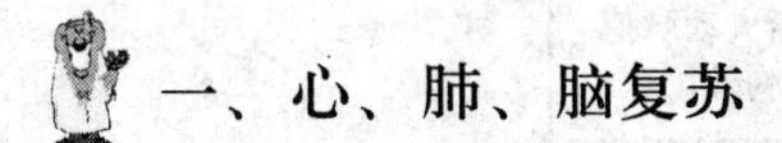

一、心、肺、脑复苏

心、肺、脑复苏(CPCR)是抢救心脏、呼吸骤停及保护恢复大脑功能的复苏技术，主要用于复苏后能维持较好的心、肺、脑功能及较长时间生存的病人。

(一) 心、肺、脑复苏的紧迫性

心脏骤停、呼吸骤停是临床上最紧急的病情，如能及时、正确地抢救，则部分病人的生命可被拯救。相反，病人可因严重缺氧而由临床死亡转为生物学死亡。在常温下，心脏停搏 3 s 时病人感到头晕；10 s 即出现昏厥；30 ~ 40 s 后出现瞳孔散大；1 min 后呼吸停止、大小便失禁；4 ~ 6 min 后大脑出现不可逆的损伤。因此，对心脏骤停、呼吸骤停病人的抢救应在 4 min 内进行心、肺复苏，开始复苏的时间愈早，则成活率愈高。时间就是生命，只有在一般人群中普及心肺复苏术，才能在现场及时正确地进行抢救，为病人的进一步复苏打好良好的基础。

(二) 心、肺、脑复苏的内容和步骤

完整的心、肺、脑复苏包括基础生命支持(BLS)、进一步生命支持(ALS)和延续生命支持(PLS)三部分。具体步骤分别为：A(airway)开放气道或保持气道通畅；B(breathing)人工呼吸；C(circulation)胸外心脏按压；D(drugs)药物或病因治疗；E(electrocardiogram)心电监护；F(fibrillation treatment)室颤治疗；G(gauge)评估；H(human mentation)脑复苏；I(intensive care)重症监护。

二、基础生命支持(初期复苏或现场急救)

(一) 参与初期复苏的人员

提问
参与现场初期复苏的一定是医护人员吗？

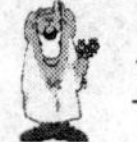

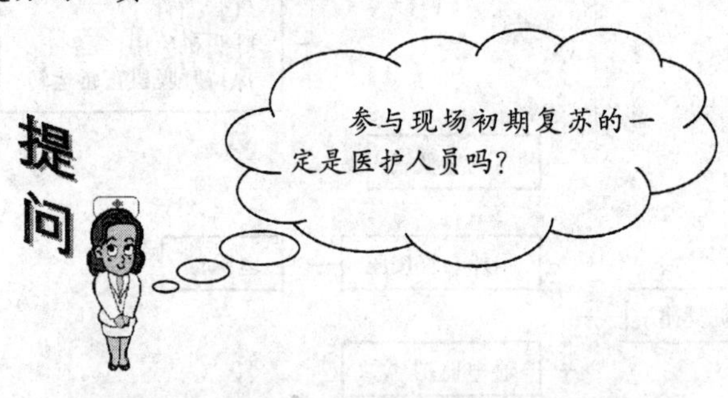

首先参与现场初期复苏的是最初接触病人的人，即“旁观者”，包括家庭成员、同事、朋友、行人等；当“120”救护车抵达现场后，由受过现场心、肺复苏训练的“120”救护车医护人员，接替“旁观者”急救，如上海地区急救中心接到“120”呼救后，要求救护车在10～12 min内到达病人身边实施现场急救；病人送至急诊科后，由受过全面心、肺复苏训练的急诊医护人员实施进一步的复苏程序。我国的院前急救的危重病人，一般都经现场处理后直接转送各医院急诊科进一步抢救。

（二）实施初期复苏的指征

1. 呼吸骤停　原因有溺水、脑卒中、气道梗阻、烟雾吸入、药物过量、触电、窒息、外伤等。呼吸骤停发生时，心脏和肺对血液的氧合作用能持续几分钟，继续对脑及其他生命器官的供氧。病人可能具备循环体征。迅速畅通气道以及人工呼吸可挽救生命。持续供氧可防止心搏骤停。

2. 心搏骤停　循环终止，使生命器官缺氧。无效的“喘息样”呼吸（濒死样呼吸）多发生在心搏骤停的前期，不应与有效呼吸混淆。伴发以下心律失常：心室颤动、室性心动过速、无脉搏电活动或心电静止（一条直线）。

（三）初期复苏的程序

提问
一旦发现有人突然倒地不起，在现场应该怎样判断和处理？

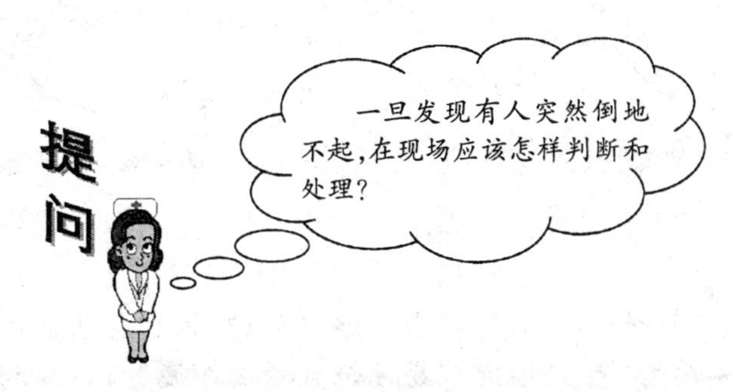

1. 确定意识　判断病人意识是否存在，要求在5～10 s内完成。其方法是：抢救者轻拍病人或轻摇病人的肩部，高喊：“喂，你醒醒！怎么啦？”，如是你认识的人，则直接呼病人的姓名。如无反应可用手指甲掐压病人的人中、合谷穴6 s。

但是应注意：① 会睁眼或有肢体运动等，表明病者有意识。如病人对刺激无反应，则表明意识丧失，已陷入危重状态。② 严禁搬动病人的头部，以免损伤颈椎。③ 若现场有亲人或旁人证明病人的意识已经丧失，则可不做以上步骤。

2. 呼救　一旦确定病人的意识丧失，应立即呼救，招呼最近的响应者。并与急诊医疗救护系统联系。立即打“120”电话与医疗急救中心联系，请求急救。打“120”电话时应注意：① 简单、明了地说明病人或事故发生的具体地点；② 主要病情或灾情：简单扼要地告之病人的病情或事故现场的灾情；③ 假如现场只有1人参与抢救，则应先进行1 min的现场心、肺复苏，再联系求救，或有人来时，请别人打“120”电话求救。

3. 安置复苏体位　将病人仰卧于坚实的平面（如木板），使头、颈、躯干无扭曲。平卧有利血液回流，保持脑的血液供应。如病人昏倒为俯卧位或侧卧位，翻动病人时务必使病人的头、颈、躯干、臀部同时整体转动，防止扭曲，翻动时特别注意要保护颈部，抢救者一手托住其颈部，另一手扶住其肩部，使病人平稳地转动为仰卧。

4. 抢救者的位置　抢救者在实施心、肺复苏术时,根据现场病人的周围处境,选择病人一侧(常选右侧),将两腿自然分开与肩同宽跪于病人的肩旁,这样抢救者无需移动膝部就能实施人工呼吸和胸外心脏按压,并有利于观察病人的胸、腹部。

5. 开放气道　病人呼吸、心跳停止后,全身肌肉松弛,口腔内的舌肌也松弛下坠而阻塞呼吸道。采用开放气道的方法可使阻塞呼吸道的舌根上提,使呼吸道畅通。

(1) 仰头举颌法:抢救者用一手的小鱼际部位置于病人的前额,用力往下压,使其头后仰,另一手的示指、中指放在下颌骨下方,将颌部向上抬起。此法是最常用的开放气道的方法。操作时应注意:手指不要压迫颌下软组织,以防呼吸道受压;不要压迫下颌,使口腔闭合有义齿者不必取出,因举颌可使牙托复位,有利于人工呼吸(图6-1)。

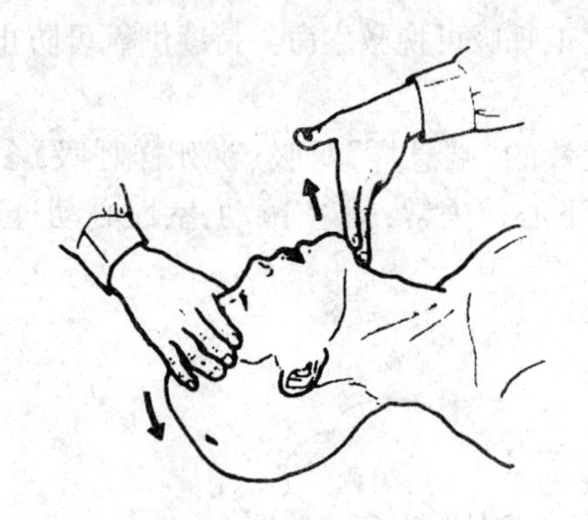

图6-1　仰头举颌法

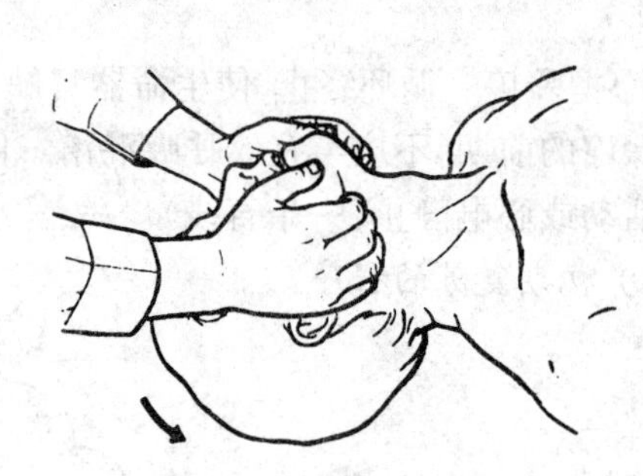

图6-2　双手抬颌法

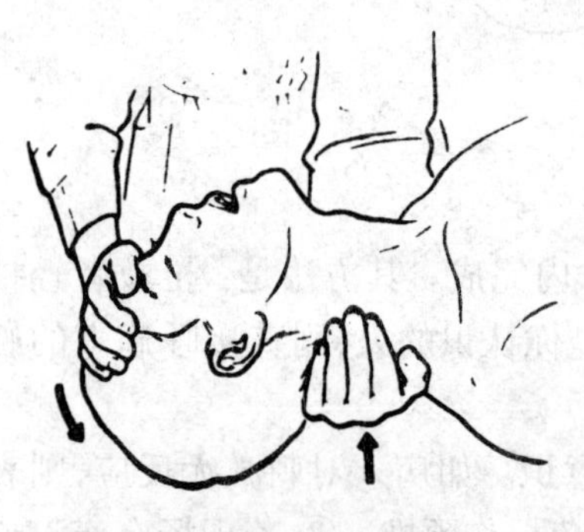

图6-3　仰头抬颈法

(2) 双手抬颌法:抢救者位于病人的头部,双肘支持在病人仰卧平面上,双手紧推双下颌角,下颌上移,拇指牵引下唇,使口微张。此法适用于颈部有外伤者,但此法易使抢救者操作疲劳,不易与人工呼吸相配合,故一般情况下不应用(图6-2)。

(3) 仰头抬颈法:抢救者跪于病人的头部,一手置于病人前额,使其头后仰,另一手放在颈后,托起颈部(图6-3)。操作时应注意:不要过度伸展颈部;有活动义齿需取出,以防义齿脱落堵塞呼吸道。

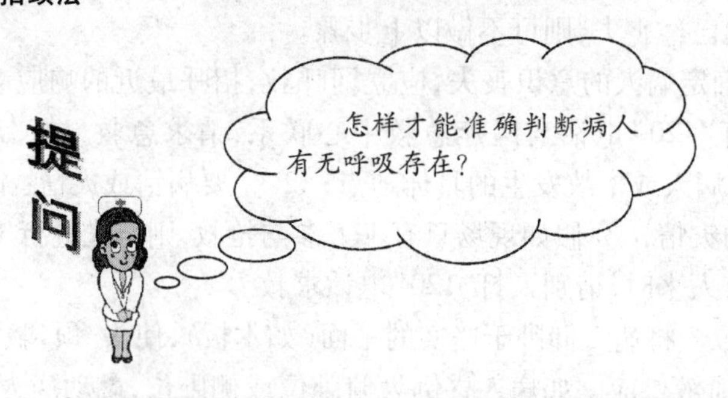

6. 判断有无呼吸　气道开放后,抢救者可将耳贴近病人口鼻,并侧头注视其胸、腹部,通过"一看、二听、三感觉"去判定呼吸是否存在(图6-4),即:① 看病人的胸部或上腹部是否有呼吸起

伏；② 听病人的口鼻有无出气声；③ 抢救者用面部去感觉是否有气体吹拂感。如判定病人有呼吸，可保持呼吸道通畅，并置其于昏迷体位；若无呼吸，应保持病人于仰卧位，并及时进行人工呼吸。

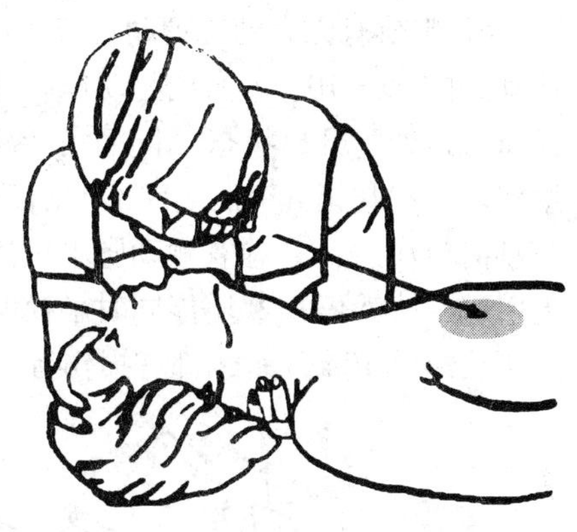

图 6-4 通过“看、听、感觉”判断呼吸

7. 人工呼吸 根据病人的具体情况，现场可采用不同的人工呼吸方法，最常用的是口对口人工呼吸。

正常人吸入空气中的含氧量为 20.94%，二氧化碳为 0.04%。肺脏也只能吸收氧含量的 20%，其余的 80% 气体原样呼出。因此，在呼出的气体中，氧含量下降为 16%，二氧化碳升高为 4%。少量的二氧化碳有兴奋呼吸中枢的作用，实施口对口（鼻）人工呼吸，病人的“吸气”是救护者的“呼气”，所获得的气体中的氧浓度较低，二氧化碳浓度较高。然而，在病人心搏呼吸停止后，肺处于半萎陷状态，在呼吸道畅通的情况下，吹入肺内的气体能使肺组织扩张，气体内有足够氧气供病人需要。

（1）口对口人工呼吸：

1）方法：首先保持病人的呼吸道通畅，抢救者用按于病人前额一手的拇指与示指紧捏鼻翼下端，然后抢救者正常吸一口气，张开嘴巴，双唇包绕封住病人的嘴外缘，并用力向病人口内吹气，每次吹气量为 500 ~ 600 ml（成人需要量），或每次吹气时能看到病人的胸部上抬即可。开始时应连续吹气 2 次，每次吹气后，应放开鼻孔待病人充分呼气，并吸入新鲜空气，准备下一次吹气。

2）注意事项：吹气时间每次 1 s 以上；吹气频率 10 ~ 12 次/分钟。吹气时应观察病人的胸部有无起伏，如有起伏，则表示人工呼吸有效，无起伏者，则表示人工呼吸无效，可能因气道阻塞或气道通畅不够或吹气不足，应重新开放气道，并清除口腔异物。

（2）口对鼻呼吸：当病人牙关紧闭、颈部外伤或口腔严重损伤时可用此法，但有鼻出血或鼻阻塞时不能使用。抢救者将一手置于病人额部使其头后仰，另一手提起其下颌并闭合口腔，深吸气后用口对病人鼻腔密封吹气，并观察其胸部起伏情况；呼气时应启开病人口腔或分开双唇，有利于气体呼出。

（3）口对口鼻呼吸：适用于婴幼儿。先将其头后仰，将下颌部轻轻上抬，使其口腔、鼻孔充分开放。抢救者深吸气后用口包住病人的口鼻吹气，吹气时应注意胸部起伏情况。

（4）口对气管切开口人工呼吸：因经喉气管切开的病人，其空气不能经鼻或口腔进入呼吸道，可用此法。抢救者向病人气管切口吹气时，应注意闭合其鼻和口，以免吹气漏出，并注意观察病人的胸部有无起伏；吹气后，应立即放松病人的鼻和口腔，以免被动呼气。

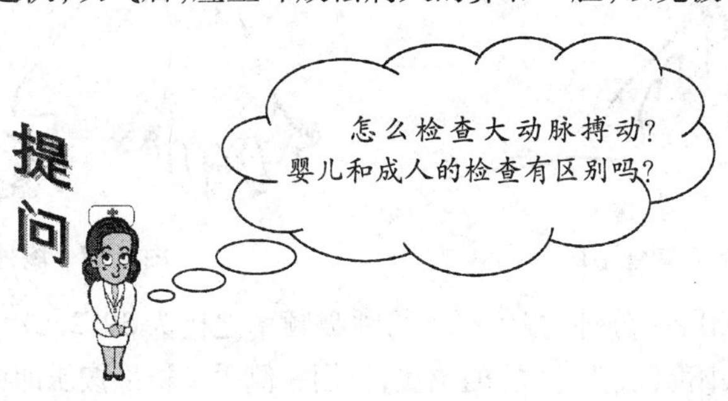

8. 判断有无大动脉搏动　成人最好是检查颈动脉有无搏动,而对婴儿可检查股动脉有无搏动,并在5~10 s内完成此动作。其方法是:抢救者将一手置于病人前额,使其头后部后仰,保持气道处于开放状态,用一手示指和中指置于颈中部(甲状软骨)中线,手指从颈中线滑向甲状软骨和胸锁乳突肌之间的凹陷,稍加力度触摸到颈动脉的搏动(图6-5)。但触摸颈动脉搏动时应注意:① 检查颈动脉不可用力压迫,避免刺激颈动脉窦使得迷走神经兴奋,反射性地引起心搏骤停;② 不能同时触摸两侧颈动脉;③ 不要压迫气管,造成气管阻塞;④ 触摸时间不要超过10 s;⑤ 颈部有损伤者可触摸颈动脉或股动脉。

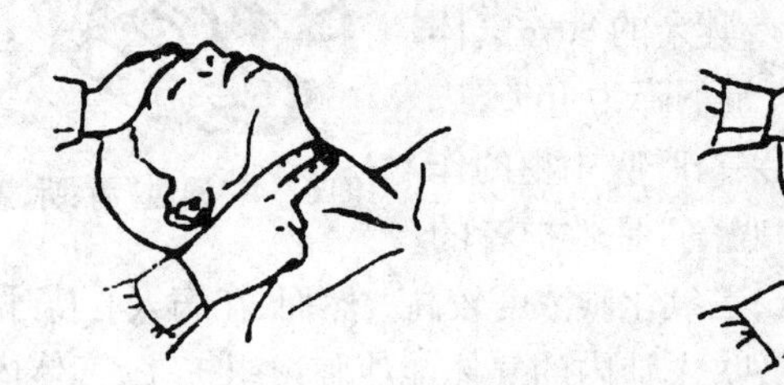

图6-5　触摸颈动脉搏动

9. 胸外心脏按压　连续的有节律的压力按压胸骨下部,可通过增加胸内压或直接挤压心脏产生血流。血液循环到肺,将人工通气中的氧气输送至大脑和其他生命器官,直到完成除颤或心跳恢复自律。

(1) 方法:

1) 救护者一手的示指、中指置于近侧的病人一侧肋弓下缘;示指、中指沿肋弓向上滑到双侧肋弓的汇合点,中指定位于下切际,示指紧贴中指。

2) 救护者另一手的手掌根部贴于第一只手的示指平放,使手掌根部的横轴与胸骨的长轴重合(图6-6);定位之手放在另一手的手背上,两手掌根重叠,十指相扣,手心翘起,手指离开胸壁(简便的定位方法为两手掌根重叠于两乳头之间的胸骨上方)。

3) 救护者的上半身前倾,双肩位于双手的正上方,两臂伸直(肘关节伸直),垂直向下用力,借助自身上半身的体重和肩臂部肌肉的力量进行操作(图6-7)。胸骨下压深度为4~5 cm。检查时可触及头颈部动脉搏动为有效。放松后,手掌不要离开胸壁。

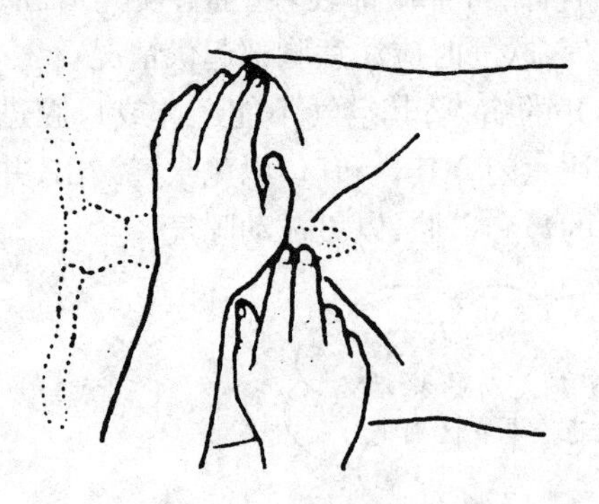

图6-6　确定胸骨下切迹

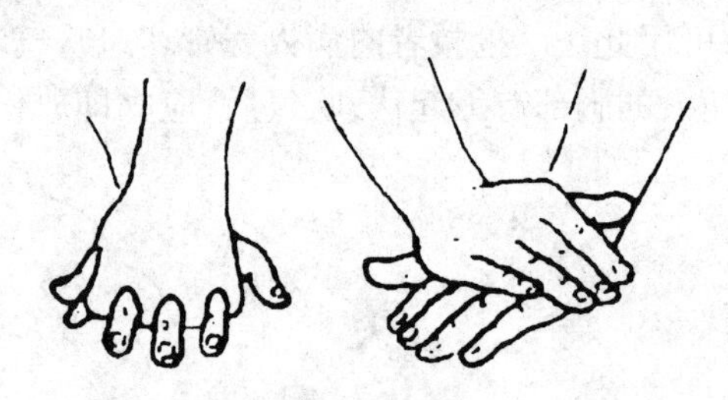

图6-7　胸外按压

4) 按压速度为100次/分钟,按压频率与呼吸频率之比为30∶2。

5) 儿童应在胸骨中部(乳头连线)的位置,仅用一侧手掌根部按压即可。按压深度2~3 cm;

按压速度 100 次/分钟；单人复苏时，按压与呼吸频率之比均为 30∶2，双人复苏时为 15∶2。

为婴儿救护时，救护者可用一手示指置于婴儿两乳头连线与胸骨交界处，中指、无名指与示指合并置于胸骨上。将示指抬起，中指、无名指并拢用力垂直向下挤压。挤压深度为 1～2 cm，挤压速度 110～120 次/分钟。单人复苏时按压与呼吸频率之比为 30∶2，双人复苏时为 15∶2。

（2）注意事项：① 进行胸外心脏按压时手指不应压在胸壁上，两手掌应保持交叉放置按压，否则易造成骨折。② 按压速度不宜过快或过慢。③ 姿势要正确，位置要准确，否则易造成剑突、肋骨骨折而致肝破裂、血气胸。按压时如施力不垂直，易致压力分解。摇摆按压容易造成按压无效或严重并发症。冲击式按压或抬手离胸或用力过猛时，易造成骨折。④ 按压与放松要有充分时间，即胸外心脏按压时下压与向上放松的时间应相等。⑤ 放松时，手掌不要离开胸壁，确保定位正确。

成人与婴儿、儿童胸外心脏按压的区别如表 6－1 所示。

表 6－1　成人、婴儿、儿童心脏按压区别

要　　点	婴儿(1 岁以内)	儿童(1～8 岁)	成　　人
呼吸频率	12～20 次/分钟	12～20 次/分钟	10～12 次/分钟
检查循环	肱动脉	颈动脉	颈动脉
按压方法	指压法	一手手掌根部	双手手掌根部
按压深度(cm)	1～2	2～3	4～5
频率(次/分)	110～120 次/分钟	100 次/分钟	100 次/分钟
心脏按压与呼吸频率比值	30∶2	30∶2	30∶2
按压部位	两乳头连线与胸骨正中线下一横指	两乳头连线	两乳头连线

（四）单人和双人初期复苏方法

1．单人心、肺复苏　在开放气道的情况下，由同一抢救者按程序依次完成人工呼吸和胸外心脏按压，即抢救者先向病人连续吹气 2 次后，再迅速回到病人胸侧，重新确定按压部位，作 30 次胸外心脏按压，再移到病人的头侧作 2 次人工呼吸(如口对口呼吸)。如此进行 5 个循环后，再用“看、听、感觉”法确定有无呼吸及脉搏(要求在 5 s 内完成)。若无呼吸和脉搏，再进行 5 次循环，如此周而复始，如有多人在场，可轮流替换操作(图 6－8)。

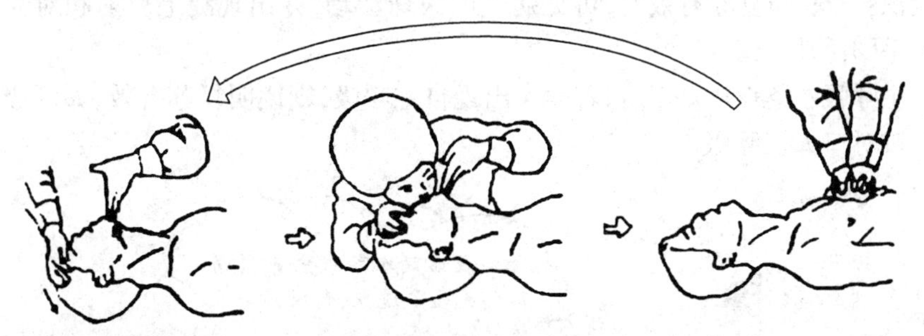

图 6－8　单人心、肺复苏

2．双人心、肺复苏　即由两个抢救者分别进行口对口人工呼吸和胸外心脏按压，其中一人位于病人的头侧，负责监测颈动脉与人工呼吸，以确定复苏的效果。另一人位于病人的胸侧，负责作胸外心脏按压，心脏按压的频率为 100 次/分，胸外心脏按压与人工呼吸频率的比值也是 30∶2(图6－9)。每 2 min 或每 5 个循环后，应当轮换按压者，以防止按压者疲劳，按压质量下降。

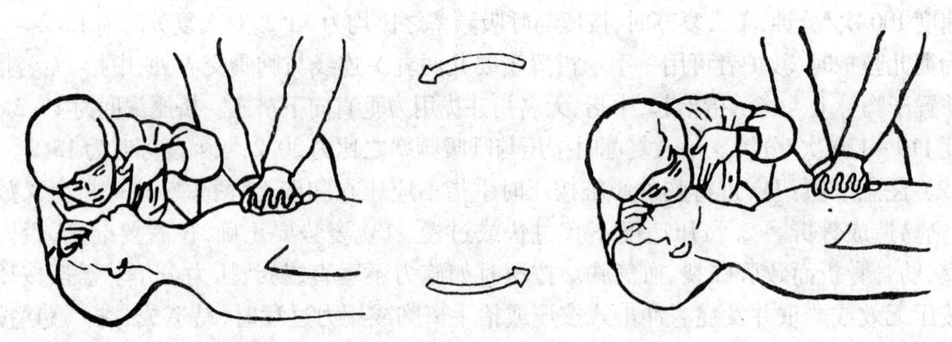

图6-9 双人心、肺复苏

（五）初期复苏有效与终止指征

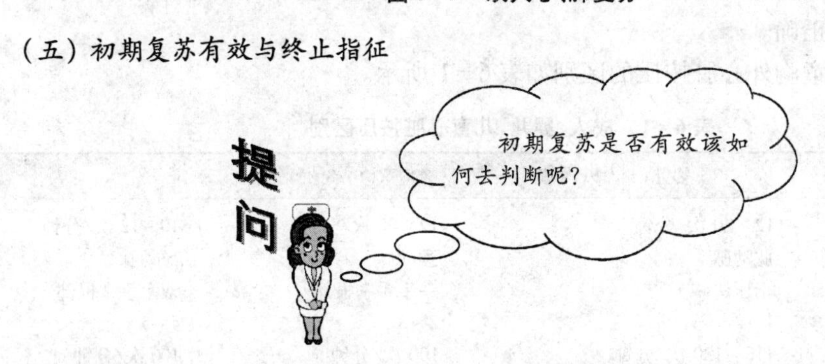

1. 急救有效指征　经现场急救后，以下指征可用来判断心、肺复苏是否有效。

（1）瞳孔的变化：瞳孔的变化是观察心、肺复苏是否有效的重要指征，如瞳孔由大变小，则表示复苏有效；反之，若瞳孔由小变大，甚至固定，角膜混浊，则表示复苏无效。

（2）面色：若病人的面色由发绀转为红润，表示复苏有效；若由红润变为灰白或陶土色，则说明复苏无效。

（3）颈动脉搏动：如胸外心脏按压有效时，每按压1次时，可触摸到1次颈动脉搏动，如停止按压后，颈动脉搏动仍在跳动，说明心脏搏动恢复；如停止按压后，颈动脉搏动消失，应继续进行胸外心脏按压。

（4）意识：若心肺复苏有效时，可见病人的眼球活动，并出现睫毛反射和对光反射，少数病人可出现手脚活动。

（5）自主呼吸：经心肺复苏后，若病人出现自主呼吸，则说明复苏有效，如呼吸仍微弱者，应继续进行口对口人工呼吸。

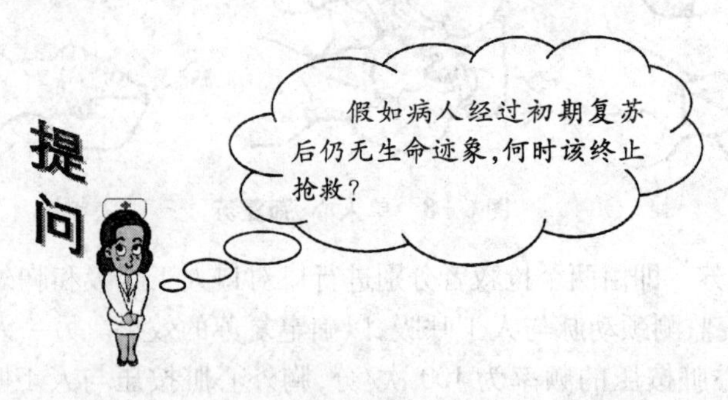

2. 急救终止指征　在进行心、肺复苏的过程中，抢救者应具有高度的责任心，不得无故中

断心、肺复苏术。但由于心脏比脑较能耐受缺氧,因此,终止心、肺复苏应以心血管系统有无反应为准。如能进行心、肺复苏 30 min 以上,且有条件确定病人出现脑死亡或心脏停止搏动时,可考虑终止心、肺复苏。

脑死亡是心、肺复苏终止的重要指征,它包括以下临床表现: ① 深昏迷,病人对疼痛刺激无任何反应; ② 自主呼吸持续停止; ③ 瞳孔散大固定; ④ 脑干反射全部或大部分消失: 如头眼反射、瞳孔对光反射、角膜反射、吞咽反射和睫毛反射等消失。

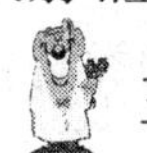

三、进一步生命支持(后期复苏)

主要是指在初期复苏的基础上,应用辅助设备及特殊技术建立和维持有效的通气和血液循环,改善并保持心、肺功能及治疗原发疾病。

1. 给氧　纠正缺氧是复苏中最重要的环节之一。应尽快给氧,早期以高浓度为宜,以后可根据血气分析逐步将吸氧浓度降低至40% ~60%。

2. 开放气道

(1) 口咽通气管和鼻咽通气管: 可以使舌根抬起,暂时解除气道梗阻。

(2) 气管插管: 应尽早作气管插管,以充分保证呼吸道畅通。

(3) 环甲膜穿刺: 遇插管有困难者,可先行环甲膜穿刺并给氧,以缓解严重缺氧情况。

3. 药物治疗

(1) 用药目的: ① 可增加心肌血液灌注量、脑血流量; ② 减轻酸中毒; ③ 为除颤创造条件。

(2) 用药途径: ① 静脉内给药是首选的用药途径; ② 气管内滴入药物,虽然药物也能快速有效地吸收,但药物可被分泌物稀释或因局部黏膜血液循环量不足而影响吸收; ③ 心内注射给药,因其存在诸多缺点,目前临床应用不多。

4. 心电监护　心电监护可及时发现和识别心律失常、心肌缺血、电解质紊乱等情况,并且可以判断药物治疗的效果。

5. 除颤　室颤是相当一部分心跳骤停病人的表现。一旦明确为室颤,应尽快进行电除颤。除颤的迟早是决定病人是否存活的关键,如有条件应在心跳骤停后 2 min 内进行。

知识扩展

延续生命支持是心、肺、脑复苏的第 3 部分,其重点是保护脑组织、脑复苏及复苏后疾病的防治。

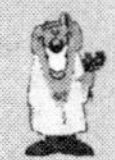

一、评估生命体征及病因治疗

严密监测心、肺、肝、肾、消化等器官及凝血功能,一旦发现异常应立即采取有针对性的治疗措施。

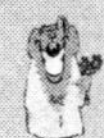

二、脑复苏措施

能使中枢神经细胞功能得到恢复,最主要措施是增加脑循环和降低脑温。所以,防治脑水肿、降低颅内压是脑复苏的重要措施之一。

1. 低温疗法　低温可降低脑代谢，减少脑缺氧，有利于保护脑细胞，减轻缺血性脑损害，也可降低脑脊液压力，减少脑容积，有利于改善脑水肿。其方法是将病人头部枕于冰帽内，但要注意对眼睛、耳朵保护，同时在病人的颈部、腋下、腹股沟等大血管部位放置冰袋。

2. 脑复苏药物应用　冬眠药物、脱水剂、激素、促进脑细胞代谢药物、巴比妥类药物，可以减轻脑水肿，降低颅内压，对脑组织有良好的保护作用。

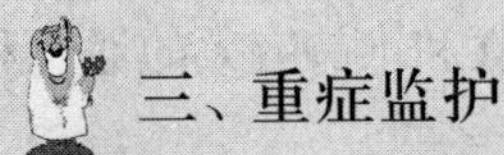

三、重症监护

病人复苏成功后病情尚未稳定，需要继续严格检测，及时处理和护理。主要包括心电监护、血流动力学监护、呼吸系统监护、中枢神经系统监护、肾功能监护，密切观察病人的症状和体征，防止和治疗继发感染。

（王华芳　李志国）

项目二　呼吸道异物的急救

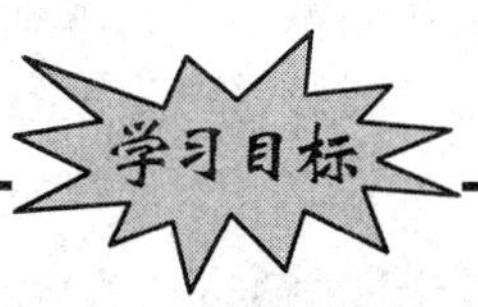

1. 了解排除呼吸道异物的不同方法。
2. 熟悉发生呼吸道异物的临床特征。
3. 掌握 Heimlich 手法的操作流程。

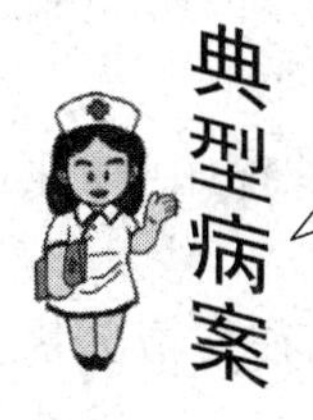

典型病案

某病儿，男，14 个月龄。其母亲正在厨房做饭时，孩子在厨房地板上玩耍。其母忽然听到患儿咳嗽且呼吸急促，并发现患儿口唇发绀，但神志清楚。她立即抱起孩子，发现患儿此时已无哭闹，呼吸运动剧烈但无呼吸音。

问题导向： 现场第一目击者该作出何种判断和反应？

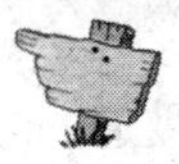

急救流程（成人呼吸道异物 Heimlich 手法的操作流程）

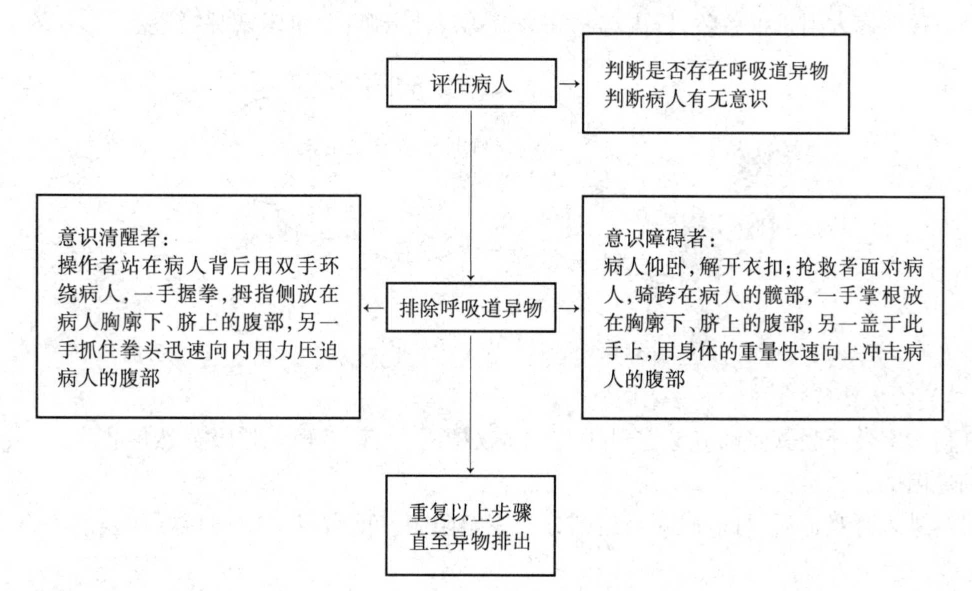

通过以上抢救程序，如清除异物成功，则畅通气道，根据心、肺、脑的情况，给予生命支持，适时转送。如清除异物失败，能吹入气体者，则按如下程序：清理口咽异物──→快速连续拍背4次──→人工呼吸2次，反复交替进行；不能吹入气体者，除重复以上程序，有条件时可采用气管穿刺、气管切开，或用喉镜、气管镜及时取出异物，切勿耽搁时间而延误抢救。

非呼吸道内物体进入呼吸道时，出现阵发性呛咳和一系列呼吸困难症状及体征称为呼吸道异物。在临床较常见，尤其小儿多见。因极易产生窒息而影响呼吸，故病情危急需要采取紧急救护。

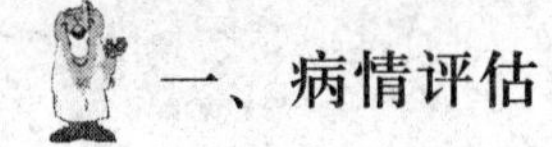

一、病情评估

（一）原因

引起呼吸道异物的病因很多，根据异物来源可分为以下几种。

1. 内源性异物　多为病人自身的组织器官或分泌物，常见的有：病人的牙齿、血液、呕吐物、浓稠痰液或其他黏稠分泌物、息肉、脓液等。

2. 外源性异物　多由体外进入，常见的异物有花生米、糖果、米粒、药片、瓜子、鱼刺、纽扣等。根据其进入机体的情形可分为以下几种情况。

（1）饮食不慎，如：因进食过快、急促，尤其是在说话或大笑时摄食大块需咀嚼的固体食物，如鸡块、排骨，以致食物被卡在喉部造成呼吸道阻塞，甚至窒息。

（2）婴幼儿口含异物嬉戏时，常因深呼吸而将口腔中物品吸入呼吸道，往往情况紧急，如不能将异物咳出，严重者可导致生命危险。

（3）在大量饮酒时，酒精作用可使咽喉部肌肉松弛，而致吞咽动作失调，易使食物团块进入呼吸道。

（4）个别老年人因吞咽功能差、咳嗽，或不慎等原因而将义齿或牙托误送入呼吸道。

（5）昏迷病人因舌根后坠，胃内容物和血液等反流入咽部，可阻塞呼吸道。

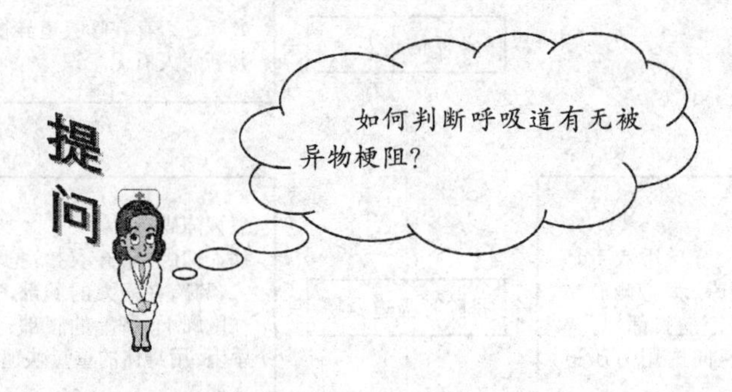

（二）临床特征

任何人突然呼吸骤停都应考虑到呼吸道异物梗阻，尤其年轻人呼吸突然停止，出现发绀，无任何原因的意识丧失。

异物进入呼吸道后，可造成呼吸道部分和完全阻塞。前者可有换气良好和换气不良2种类型。

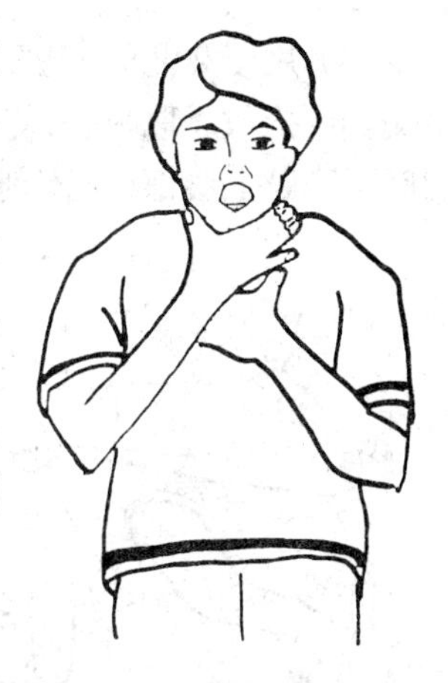

图 6-10　Heimlich 征象

1. 换气良好者　病人可出现突发刺激性剧烈呛咳，可闻及咳嗽间隔的哮鸣音和空气流动声。

2. 换气不良好者　可见病人咳嗽无力，吸气末有高调哮鸣音，可出现呼吸困难并逐渐加重，面色发绀或苍白。呼吸道完全阻塞者的临床症状严重，病人突然不能说话、咳嗽和呼吸，面色迅速发绀或苍白，呼吸极度困难，病人可因缺氧性昏迷而死亡。

病人被食物和异物卡喉后，感到极度不适，常常不由自主地以一手呈“V”形紧贴于颈前喉部，苦不堪言，此即 Heimlich 征象（图 6-10）。

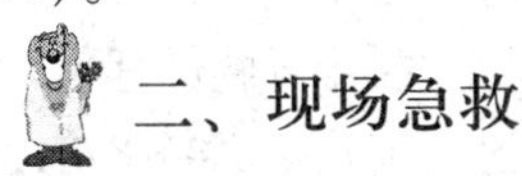

二、现场急救

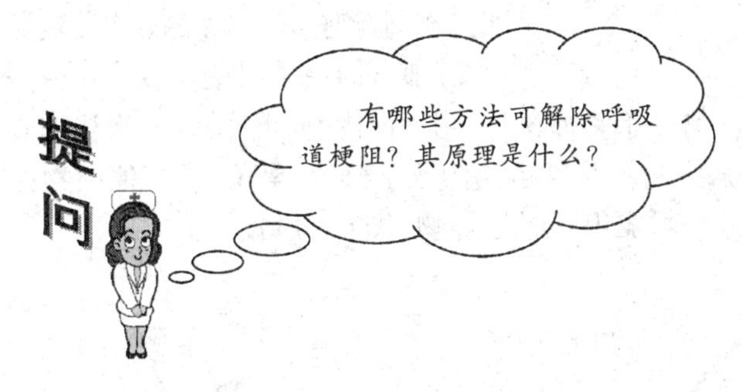

（一）急救方法

呼吸道异物非常多见，救治原则就是尽快将异物解除。腹部手拳冲击法又称 Heimlich 急救法，1983 年首先由美国 Heimlich 报道。现场急救呼吸道异物数千例，因效果较好，故作为卫生常识进行普及。手拳冲击腹部时，使腹压升高，膈抬高，胸腔压力瞬间增高后，迫使肺内空气排出，形成人工咳嗽，使呼吸道内的异物上移或驱出。

1. Heimlich 手法（又称腹部手拳冲击法）

（1）用于成人的方法（清醒病人）：① 抢救者站在病人背后，用双手臂环绕病人腰部；② 抢救者一手握拳，将拇指侧放在病人胸廓下和脐上腹部；③ 另一手紧握该拳，快速向上重复冲击直至异物排除（图 6-11）。

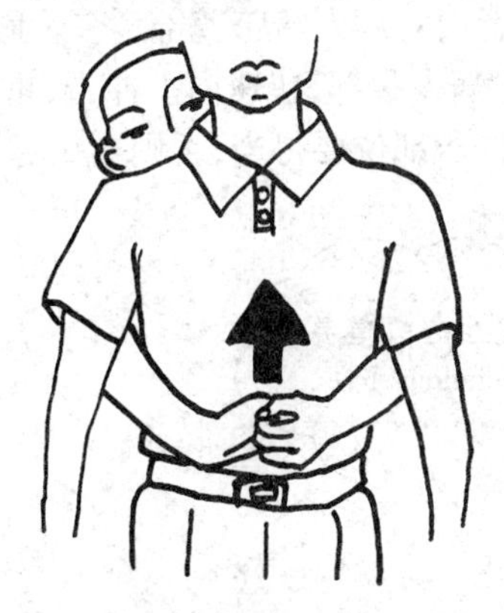

图 6-11　用于清醒病人的腹部手拳冲击法

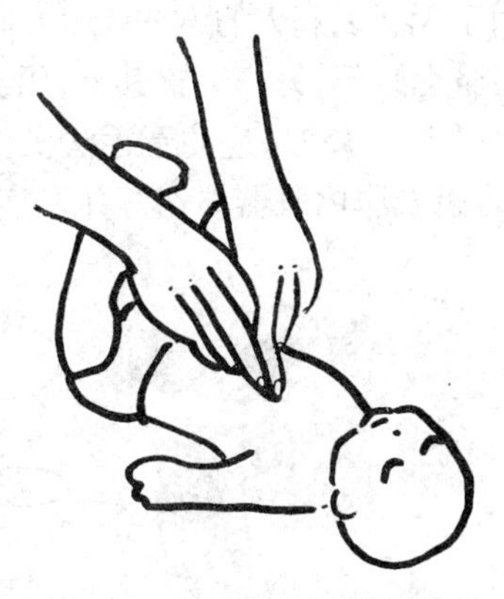

图 6-12　婴儿胸部手指猛击法

(2)用于婴儿的方法：使病儿平卧在坚硬地面或床板上，面部向上，抢救者跪在或立在其足侧。或抢救者取坐位，使患儿骑坐在两大腿上，背靠抢救者，用两手的中指和示指放在患儿胸廓下和脐上腹部（远离剑突处），快速向上冲击压迫。手法应很轻柔，重复之，直到异物排出（图6－12）。也可采用背部拍击法，将患儿骑跨头部向下俯卧于抢救者一侧前臂，手托下颌，另一手握拳拍击患儿背部，直至异物排出（图6－13）。

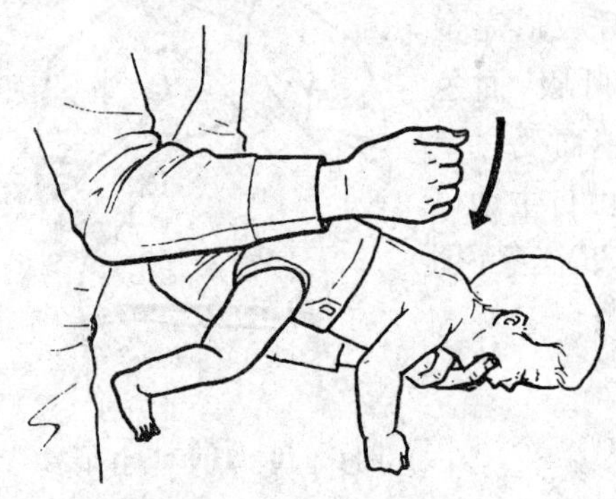

图6－13　婴儿背部拍击法

(3)用于自救的方法：

1)咳嗽：异物仅造成不完全性呼吸道阻塞，病人尚能发音、说话、有呼吸和咳嗽时，应鼓励病人自行咳嗽和尽力呼吸，不应干扰病人自已力争排出异物的任何动作。自主咳嗽所产生的气流压力比人工咳嗽高4～8倍，通常用此方法排除呼吸道异物的效果比较好。

2)腹部手拳冲击法：病人一手拳置于自己上腹部，相当于脐上远离剑突处，另一手紧握该拳，用力向内、向上作4～6次快速连续冲击。

3)上腹部倾压椅背：病人将上腹部迅速倾压于椅背、桌角、或其他硬物上，然后做迅猛向前倾压的动作，以造成人工咳嗽，驱出呼吸道异物（图6－14）。

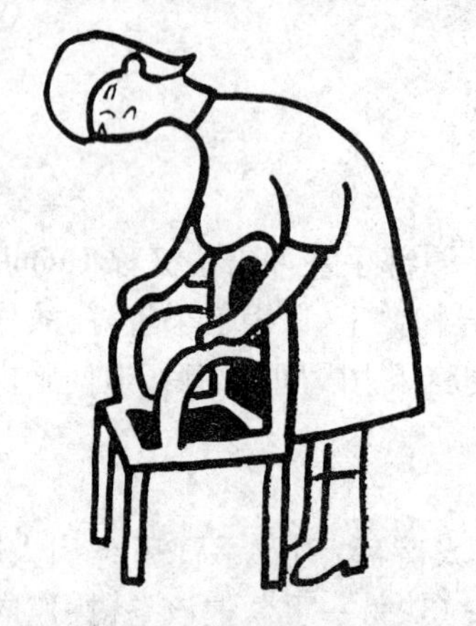

图6－14　上腹部倾压椅背自救法

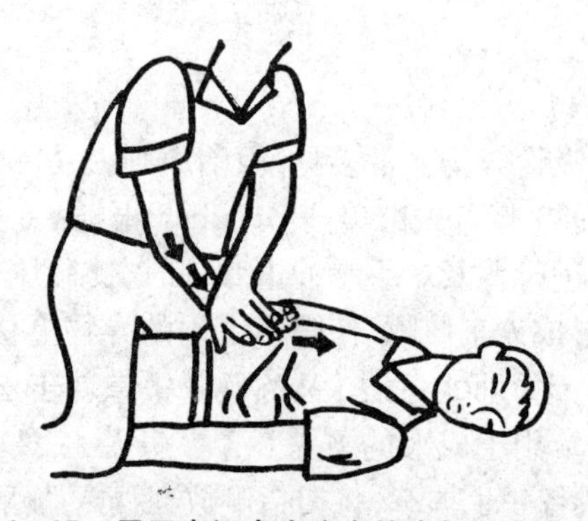

图6－15　用于意识丧失病人的腹部手拳冲击法

(4)用于无意识病人的方法：病人仰面平卧，抢救者面对病人骑跨髋部，将一手掌根部放在胸廓下与脐上腹部，另一手置其上，用身体的重量压迫病人腹部，快速向上冲击，重复冲击直至异物排出（图6－15）。应注意手法操作并掌握要领，按压部位要得当，否则会引起胃内容物反流、剑突骨折及腹内脏器损伤等并发症。

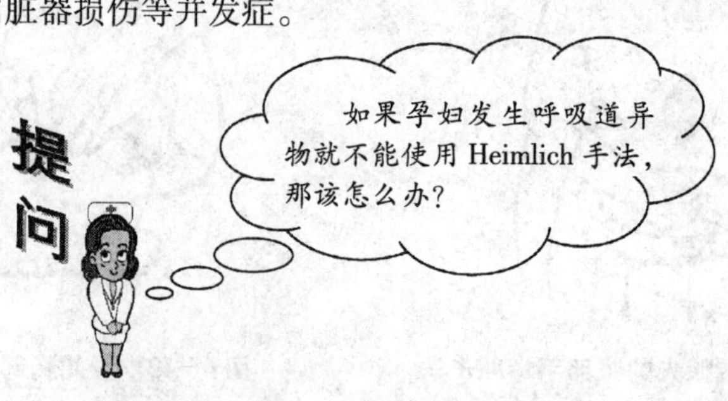

2. 胸部手拳冲击法　适宜于十分肥胖病人或妊娠后期孕妇，在抢救者双手无法围扶病人腰部进行腹部手拳冲击法时可用本法。

（1）意识清的病人：可使其取坐位或立位，抢救者站在病人背后，并用双臂经病人腋下环抱其胸部，一手握拳以桡侧抵住病人胸骨中下部，手紧握该拳向后连续做 6～8 次快速冲击。切记不要将手拳顶住病人剑突，以免造成胸壁骨折或内脏损伤（图 6－16）。

（2）意识不清的病人：可使其取仰卧位、屈膝，开放气道。抢救者跪于病人相当于肩肿水平的一侧，以手掌根部置于其胸骨中下 1/3 处，连续向下做 6～8 次快速冲击。每次冲击间歇要清楚，动作要干脆利索（图 6－17）。

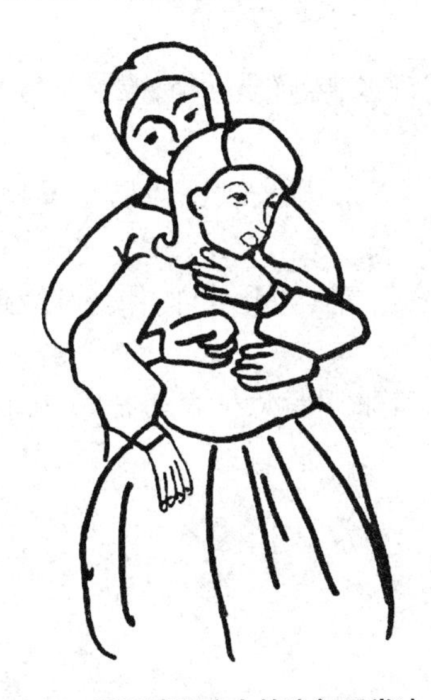

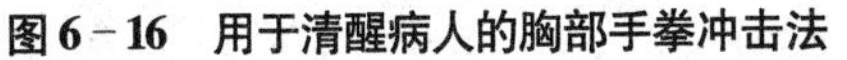

图 6－16　用于清醒病人的胸部手拳冲击法

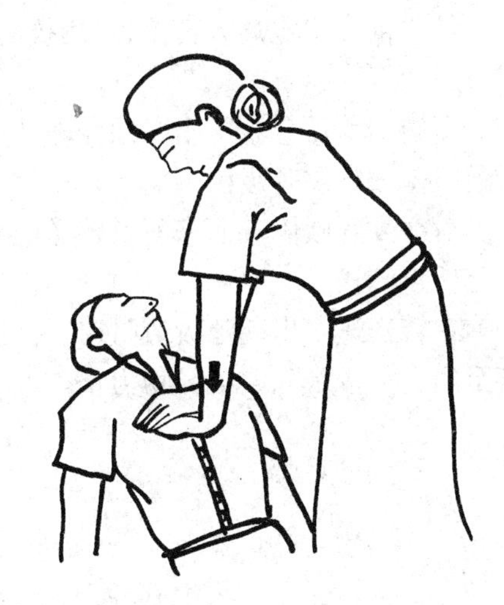

图 6－17　意识丧失病人的胸部手拳冲击法

3. 手指清除异物法　适用于可以看到异物的昏迷病人。抢救者可先用拇指及其余四指紧握病人下颌，并向前下方提拉使舌离开咽后壁以使异物上移或松动。然后抢救者用拇指与示指交叉，拇指抵于病人下齿列，示指抵于病人上齿列，两指交叉用力，强使病人口腔张开。接着抢救者用另一手的示指沿其颊部内侧插入，在咽喉部或舌根处轻轻勾出异物。另一种方法是抢救者用一手的中指与示指沿其颊部伸入病人的口腔内，在光线充足时，看准并将异物夹出。手指清除异物法不适用于意识清醒病人；在勾取异物时，动作要轻柔，切勿粗暴或过猛，以免将异物推入呼吸道深处（图 6－18）。

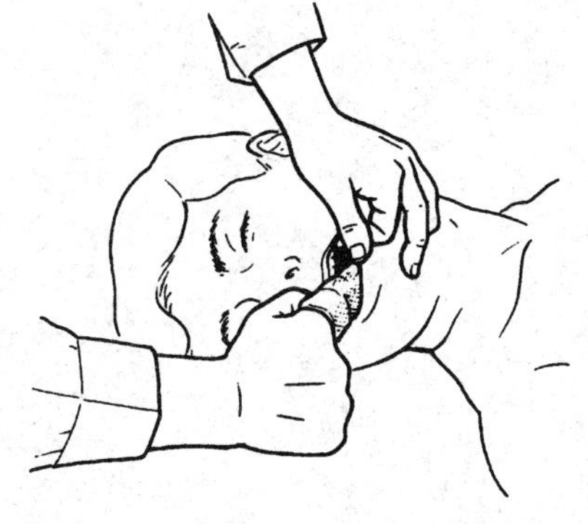

图 6－18　手指清除异物法

4. 其他方法

（1）直接喉镜取异物：适用于异物固定于声门以下的有呼吸困难病人；或气管内有随气流上下活动的不易破碎的异物的病人等。

（2）支气管镜取异物：适用于存在于较深部位的支气管异物；直接喉镜不能取出或不能完全取出的异物等。

（3）气管切开取异物：适用于尖锐异物易损伤声门及喉部者，或伴有口腔、颈椎疾病不能使用支气管镜取异物者。

（二）注意事项

1．清除呼吸道异物的注意事项　在用拍击法或手拳冲击法清除呼吸道异物时，应密切注意病人的意识、面色及瞳孔的变化。如有好转可继续进行此类操作；如病人意识由清晰转为昏迷或出现面色发绀、心跳呼吸停止等，应立即停止排除异物，并迅速做心、肺复苏初级救生术。

2．转送及途中注意事项　呼吸道异物部位较深者（如气管及支气管异物）一旦确诊，唯一的办法就是手术取异物，故此病人必须转送到上一级接收医院进行手术治疗，但转送时应注意以下几个方面。

（1）转送前应稳定病人情绪，应用抗生素、激素等维持水、电解质平衡，改善全身情况和对症处理。

（2）在转送前后急救医生必须伴随在病人身旁，严密观察病情变化，以防止异物移动，产生呼吸道阻塞或突发呼吸困难。

（3）对突发呼吸困难而来不及转送的病人，应采取紧急气管切开处理，保持呼吸道通畅待病情稳定后再转送。

（4）在转送途中出现呼吸道阻塞、突发呼吸困难时，宜采用紧急气管切开术，确保呼吸道通畅直至到上一级医院取出异物为止。

（王华芳）

项目三　创伤现场急救技术

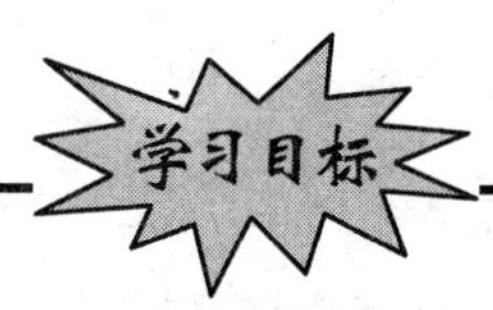

1. 了解包扎与固定的目的。
2. 熟悉常用的止血、包扎、固定、搬运的方法。
3. 掌握止血、包扎、固定的基本操作流程。
4. 掌握止血、包扎、固定、搬运的注意事项。

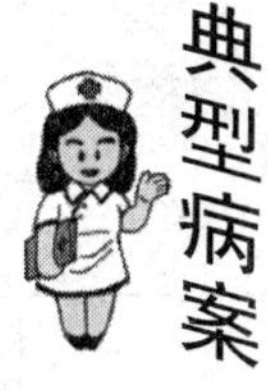

某病人，女，35岁。清明期间与丈夫两人自驾车回乡祭祖，返城时其丈夫由于疲劳驾驶，撞上高速公路水泥隔离带。车子发生侧翻并向前滑行数十米。坐在副驾驶位的妻子，身体一侧严重受挤压并与地面摩擦而导致右侧上肢大量出血，右侧大腿骨折。

问题导向一： 对该创伤病人，现场第一目击者应立即采取哪些措施？

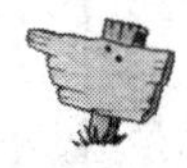

现场急救流程

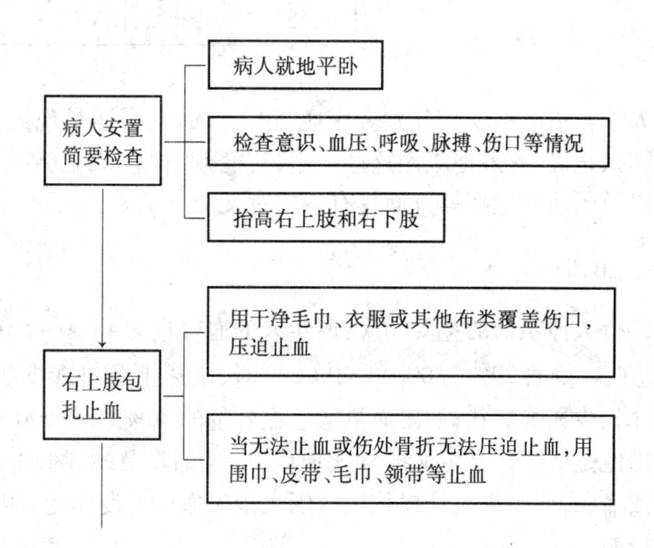

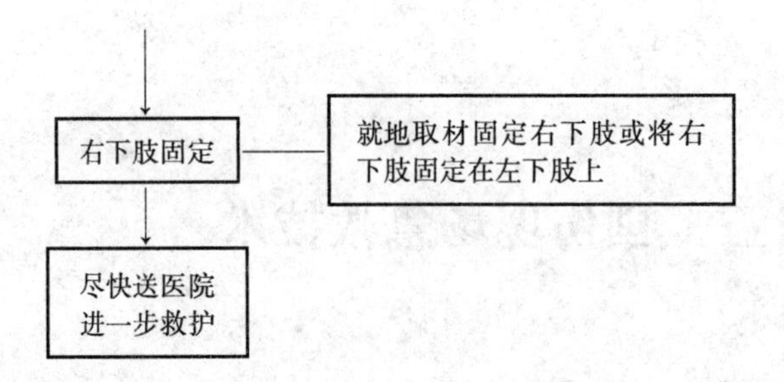

问题导向二：该病人右上肢的止血包扎和右下肢的固定，应该怎样操作？

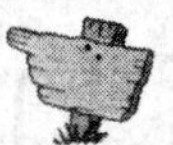

止血、包扎、固定基本操作流程(前臂出血及大腿骨折)

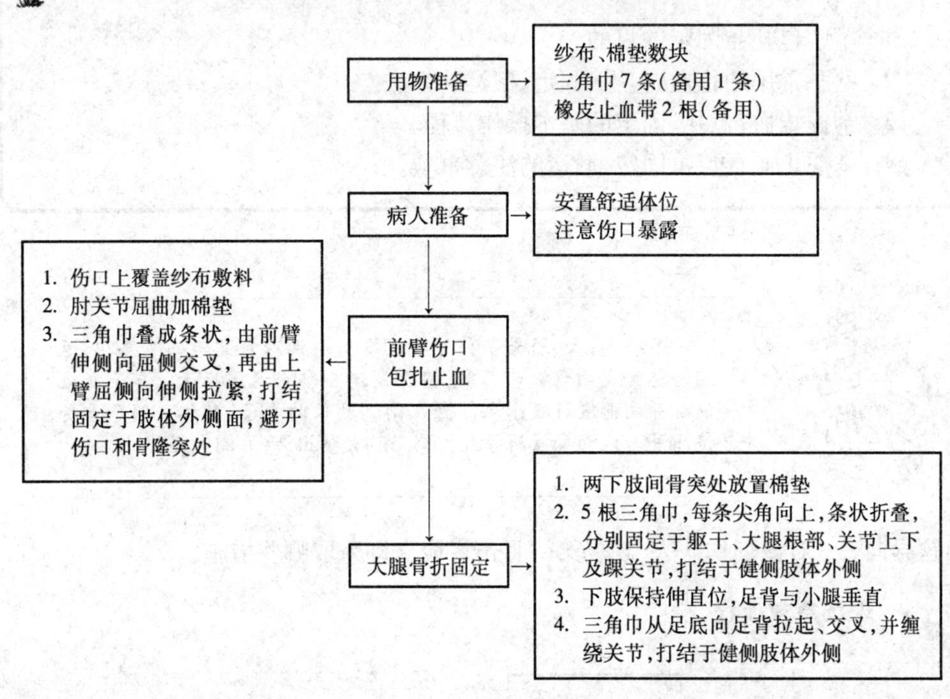

创伤病人的救治应从现场开始。止血、包扎、固定、搬运是现场创伤急救的基本技术，及时、正确、有效地应用这些技术，对挽救病人生命、防止病情恶化、减少病人痛苦以及预防并发症等方面具有重要意义。

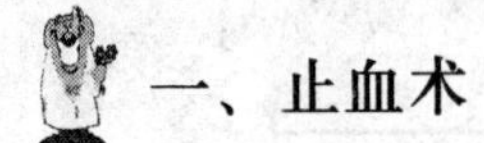

一、止血术

血液是维持人体生命的重要物质，成年人的血容量为4 000 ~5 000 ml(占体重的8%)，如出血量达到总血容量的20%(800 ~1 000 ml)时，临床上可出现皮肤苍白、出冷汗、头晕、脉搏增快、血压下降、少尿等症状；如出血量达总血容量的40%(>1 500 ml)时，即可出现生命危险。因此外伤出血是威胁伤员生命的重要原因之一，如伤及颈、胸、腹部的大血管或心脏损伤的出血可立即致命，有些中等血管损伤也可因大量失血后引发休克。因此，止血是外伤急救处理的首要紧急措施。

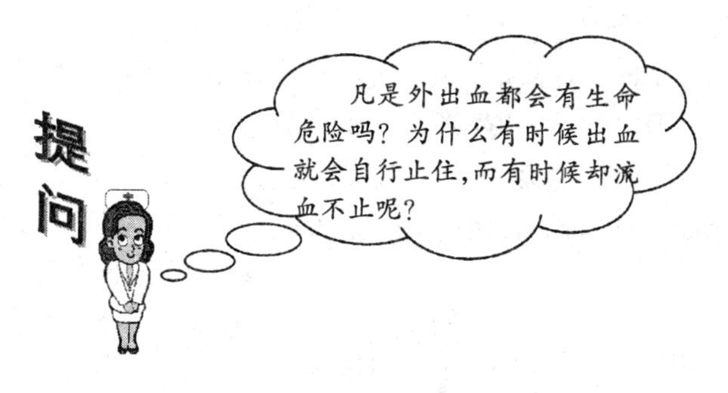

外伤出血分为内出血和外出血两类。内出血主要在医院抢救，而外出血是现场急救的重点。外出血可分为：① 动脉出血：血色鲜红，呈喷射状，压力高、速度快，一般不易自止。较大动脉出血可在短时间内造成大量失血，易危及生命。② 静脉出血：血色暗红，血液流出慢，但不迅速止血仍有一定危险。③ 毛细血管出血：血色鲜红，但血液由创面断断续续地渗出，出血量较少且常可自行停止，危险性较小。

止血技术是外伤急救技术之首。现场止血方法常用的有五种，使用时根据创伤情况，可以使用一种，也可以将几种止血方法结合一起应用，以达到快速、有效、安全的止血目的。

1. 指压动脉止血法　适用于头部和四肢某些部位大出血。其方法为用手指用力压迫近心端动脉，将动脉压向深部的骨面，从而阻断出血来源。一旦出血制止后，应改用其他止血方法。

(1) 头面部指压动脉止血法：

1) 指压颞浅动脉：适用于一侧头、额、颞部的外伤大出血。在伤侧耳前，一只手拇指对准下颌关节压迫颞浅动脉，另一只手固定伤员头部(图 6－19)。

2) 指压面动脉：适用于颜面部大出血外伤大出血。用一只手拇、示指分别压迫双侧下额角 1 cm 凹陷处，阻断面动脉血流。因为面动脉在颜面部有许多小分支相互吻合，所以必须压迫双侧(图 6－20)。

3) 指压耳后动脉：适用于一侧耳后外伤大出血。用一只手的拇指压迫伤侧耳后乳突下凹陷处，阻断耳后动脉血流，另一只手固定伤员头部(图 6－21)。

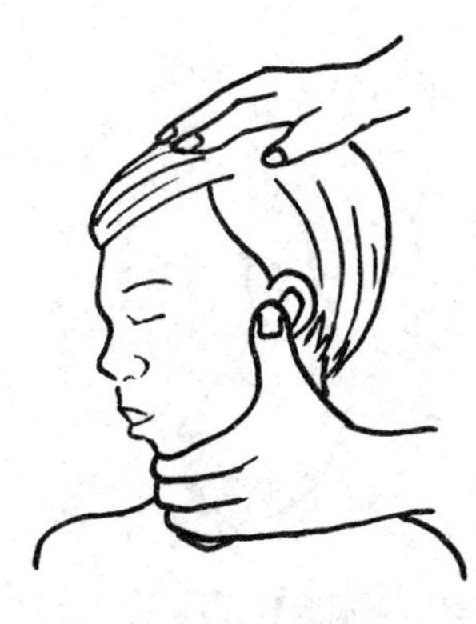
图 6－19　指压颞浅动脉

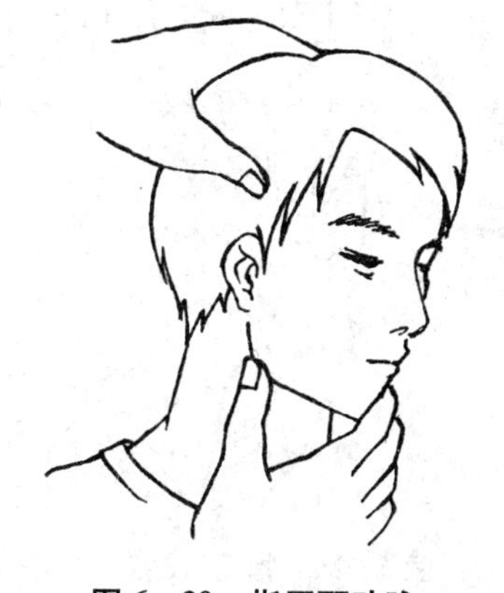
图 6－20　指压面动脉

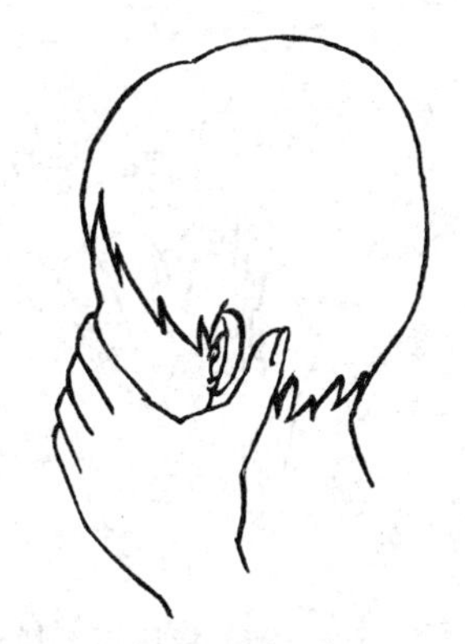
图 6－21　指压耳后动脉

4) 指压枕动脉：适用于一侧头后枕骨附近外伤大出血。用一只手的四指压迫耳后与枕骨粗隆之间的凹陷处，阻断枕动脉的血流，另一只手固定伤员头部(图 6－22)。

（2）四肢压迫动脉止血法：

1）指压肱动脉：适用于一侧肘关节以下的外伤大出血。用一手拇指压迫上臂中段内侧，阻断肱动脉血流，另一手固定伤员手臂（图6－23）。

2）指压桡、尺动脉：适用于手部大出血。用两手拇、示指分别压迫伤侧手腕两侧的桡、尺动脉，阻断血流。因为桡、尺动脉在手掌部有许多小分支相互吻合，所以必须压迫双侧（图6－24）。

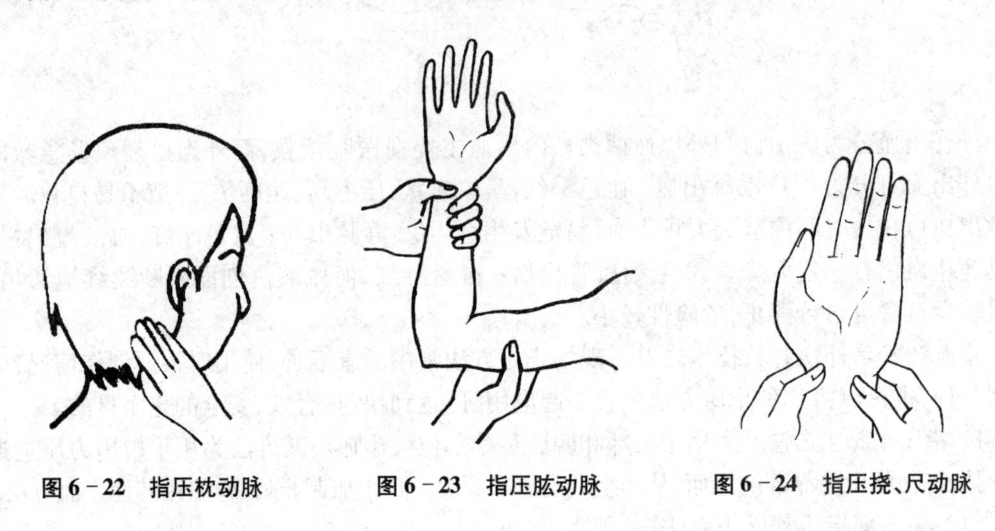

图6－22　指压枕动脉　　图6－23　指压肱动脉　　图6－24　指压挠、尺动脉

3）指压指（趾）：适用于指（趾）动脉大出血。用拇、示指分别压迫手指或脚趾两侧的指（趾）动脉，阻断血流（图6－25）。

4）指压股动脉：适用于一侧下肢的大出血。两手拇指用力压迫伤肢腹股沟中点稍下方的股动脉，阻断股动脉血流。伤员应该处于座位或卧位（图6－26）。

5）指压胫前、后动脉：适用于一侧脚的大出血。用双手拇、示指分别压迫伤脚足背中部搏动的胫前动脉及足跟与内踝之间的胫前动脉（图6－27）。

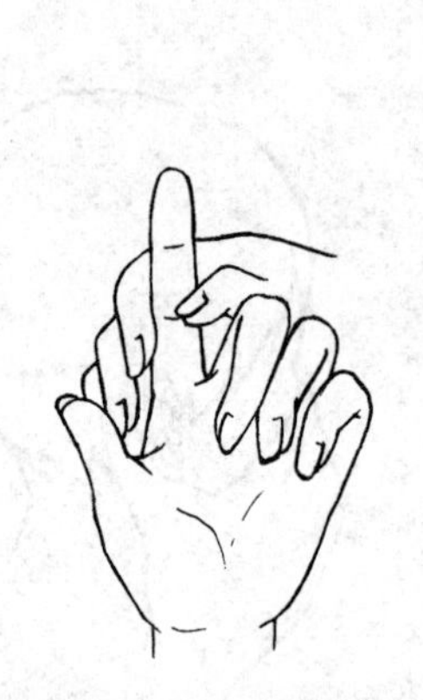

图6－25　指压指（趾）法

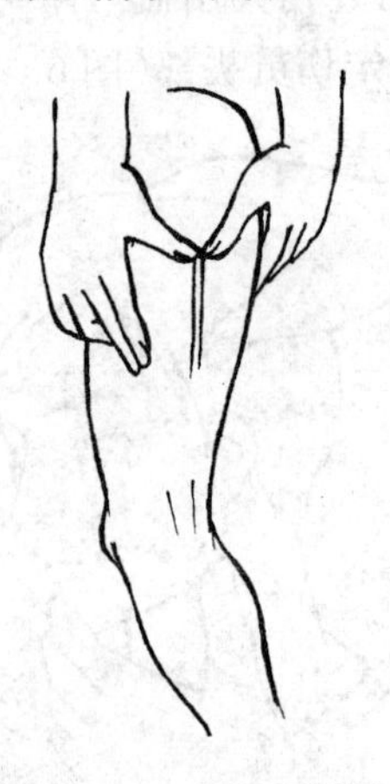

图6－26　指压股动脉

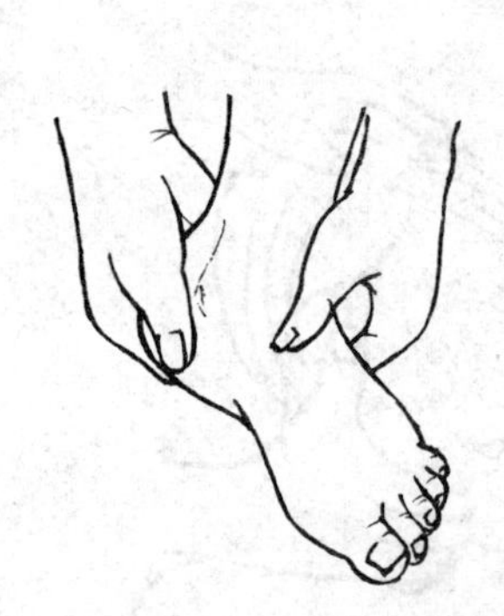

图6－27　指压胫前、后动脉

2．直接压迫止血法　适用于较小伤口的出血，可用无菌纱布直接压迫伤口处，压迫约10 min（图6－28）。

3. 加压包扎止血法　适用于各种伤口，可用消毒纱布垫、急救包，紧急情况下，可用干净毛巾、布类放在伤口上，然后用绷带加压包扎，其松紧度以能止血为宜(图6-29)。

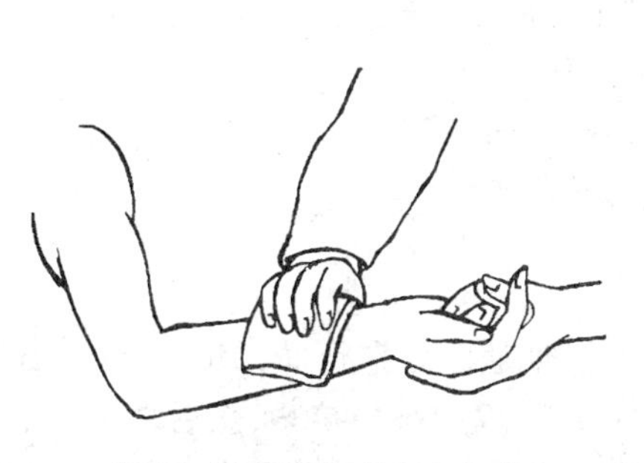

图6-28　直接压迫止血法

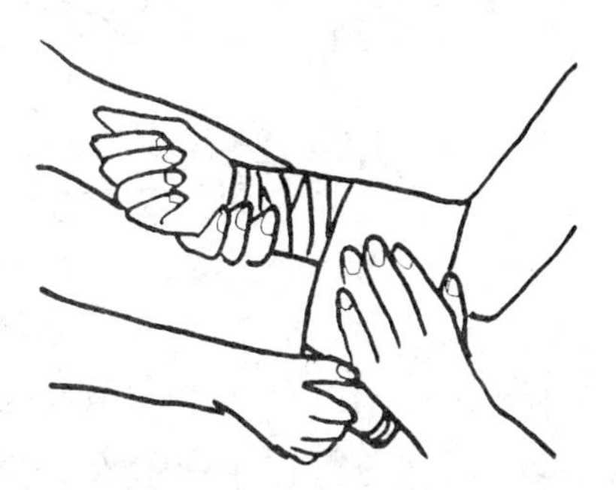

图6-29　加压包扎止血法

4. 强屈关节止血法　在肢体关节弯曲处加垫子(纱布卷或棉垫卷)。如放在肘窝、腋窝、腘窝、大腿根部处，把肢体弯曲起来，然后用绷带或三角巾，使用环形或"8"字形包扎。此法对伤病员痛苦较大，不宜首选。疑有骨折者禁用。

5. 止血带止血法　止血带止血法只适用于四肢大出血。止血带包括布带、橡皮止血带(橡皮带和橡皮条)和气性止血带(如血压计袖带)等。使用时先在伤口上方使用软布类围垫，然后将止血带缚扎在表面，将肢体缠紧，其压力以阻断动脉血流为宜。

(1) 橡皮止血带：在离带端10 cm处由左手的拇指、示指和中指握紧，手背向下放在扎止血带的部位，右手持止血带中段绕伤肢一圈半，然后把带塞入左手的示、中指间，左手的示、中指紧夹一段止血带向下牵拉，打一个外观呈"A"字形的活结(图6-30)。

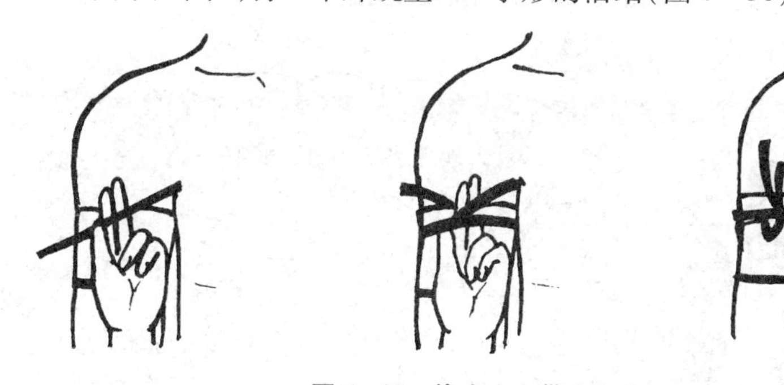

图6-30　橡皮止血带止血法

(2) 气性止血带：操作方法较简单，常用血压计袖带，其方法与测血压时扎袖带的方法相同(图6-31)。

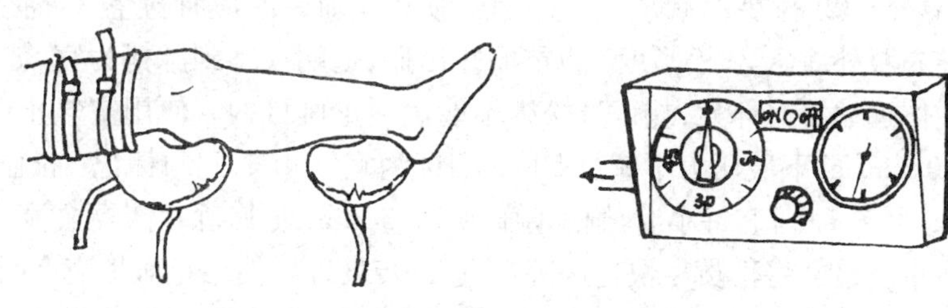

图6-31　气性止血带止血法

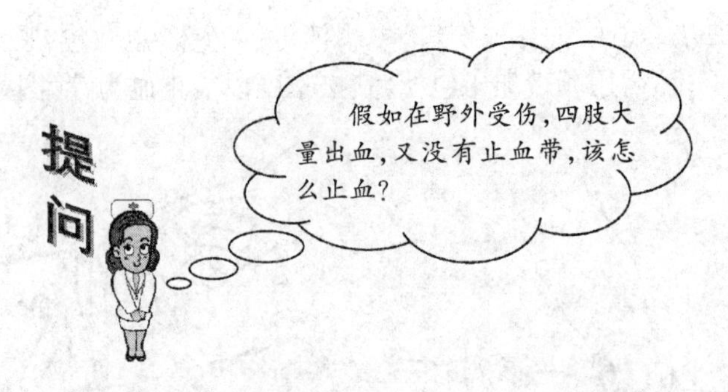

（3）布制止血带：在没有任何急救设施的野外，如遇四肢损伤而大量出血，将任何清洁布带绕伤肢一圈，并打 1 个蝴蝶结，取一小棒穿在布带内，提起小棒拉紧，然后将小棒依顺时针方向绞紧，将绞棒另一端插入蝴蝶结环内，最后拉紧活结并与另一头打结固定（图 6－32）。

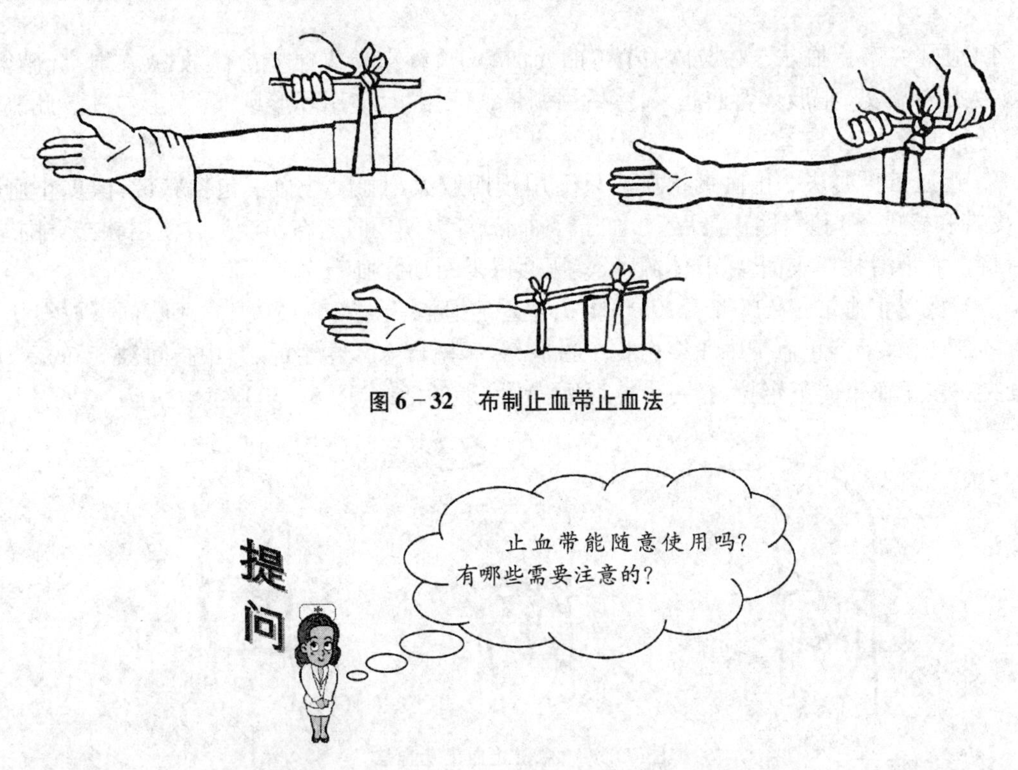

图 6－32　布制止血带止血法

使用止血带的注意事项：① 止血部位：上臂外伤大出血应扎在上臂 1/3 处；前臂或手大出血应扎在上臂下 1/3 处，不能扎在上臂的中 1/3 处，以防上肢神经麻痹。下肢大出血应扎在股骨中下 1/3 交界处。② 衬垫：为防止皮肤损伤，使用止血带时应有衬垫。如把衣服作为衬垫，将止血带扎在衣服外面。③ 松紧度：以能制止出血，远端摸不到脉搏为宜，如扎得过紧会引起神经损伤、肢体远端缺血坏死，扎得过松则不能达到止血目的。使用空气止血带时，以上肢压力不超过 300 mmHg，下肢压力不超过 500 mmHg 为宜。④ 时间与标记：止血带使用时间一般以不超过 5 h 为宜，原则上每小时放松止血带 2～3 min，使其暂时恢复血流，待伤口稍有渗血时，再扎止血带。最好将伤员尽快送医院，作进一步处理。使用止血带应有明显标记贴在病人的前额或胸前易发现部位，写明时间。如立即送往医院可以不写，但必须向值班人员交代清楚。

6. 外用止血药物法　常用止血药物有止血粉、止血纸等。伤口使用止血药物，药物与血管破损处的胶原物质一同协助血小板黏附、聚集形成血栓而达到止血作用。

7. 结扎止血法　手术过程中利用缝合线直接结扎血管而达到止血作用，效果可靠。包括单纯结扎和贯穿缝合结扎。

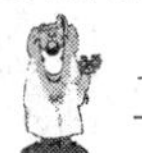

二、包扎术

包扎术在急救中应用范围较广，通常在止血之后、搬运之前都需要包扎伤处。它可起到固定敷料、压迫止血、减轻疼痛、保护伤口免受再度损伤和污染及减轻渗血、渗液和预防水肿的作用。伤口包扎要做到轻巧、牢固、松紧度适宜、外观整齐美观，打结避开伤口和不宜压迫的部位。

常用的包扎材料有：① 三角巾：将1块边长为1 m正方形白布或纱布对角剪开为2块三角巾，90°称为顶角，其余两个角为底角，外加1条带子为顶角系带。为了方便不同部位的包扎，可将三角巾折叠成带状或燕尾式。② 多头带。③ 卷轴带：又称绷带，是用纱布、棉布、弹性布做成，常用有5 cm×600 cm和6 cm×600 cm 2种。

（一）包扎方法

1. 三角巾包扎方法

（1）头部包扎：将三角巾的底边折叠两层约两指宽，放于前额齐眉以上，顶角向后拉紧，三角巾的底边经两耳上方，拉向枕后，先作一个半结，把顶角压紧，然后再将左包右底角包到前额打结（图6-33）。

（2）头部风帽式包扎：适用于头顶部外伤。在三角巾顶角和底边中央各打一个结，把顶角的结置于前额处，底边结放在枕骨结节下方，包住头部，两底角往面部拉紧，向外反折成3~4指宽，包绕下颌，拉至枕后方打结固定。

（3）面具式包扎：适用于颜面部外伤。将三角巾一折为二，顶角打结放在头正中，两手拉住底角套在下颌部罩住面部及头部拉到枕后，将底边两端拉紧交叉到额部打结，于眼、鼻、口部分别开窗（图6-34）。

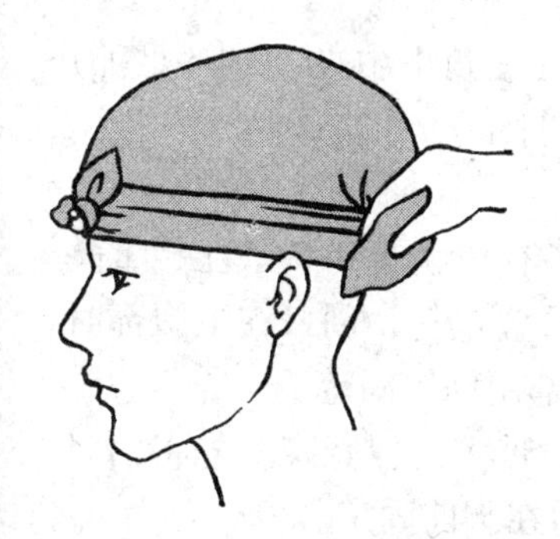

图6-33　头部包扎法

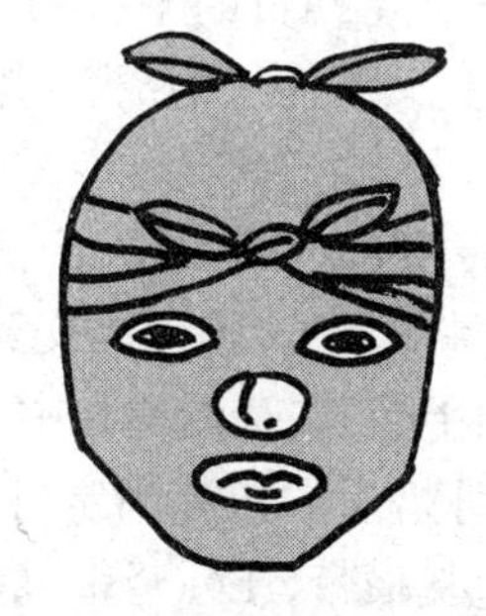

图6-34　面具式包扎法

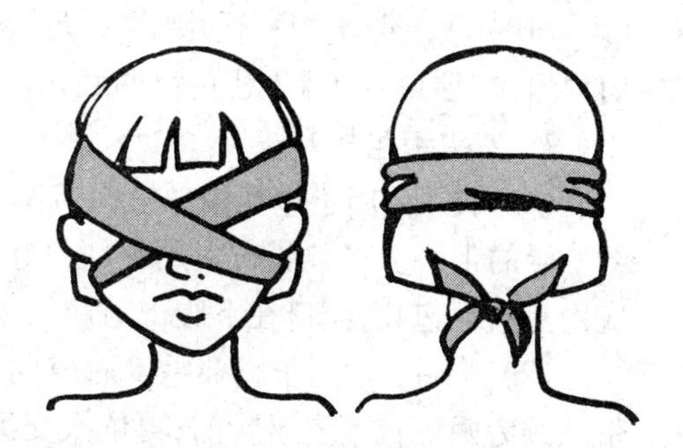

图6-35　双眼包扎法

（4）眼部包扎：

1）单眼包扎：适用于单眼外伤。将三角巾折成4指宽带状，取1/3处斜放眼部、下侧长端经耳上绕至伤侧耳上打结。

2）双眼包扎：适用于双眼外伤。取三角巾折成3指宽带状，中段放在头后枕骨上，两端分别从耳上拉向眼前，在双眼间交叉，再持两端分别再绕枕后至对侧耳下与反折上端打结（图6－35）。

（5）头部十字包扎：适用于下颌、耳部。将三角巾折成3指宽带状，取1/3处放在下颌敷料处，头顶至对侧耳前与短端在颞部交叉成十字，与另一端打结（图6－36）。

（6）单肩包扎：适用于一侧肩外伤。将三角巾折成燕尾式，燕尾夹角放在肩上正中，燕尾底边峡谷角包绕上臂1/3，在腋前或腋后打结，然后拉紧两燕尾角，分别包绕胸背，于对侧腋下打结。应注意夹角呈80°左右，向后的燕尾角要压在向前的燕尾角的上面，向后的角要略大于前角（图6－37）。

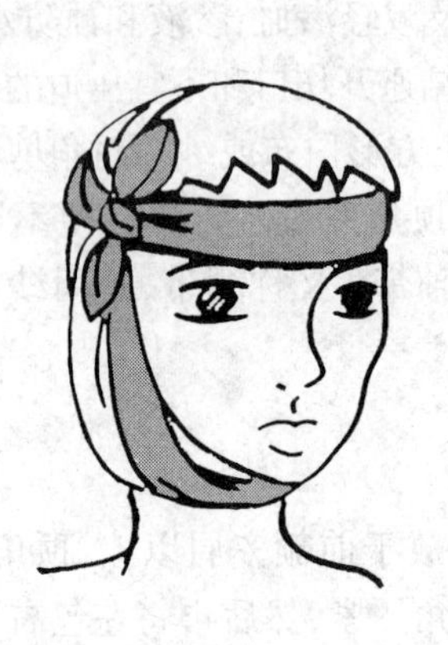

图6－36　头部十字包扎

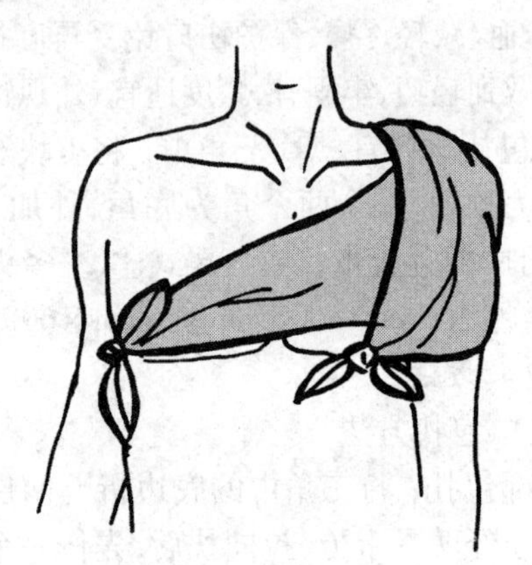

图6－37　单肩包扎法

（7）双肩包扎：适用于双肩外伤。将三角巾折成燕尾式，其角度为130°左右，夹角节朝上对准颈后正中，两燕尾角分别包绕肩关节，经腋下与燕尾底边打结。

（8）单胸包扎：适用于单侧侧胸外伤。将三角巾底边横放在胸部，顶角绕过伤侧肩部到背部，底边包胸至背后方打结，再与顶角相结。

（9）双胸包扎：适用于双侧胸外伤。将三角巾折叠成燕尾式，其夹角为90°，底边绕过腰部打结，燕尾角拉向后方，在背部与燕尾底边打结。

（10）手（足）包扎：适用于手（足）外伤。将伤员的手（足）放在三角巾中央，手指（足趾）向顶角，拉顶角盖住手（足）背，两底角左右交叉压住顶角绕腕（踝）打结。

2. 多头带包扎方法

（1）腹带：用于包扎腹部。腹带中央带身部分为双层，两侧各有包膜布和5条互相重叠约一半的带脚。将包膜布紧贴腹部包好，再将左右带脚依次交叉重叠包扎。创口在上腹部时应由上向下包扎，创口在下腹部时应由下向上包扎，最后均在中腹部用别针固定。

（2）胸带：常用于胸部手术后或肋骨骨折后的包扎固定，比腹带多两根竖带。先将两竖带从颈旁两侧拉下置于胸前；再依次交叉包扎横带，压住竖带，最后在胸前固定。

（3）四头带：常用于包扎下颁、枕、额等处，用长方形布1块，大小依实际需要而定，把长的两端剪开成4头即可。中间未剪开部分置伤口处，将上端两条带往下左右交叉打结，下端两条带往上左右交叉打结。

（4）丁字带：用于固定会阴部的敷料。单丁字带由横、直两布条制成，用于固定女病人会阴部敷料；双丁字带由1条横布与2条直布所制成，用于固定男病人会阴部的敷料。

3. 卷轴带包扎方法

（1）卷轴带：纱布卷轴带透气、轻软，适用于固定敷料；棉布卷轴带可用于加压止血、悬吊肢体及固定关节；弹性卷轴带适用于下肢包扎，可防肿胀，或用于胸部伤口包扎；石膏卷轴带适用于固定及畸形矫正。

（2）基本包扎方法：

1）环形包扎：在包扎原处环形缠绕，后一周完全与前一周重叠，用于卷轴带开始及终止时包扎，或用于手、腕、颈、额等处的包扎。

2）螺旋形包扎：呈螺旋状缠绕，后周遮盖前周的1/2或1/3左右，用于上臂、大腿、躯干及手指等经围相近的部位（图6－38）。

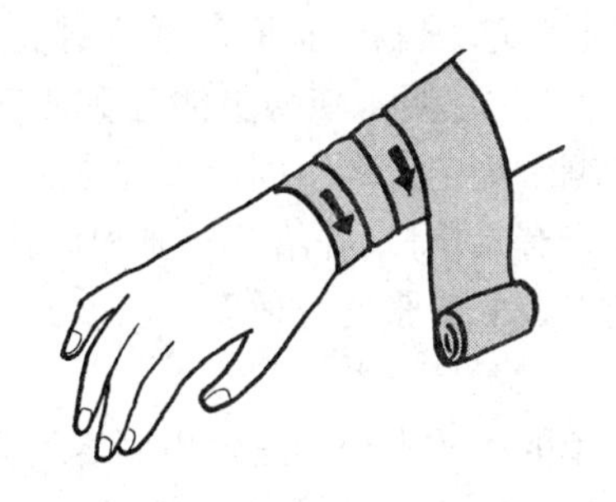

图6－38　螺旋形包扎

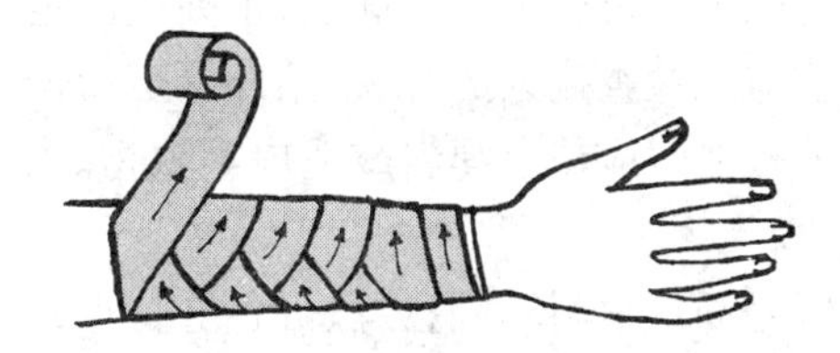

图6－39　螺旋反折形包扎

3）螺旋反折形包扎：在螺旋形的基础上每周向下反折成等腰三角形，每反折点需对齐以保持整齐美观。用于包扎经围不一致的小腿和前臂（图6－39）。

4）蛇形包扎：斜行环绕包扎，每周间留一空隙，互不遮盖。用于需由一处迅速伸至另一处时，或临时简单固定。

5）回反形包扎：自头顶正中开始，来回向两侧回反，直至包没头顶，用于包扎头顶和残肢端。

6）"8"字形包扎：按"8"字的书写径路包扎，交叉缠绕。用于包扎肘、膝关节、腹股沟、踝、肩关节等处（图6－40）。包扎肩关节的方法是"8"字形包扎的一种，也可称为人字形包扎术。

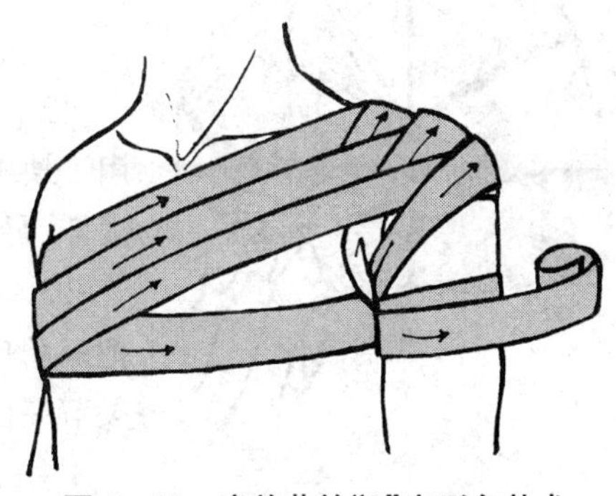

图6－40　肩关节的"8"字形包扎术

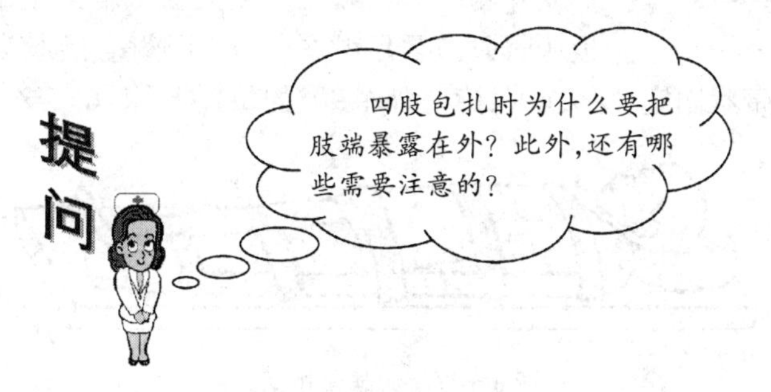

（二）包扎注意事项

（1）病人取舒适坐位或卧位，扶托肢体，保持功能位置。

(2) 包扎动作要迅速准确,不能加重伤员的疼痛,出血和污染伤口。

(3) 包扎前在骨隆起处用衬垫保护,以防局部受压。

(4) 包扎时应用力均匀、松紧适度。要求包扎牢固、舒适、整齐、美观。

(5) 包扎四肢时,指(趾)最好暴露在外面,以便观察血流循环情况(颜色、温度、感觉、肿胀等)。

(6) 每包扎1周应压住前周的1/3~1/2,包扎开始与终止时均需环绕2周。包扎完毕用胶布粘贴固定,或撕开末端打结在肢体外侧,避免打在伤口及骨隆突处。

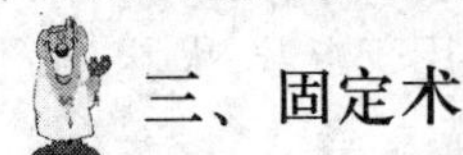

三、固定术

对于骨折病人,现场急救时应将骨折肢体进行临时固定,限制骨折断端活动,防止骨折周围组织(主要是血管、神经、肌肉等)的继发性损伤,减少疼痛,便于伤病员搬运和减轻伤员痛苦的功效。固定术可分为急救固定、小夹板固定、石膏绷带固定及牵引固定4种方法。

固定前应先检查病人的呼吸、循环等生命体征,检查有无伤口,并给予止血和包扎;固定时在皮肤与夹板之间应垫上缚料或毛巾等软物品。固定夹板的紧张度应适度。

(一) 固定方法

由于所用固定材料不同,方法可各有特点,以最常用的木质夹板和三角巾固定为例。

1. 头颈部损伤固定法　颈椎损伤者搬动时应特别小心,保持头颈部与躯干成直线位置,以两肩作支持,在颈部两侧填塞大量棉花,将两块铅丝夹板绑在一起,按正常人的头型弯曲成适当弯曲度。操作时应有两人配合,即一人从患者头下、背部将手插入,另一人小心扶起患者上半身,将夹板安放好,从躯干开始向上包扎固定。

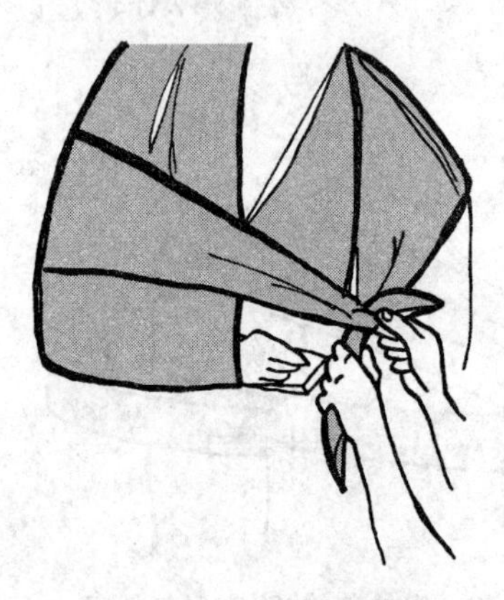

图6-41　前臂固定法

2. 上臂固定法　用2块夹板分别置于上臂的内外侧,如用1块夹板应置于外侧;三角巾折成带状,将夹板上、下两端固定,最后用一条三角巾把肘关节悬吊在90°弯曲位置上。

3. 前臂固定法　用2块夹板分别置于前臂掌侧和背侧,把三角巾折成带状行夹板两端固定,再用条带或三角巾将肘关节屈曲成90°悬吊在胸前部(图6-41)。

4. 大腿固定法　用2块夹板分别置于下肢内外侧或仅在下肢外侧放1块夹板外侧夹板从腋下至足跟下3 cm,内侧夹板从腹股沟至足跟下3 cm,于腋窝、腹股沟下及骨隆突部位加棉垫,用三角巾折成带状固定,踝关节保持在背屈90°的位置上(图6-42)。

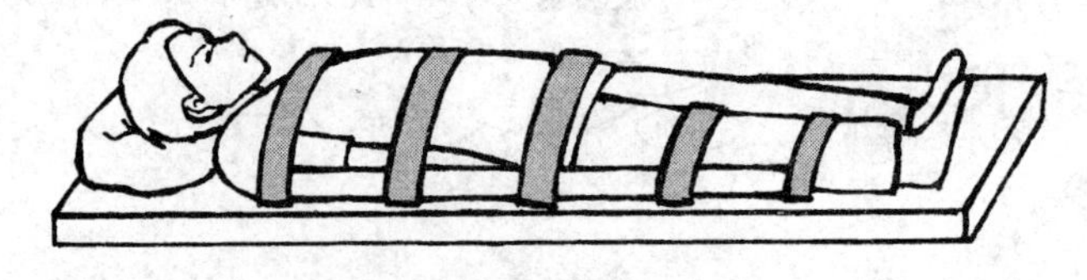

图6-42　大腿骨折固定

5. 小腿固定法　2块夹板分别置于下肢的内、外侧,若用1块要放在下肢外侧,于腹股沟部及骨隆起处加棉垫,用带状三角巾固定,踝关节保持在背屈90°的位置上,亦可将患肢固定于健侧腿上,搬运时需纵向牵引,以减轻疼痛。

6. 颈椎骨折固定　将伤员取仰卧位躺在硬质担架上,在肩背部可放置少许垫物,使头略成后仰位,头和颈部不放枕头,但头颈两侧可放中等硬度的物品(如枕或衣服)以固定头颈(图6-43)。

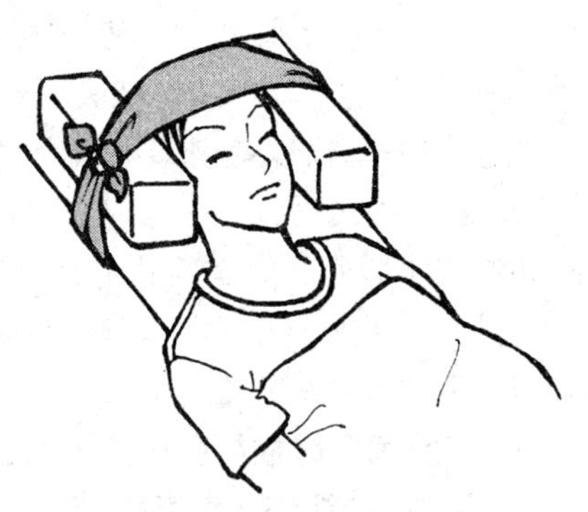
图6-43　颈椎骨折固定

7. 胸、腰椎骨折固定　将伤员仰卧在硬质担架或硬板上,尽量减少椎体活动。在胸椎或腰椎骨折部位可放置薄低枕或棉织物,使骨折部位略呈伸展位。

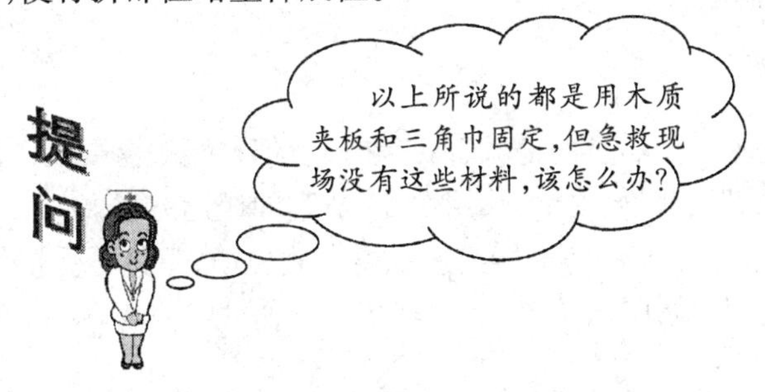

现场急救用作固定的材料要因地制宜,就地取材。紧急情况下无夹板时可用能找得到的木板、塑料板、硬纸板、木棍等;在野战条件下尚可使用树枝、竹、纸板、弹药箱、枪支或上肢固定在胸壁上,下肢固定在健肢上等,以稳定骨折,便于搬运。有条件者可用新的固定器材如颈托、多功能夹板、充气夹板等。

(二) 固定注意事项

1. 注意伤口和全身状况　如有伤口出血,应先止血再行包扎固定;如有休克或呼吸、心跳骤停者应立即进行抢救。

2. 开放性骨折的处理　对开放性骨折的病人,现场又没有伤口清洁消毒处理条件的,应用干净纱布将伤口包好。严禁把暴露在伤口外的骨折端断送回伤口内,以免造成伤口污染和再度刺伤血管和神经。

3. 就地固定　对于大腿、小腿、脊椎骨折的伤者,一般应就地固定,不要随便移动伤者,不要盲目复位,以免加重损伤程度。

4. 夹板的选择　固定骨折所用的夹板的长度与宽度要与骨折肢体相称,其长度一般应超过骨折上下两个关节为宜。

5. 皮肤与夹板间加以衬垫　固定用的夹板不应直接接触皮肤。在固定时可用纱布、三角巾垫、毛巾、衣物等软材料垫在夹板和肢体之间，特别是夹板两端、关节骨头突起部位和间隙部位，可适当加厚垫，以免引起皮肤磨损或局部组织压迫坏死。

6. 固定松紧适宜　固定、捆绑的松紧度要适宜，过松达不到固定的目的，过紧影响血液循环，导致肢体坏死。固定四肢时，要将指(趾)端露出，以便随时观察肢体血液循环情况。如发现指(趾)苍白、发冷、麻木、疼痛、肿胀、甲床青紫时，说明固定、捆绑过紧，血液循环不畅，应立即松开，重新包扎固定。

7. 四肢固定时捆绑的顺序　对四肢骨折固定时，应先捆绑骨折断处的上端，后捆绑骨折端处的下端。如捆绑次序颠倒，则会导致再度错位。另外，上肢固定时，肢体要呈屈肘状，而下肢固定时，肢体呈伸直状。

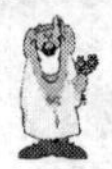

四、搬运术

科学、规范的搬运术对伤病员的抢救、治疗和预后都是至关重要的。因此对伤病员的搬运必须根据急救现场的地形、地物、伤情，选用快捷、适宜的搬运方法。

急救搬运的目的是：① 使伤病员能迅速脱离事故现场，避免再受损伤；② 将伤病员快速转送到指定治疗机构，便于及时救治，最大限度地减少伤残。

(一) 搬运方法

现场急救搬运主要有徒手搬运和器械搬运两种方法。

1. 徒手搬运　是指在伤病员的搬运过程中凭人力和技巧，不使用任何器械的一种搬运方法。对于转运路程较近、病情较轻、无骨折的伤员可采用此搬运方法；也适用于担架或其他简易托运工具无法通过的狭窄通道或楼阁等地方。此法简单实用，但对抢救者的体力消耗较大，有时对伤病员可带来不利的影响。常用方法有单人搬运法、双人搬运法等。

(1) 单人搬运法：① 手托掮法(图6-44)；② 背驮法(图6-45)；③ 搀扶法(图6-46)。

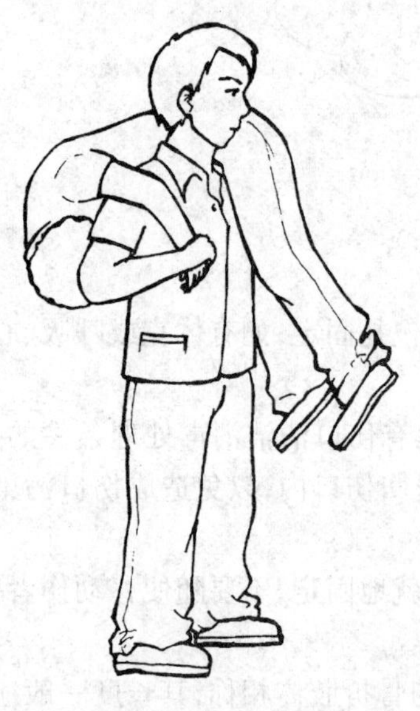

图6－44　手托掮法

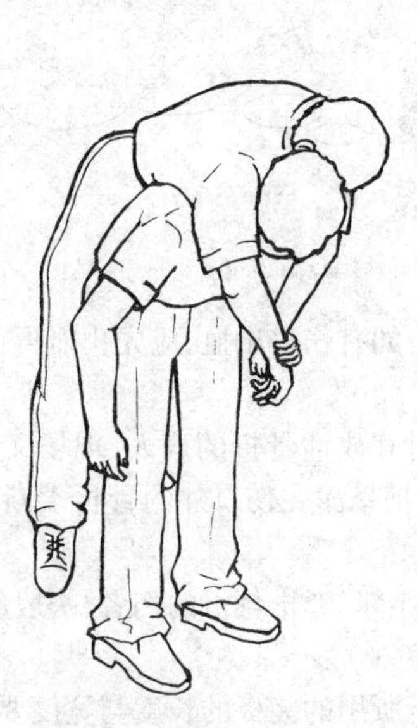

图6－45　背驮法

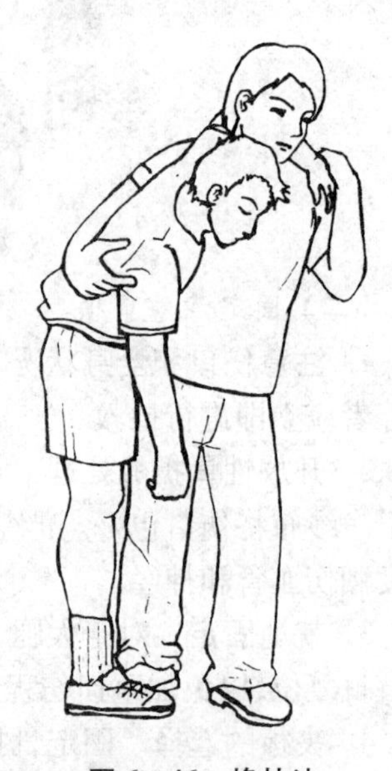

图6－46　搀扶法

(2) 双人搬运法：① 坐椅法(图6－47)；② 轿杠法(图6－48)；③ 拉车法(图6－49)。

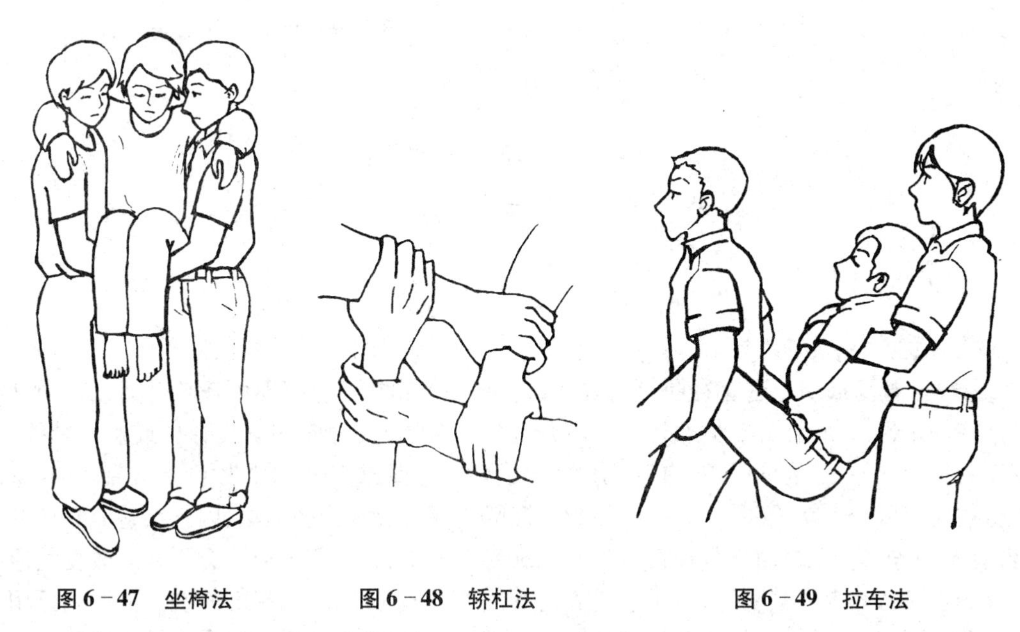

图6－47　坐椅法　　图6－48　轿杠法　　图6－49　拉车法

2. 器械搬运　是指用担架(包括软担架)、移动床(轮式担架)，也可因陋就简用床板、梯子、竹木椅、两根木棍(或竹竿)，利用被褥、床单制成临时担架等，作为搬运工具的搬运方法。

(1) 担架搬运：为创伤急救搬运伤病员最常用的方法。具有搬运舒适的特点，只要条件许可应尽量采用。

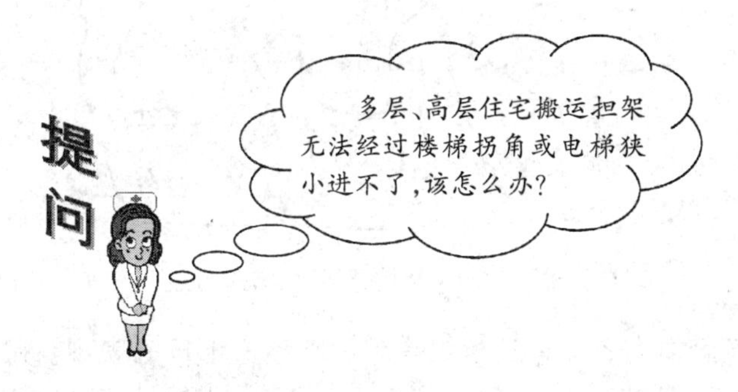

(2) 椅子搬运：适用于楼梯等比较狭窄和陡直时，可用牢固的竹、木椅作为搬运伤病员的工具。伤病员取坐位，并用宽带将其固定在椅背和凳上。2位急救人员中的1人抓住椅背，另1人紧握椅脚，以45°角向椅背方向倾斜，缓缓地移动脚步。但对失去知觉的伤病员不用此法。

(3) 床单、被褥搬运：多在通道狭窄，担架和其他搬运工具难以搬运，或天气寒冷，徒手搬运会使伤病员受凉的情况下使用。其方法为：取一条牢固的床单(或被褥、毛毯)平铺在床上，将伤病员轻轻地搬放到被单上，半垫半盖，仅露出其头部。搬运者面对面抓牢被单两角，使伤病员的脚前头后，缓慢移动，如有其他人可托住伤病员的腰部。此法易致伤病员肢体弯曲，因此有胸部创伤、脊柱损伤、呼吸困难、四肢骨折的伤病员禁用此法。目前提倡专业急救机构采用软担架代替此法。

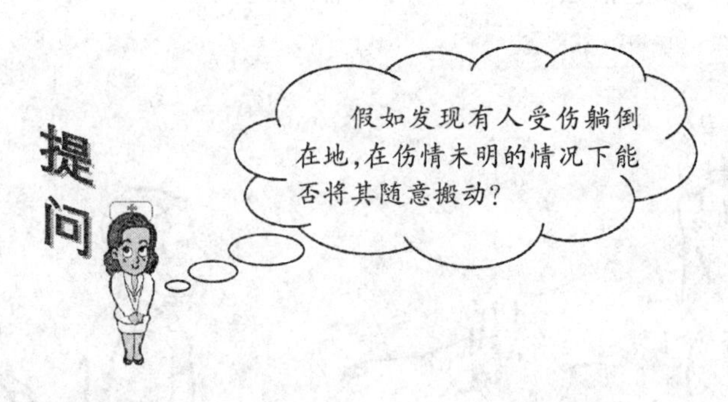

(二) 危重伤病员的搬运

1. 脊柱、脊髓损伤 遇有脊柱、脊髓损伤或疑似损伤的伤病员,不可任意搬运或扭曲其脊柱部。在确定性诊断治疗前,按脊柱损伤原则处理。搬运时,顺应伤病员脊柱或躯干轴线,滚身移至硬担架上,一般为仰卧位,有铲式担架搬运则更为理想。搬运时,原则上应有2~4人同时进行均匀,动作一致。切忌一人抱胸另一人搬腿的双人拉车式搬运法,因它会造成脊柱的前屈,使脊椎骨进一步压缩而加重损伤。遇有颈椎受伤的伤病员,首先应注意不轻易改变其原有体位,如坐不行,马上让其躺下,应用颈托固定其颈部。如无颈托,则头部的左右的两侧可用软枕衣服等物固定,然后一人托住其头部,其余人协调一致用力将伤病员平直地抬到担架上。搬运时注意用力一致,以防止因头部扭动和前屈而加重伤情(图6-50)。

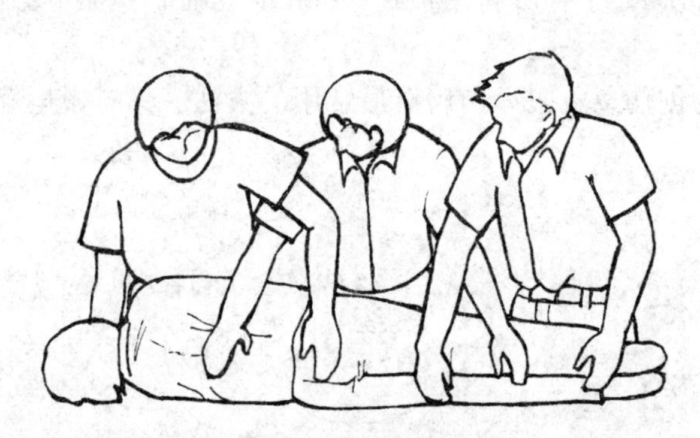

图6-50 脊柱、脊髓损伤搬运

2. 颅脑损伤 颅脑损伤者常有脑组织暴露和呼吸道不畅等表现。搬运时应使伤病员取半仰卧位或侧卧位,易于保持呼吸道通畅;脑组织暴露者,应保护好其脑组织,并用衣物、枕头等将伤病员头部垫好,以减轻震动,注意颅脑损伤常合并颈椎损伤。

3. 胸部伤 胸部受伤者常伴有开放性血气胸,需包扎。搬运已封闭的气胸伤病员时,以坐椅式搬运为宜,伤病员取坐位或半卧位。有条件时最好使用坐式担架、折叠椅或担架调整至靠背状。

4. 腹部伤 伤病员取仰卧位,屈曲下肢,防止腹腔脏器受压而脱出。注意脱出的肠段要包扎,不要回纳,此类伤病员宜用担架或木板搬运。

5. 休克病人 病人取平卧位,不用枕头,或脚高头低位,搬运时用普通担架即可。

6. 呼吸困难病人 病人取坐位,不能背驮。用软担架(床单、被褥)搬运时注意不能使病人躯干屈曲。如有条件，最好用折叠担架（或椅）搬运。

7. 昏迷病人　昏迷病人咽喉部肌肉松弛，仰卧位易引起呼吸道阻塞。此类病人宜采用平卧头转向一侧或侧卧位。搬运时用普通担架或活动床。

（三）搬运注意事项

正确的搬运姿势与技术以及搬运途中注重对病人的保护，无论对搬运者自身，还是对病人都同样至关重要。

1. 估计情况　估计和判断伤病员的体重和搬运器械的大致重量以及自己的体力限度。防止在搬运途中出现意外。

2. 注意安全　伤员抬上担架时，应用棉被垫平，空隙处用衣物等填实，注意保暖，扣好安全带，防止担架摇晃时滑脱。搬运途中救护人员应经常交流沟通，以保持步伐协调一致，避免加重病人的疼痛或伤情。

3. 保持正确的姿势　包括：① 开始提抬担架时，应先摆好腰背前凸位姿势，使担架和伤病员靠近自己，然后腿、腰及背肌一起用力；② 向高处抬时，前面人要将担架放低，后面人要抬高，以使伤员保持水平状态。向低处抬则相反。

4. 病人体位　2 名担架员要配合好，以保持平稳，伤病员上下楼梯时应保持头高位，尽量保持水平状态。担架上车后应予以固定，伤病员保持头向前足向后的体位。

5. 观察病人　伤员的头部向后，足部向前，以便后面抬担架的救护人员观察伤员的变化。

（王华芳）

项目四　换药与拆线

1. 了解缝合切口愈合的记录方法。
2. 熟悉缝合伤口拆线的时间。
3. 掌握换药的原则及注意事项。
4. 掌握换药、拆线的操作方法。

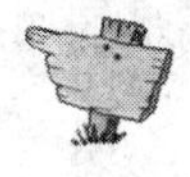

换药操作基本流程

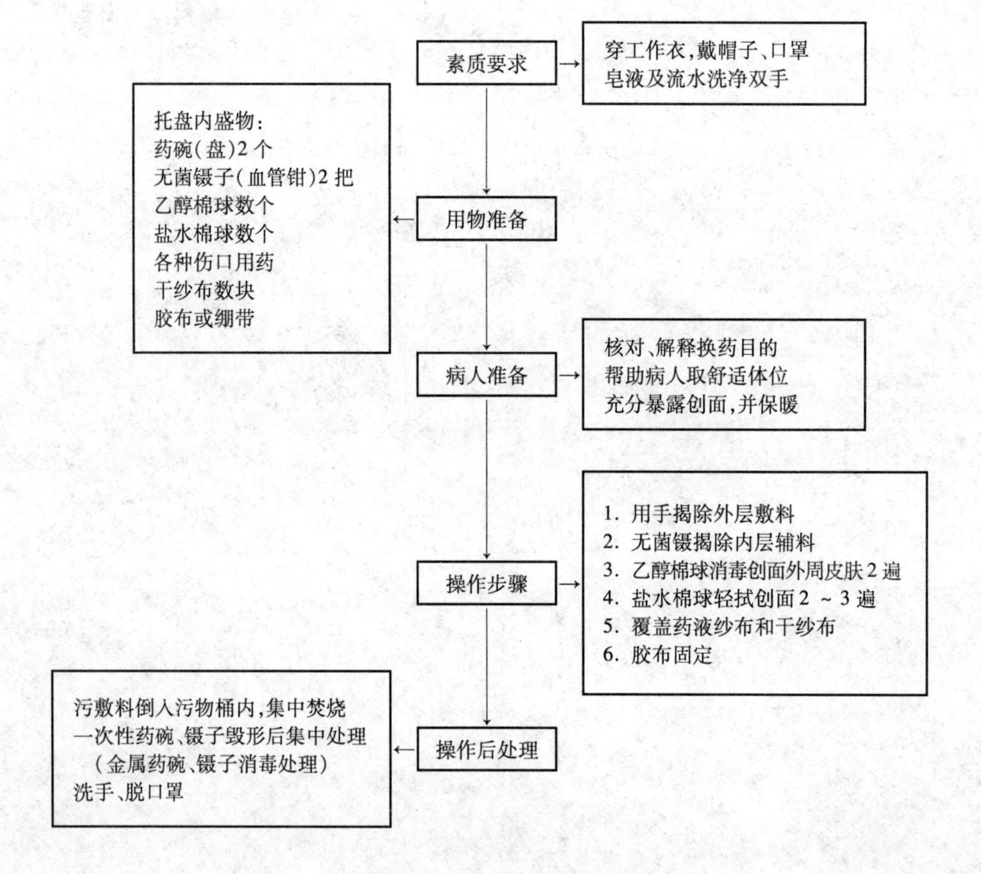

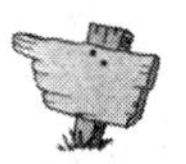

缝合伤口拆线流程

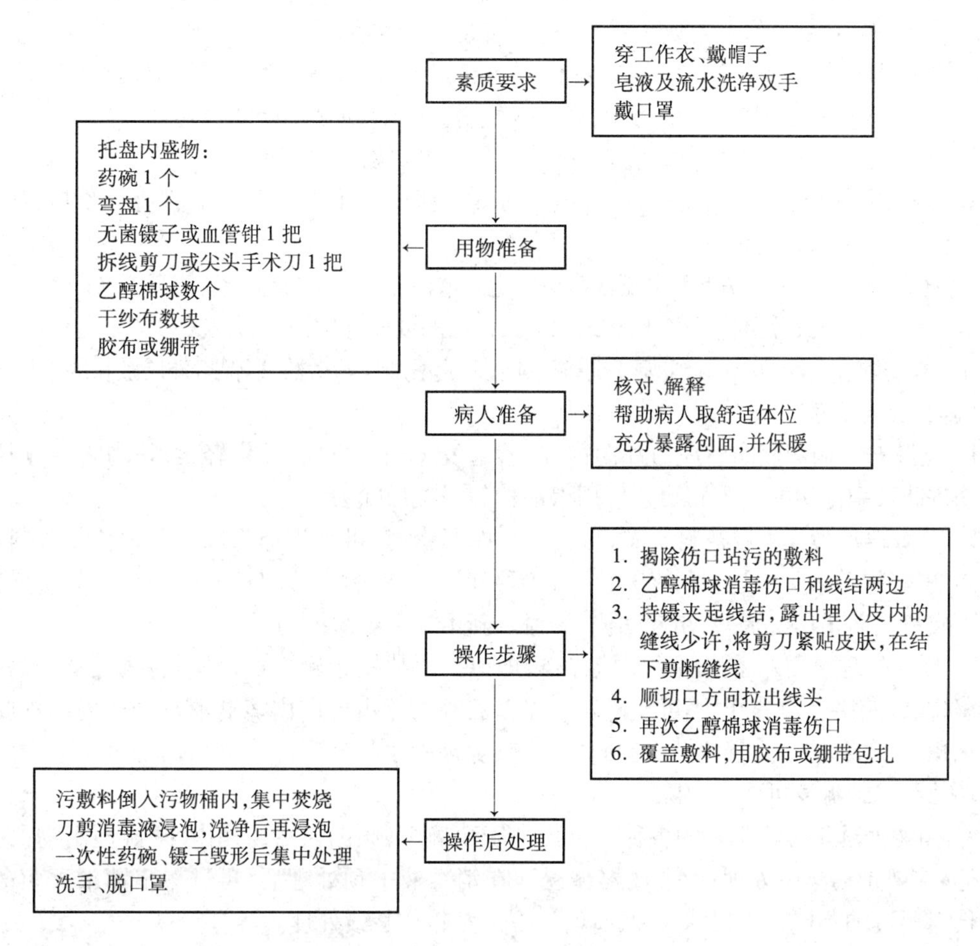

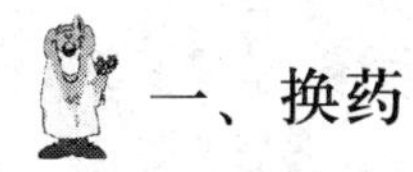

一、换药

换药是对经过初期治疗的伤口(包括手术切口)做进一步处理的总称。其目的是动态观察伤口变化,保持引流通畅,控制局部感染,使肉芽组织健康生长,以利于伤口愈合。

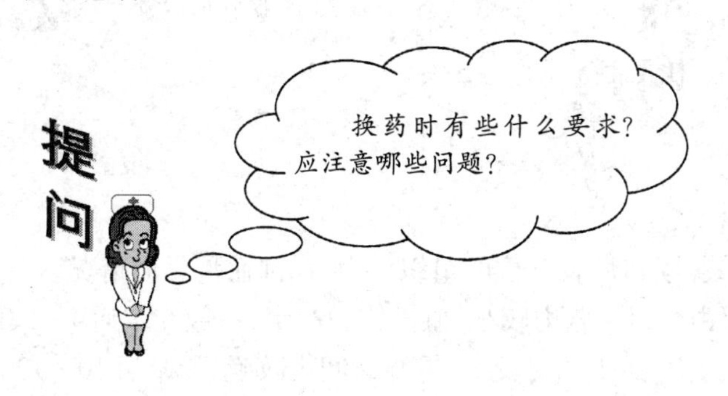

(一) 换药要求

在医院,许多病人尤其外科病人大多有伤口,都需要换药,如果该操作没有规章制度的限制,极易导致伤口感染而延误愈合,甚至危及生命。其原则如下。

1. 严格遵守无菌操作原则　凡接触创面的器械、敷料及物品等均应无菌,避免感染发生。

2. 换药环境和时间　换药时要求室内空气清洁,光线明亮,温度适宜。下列情况一般不安排换药: ① 晨间护理期间; ② 病人就餐期间; ③ 家属探望期间。

3. 换药顺序　先换清洁伤口,再换污染伤口,最后感染伤口。而特异性感染伤口,如破伤风病人伤口,应专人换药。

4. 换药次数　视创面情况和分泌物多少而定。清洁创面一般在缝合后第3天换药1次,如无感染至拆线时再换药;分泌物不多、肉芽组织生长良好的创面,每天或隔天换药1次;放置引流的创面,当渗出较多时应及时更换;严重感染脓液量增多,应增加换药次数,以保持外层敷料的干燥。

(二) 换药注意事项

1. 撕胶布　撕旧胶布时应由外向内、顺着毛发生长的方向,动作轻柔,切勿强硬撕扯,以免损伤皮肤及引起疼痛。胶布痕迹可用汽油棉签浸湿后除去。

2. 掀敷料　当最内层敷料干燥,与创面粘贴紧密时,可用生理盐水浸湿软化使敷料与创面分离,轻轻揭起敷料一边,另持镊夹取盐水棉球轻压敷料黏着的创面,顺伤口的长轴方向慢慢取下敷料。防止用力揭开,引起疼痛、渗血及新生肉芽组织损伤。

3. 创面处理　用双手执镊法实施操作,即以一手执镊接触伤口,另一手执镊从药碗中夹取无菌物品,两镊必须分开,不可相碰触。先以乙醇棉球由外向内擦拭消毒创面周围皮肤,消毒范围稍大于敷料范围,避免拭入创面内;再以生理盐水棉球吸除去创口内的分泌物及脓液。如有坏死组织或痂皮可予以剪除。

4. 用物处理　更换下来的各种敷料集中于药碗中,倾倒入污物桶内;一次性用物(药碗、镊子等)应毁形后集中处理;而金属器械浸泡在消毒液中预处理后,再进一步消毒灭菌;特殊感染伤口用过的器械应作特殊灭菌处理,换下的敷料作焚毁处理。

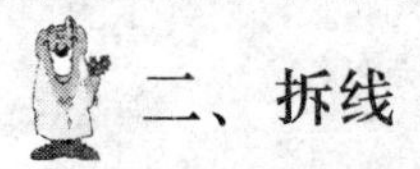

二、拆线

(一) 缝合伤口拆线时间

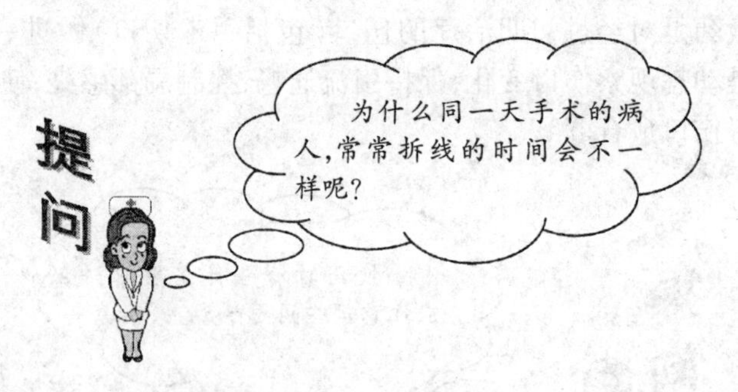

拆线的时间是依据切口所在部位的组织张力、局部血液供应情况以及病人的年龄而定的: ① 头部、面部及颈部由于组织张力较小、血供较为丰富,一般在术后4~5 d拆线; ② 四肢与头面颈部相反,组织张力大,血供相对较少,拆线时间也较晚,为术后10~12 d; ③ 其他部位一般

在术后 7 ~8 d 拆线；④ 年老体弱或营养不良者，应适当延迟拆线时间；⑤ 如果估计切口愈合有困难而使用减张缝线缝合的伤口，应延至术后 14 d 左右拆线。

（二）缝合切口愈合记录

切口愈合的记录，只限于初期完全缝合的切口。这种切口分 3 类：① 清洁伤口，用“Ⅰ”代表，是指缝合的无菌切口，如甲状腺大部切除术、心血管手术等；② 沾染切口，用“Ⅱ”代表，是指手术时可能沾染的缝合切口，如胃大部切除术、膀胱部分切除术等；③ 感染手术，用“Ⅲ”代表，是指在感染区的切口，如穿孔阑尾切除术、乳房脓肿切开引流术等。

愈合情况分 3 级：① 甲级愈合，用“甲”字代表，是指切口愈合优良，没有不良的反应发生；② 乙级愈合，用“乙”字代表，是指愈合欠佳，愈合期间曾出现炎性红肿硬结、血肿、积液，被吸收后未曾化脓；③ 丙级愈合，用“丙”字代表，是指伤口已经化脓，曾作切开引流及换药后才愈合。

知识扩展

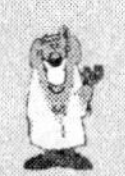

一、常见致病菌感染伤口的特点

常见致病菌感染伤口的特点如表 6－2 所示。

表 6－2　常见的感染伤口表现

致病菌	脓液形状	创面情况
金黄色葡萄球菌	黄白色、较黏稠、无臭	肉芽上沾有脓液、尚可生长
溶血性链球菌	红褐色、较稀薄、无臭	肉芽少，周围皮肤浸润发红
铜绿假单胞菌	绿色、有甜腥味	肉芽不生长或生长后溶化
多种菌混合	黄褐色、有或无臭味	肉芽生长慢，可见坏死组织
厌氧菌	棕色、较稀薄，有气泡	可见肌肉坏死
白念珠菌	色暗、量少	有霉斑或颗粒，肉芽水肿

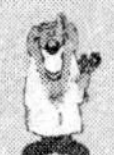

二、换药室常用外用药

换药室常用外用药如表 6－3 所示。

表 6－3　常用的消毒液及药物

适用范围	常用溶液及药物
伤口外周皮肤消毒	70% 乙醇、2.5% 碘酊、安尔碘
正常肉芽	等渗盐水、凡士林纱布
水肿肉芽	3% 氯化钠
常见化脓菌感染	呋喃西林、利凡奴尔
大量脓液、坏死	优琐
铜绿假单胞菌感染	1% 苯氧乙醇、0.5% 乙酸、1% ~2% 磺胺嘧啶银
厌氧菌感染	3% 过氧化氢、0.05% 高锰酸钾
皮肤感染尚未破溃	金黄散、10% ~30% 鱼石脂
真菌感染	大蒜液、碘甘油、克霉唑、酮康唑

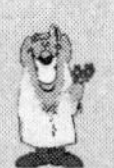

三、异常缝合伤口及处理

缝合伤口出现异常情况应分别处理：① 缝线反应：缝线针眼处发红、轻度肿胀。应以70%乙醇湿敷。② 针眼处脓肿：针眼周围暗红、肿胀，直径一般不超过1 cm，针眼处见脓点或有脓液溢出。对小的脓点，以无菌干棉球拭去脓液，再涂碘酊和乙醇，必要时拆除相关缝线。③ 切口发生感染：局部红肿范围大，有硬结，压痛明显，可用红外线照射。当脓肿形成应拆除部分缝线，敞开伤口并放置引流条。

（陈宏星）

项目五　气道通路开放

1. 了解环甲膜穿刺术的适应证和注意事项。
2. 熟悉气管插管、气管切开的适应证。
3. 掌握气管通路建立后的护理要点。
4. 掌握各种气道通路建立操作(配合)流程。

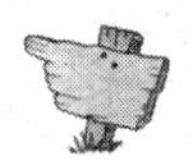

环甲膜穿刺操作流程

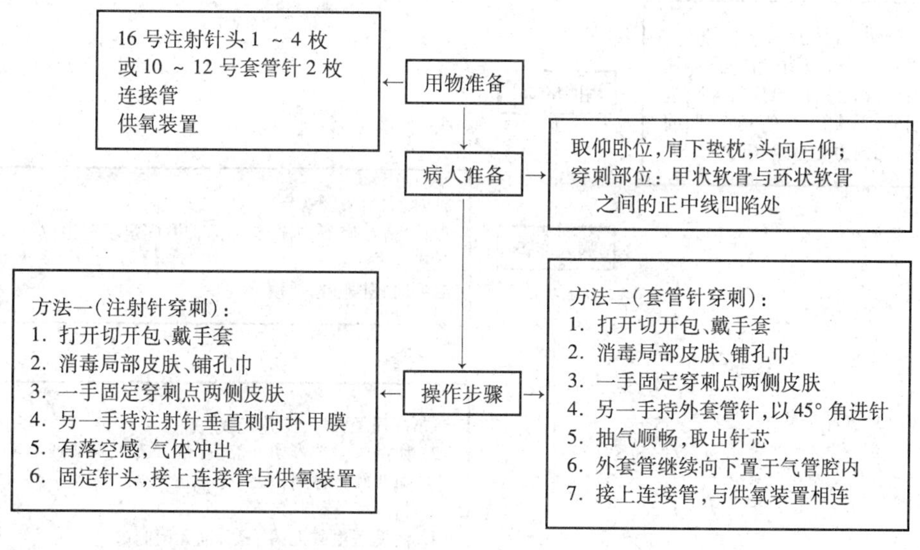

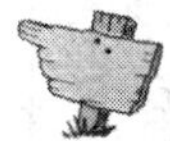

气管插管操作流程(经口明视插管术)

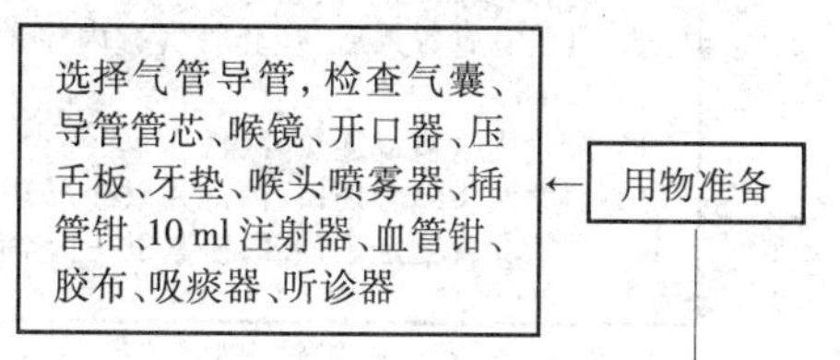

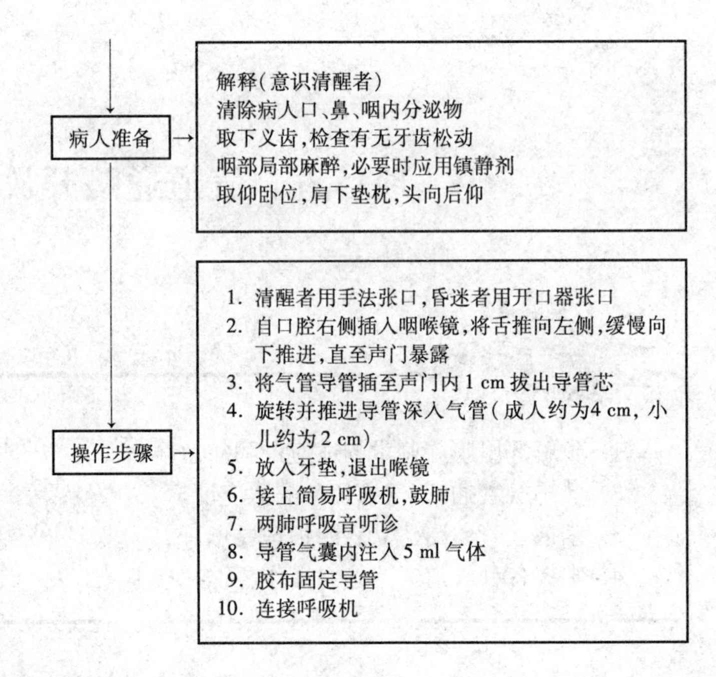

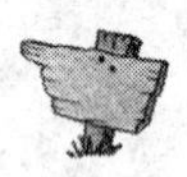

气管切开置管术操作配合流程

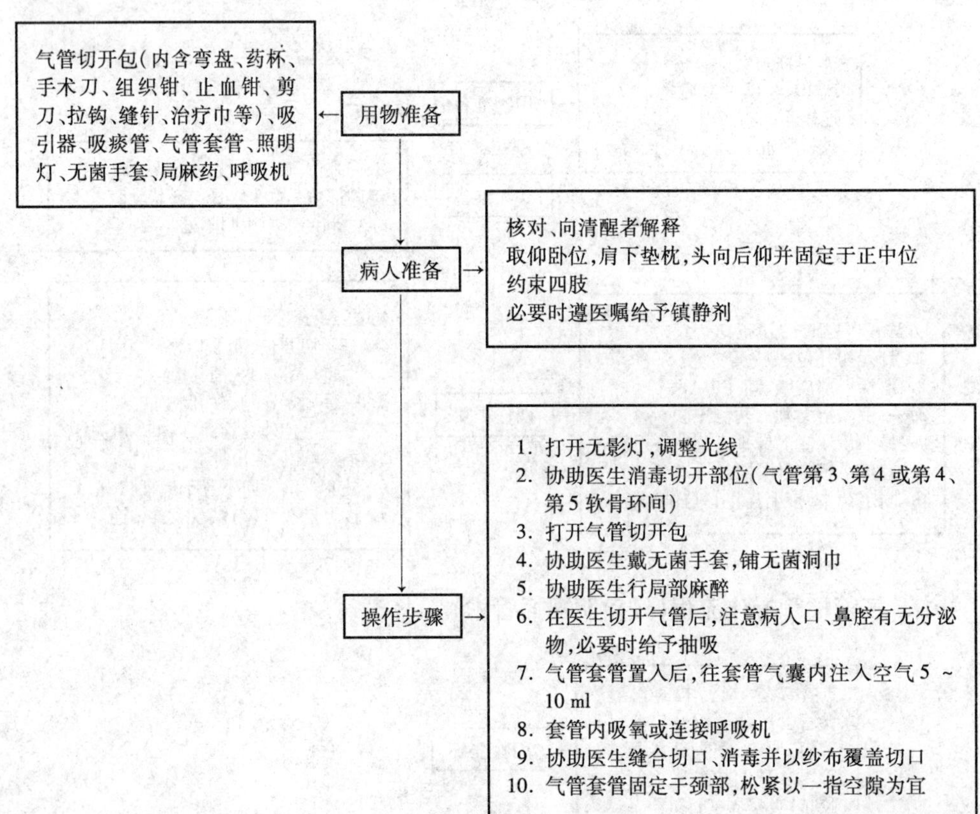

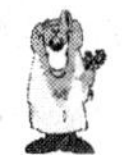

一、环甲膜穿刺术

(一) 适应证

(1) 各种异物、声门水肿所致喉梗阻。

(2) 喉外伤所致呼吸困难。

(3) 下呼吸道分泌物引起气道梗阻,不能经口插管吸引。

(二) 注意事项

(1) 穿刺时要正确定位,垂直进针,防止出血或皮下气肿。

(2) 必须回抽有空气,确定针尖在喉腔内才能注射药物。

(3) 做好气管切开或气管插管的准备。

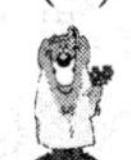

二、气管插管、气管切开

(一) 气管插管适应证

(1) 各种原因引起的呼吸功能衰竭。

(2) 呼吸停止、严重缺氧、全身发绀、意识丧失。

(3) 严重呼吸衰竭时,呼吸道分泌物多,不能自行咳出需气管内吸引。

(4) 昏迷而有胃内容物反流,随时有误吸危险。

(二) 气管切开适应证

(1) 各种原因造成的呼吸道梗阻而导致呼吸困难。

(2) 需要长时间进行机械通气治疗。

(3) 某些额面部手术,为了便于麻醉管理和防止误吸,可作预防性气管切开。

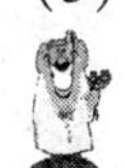

三、气道通路开放的护理要点

(一) 严格执行无菌操作

在接触每个病人前后、各种操作前后,需认真、有效地洗手,是预防交叉感染的重要措施。

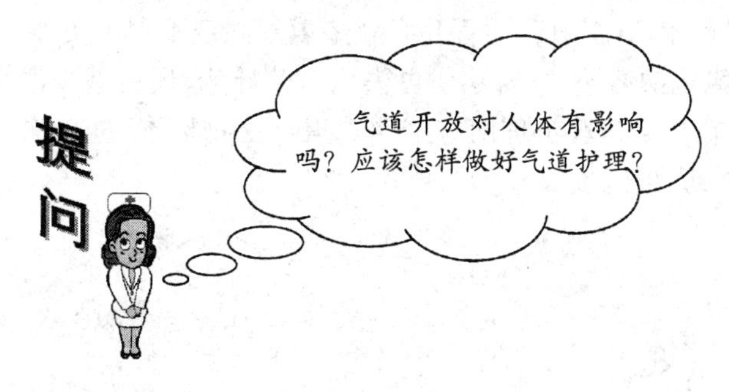

(二) 认真做好开放气道的护理

气管插管和气管切开后,减少了解剖无效腔和气道阻力,增加了有效通气量。但由于吸入气体未经过鼻咽腔,失去其生理保护作用,增加了肺部感染机会。应特别注意以下几点。

1. 及时吸痰　常规每小时吸引1次,具体视分泌物多少决定吸引时间和次数。吸痰动作宜轻、稳、快。每次吸引时应监测 SaO_2和心律变化。若出现心率骤降或心律不齐,需暂停吸引。

具体操作为:① 应根据气管插管、套管内径选择粗细、长短合适的吸痰管。② 根据病人的情况及痰液黏稠度,正确调节吸引的负压,压力约为300~400 mmHg。③ 每次吸痰时间不要超过15 s,时间过长会引起憋气和缺氧。气管插管时应定时进行气囊的充气和放气,防止损伤气管黏膜。④ 吸痰前后可给予病人1~2 min 高浓度吸氧,应用呼吸机病人可给予1~2 min 纯氧吸入。

2. 气道湿化　开放气道破坏了鼻、口、咽部正常湿化机制,气体湿化不充分,气道干燥,易造成分泌物稠厚结痂,导致呼吸道阻塞。24 h 湿化耗水量应达到300~500 ml。湿化方法有:① 雾化:用0.9%氯化钠溶液+地塞米松+糜蛋白酶配制雾化吸入液,每天4~6次,每次10~20 min为宜,用面罩方法吸入,病人清醒时嘱其深呼吸,尽量将气雾吸入下气道;昏迷病人将面罩固定于口、鼻部。② 气道滴注:以0.9%氯化钠溶液内加少许抗生素,可在吸痰前直接在导管内滴注5~15 ml 液体,可有效预防分泌物结痂,并刺激病人咳嗽,有利于引流。也可在不吸痰的情况下,每隔30~60 min 用注射器沿导管注入3 ml。③ 空气湿化:未用呼吸机者,导管口覆盖单层湿纱布,湿化干燥气体,还能预防灰尘和异物进入气道。

在病人呼吸道湿化护理中,应注意观察被吸引分泌物的量、颜色、气味和黏稠度。如分泌物黏稠,有结痂、黏液块,味臭,吸引困难,则说明湿化不足;而分泌物稀薄、量多,咳嗽频繁,听诊痰鸣音多,则可能湿化过度,需要不断吸引。

(三) 口腔护理

提问
对气道开放病人为何要行口腔护理?应怎样护理?

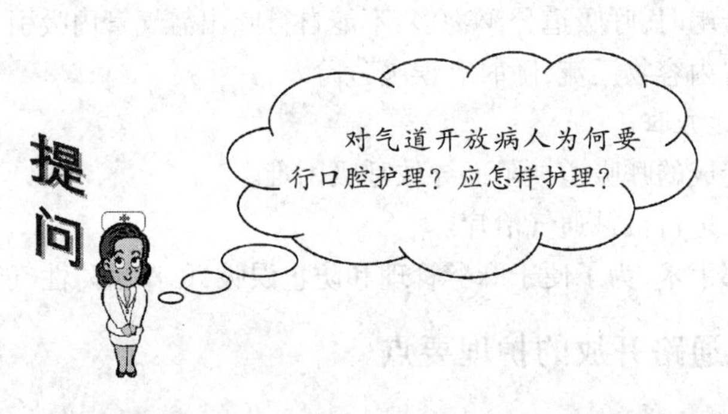

由于插管期间病人口腔正常咀嚼减少或停止,不但口腔干燥、有异味,而且很容易导致口腔黏膜或牙龈感染、溃疡。应每天至少2次用0.9%氯化钠溶液或2.5%碳酸氢钠漱口液清洁口腔。经口气管插管者,因口腔内有插管并有牙垫填塞固定不利于实施一般的口腔清洁,则可用过氧化氢加0.9%氯化钠溶液冲洗,不但可去除口腔异味,还可减少溃疡发生。但昏迷病人应禁忌漱口和冲洗。在清晨口腔护理前应定期采集分泌物标本,进行涂片和细菌培养及药敏检查,以便指导临床护理和用药。

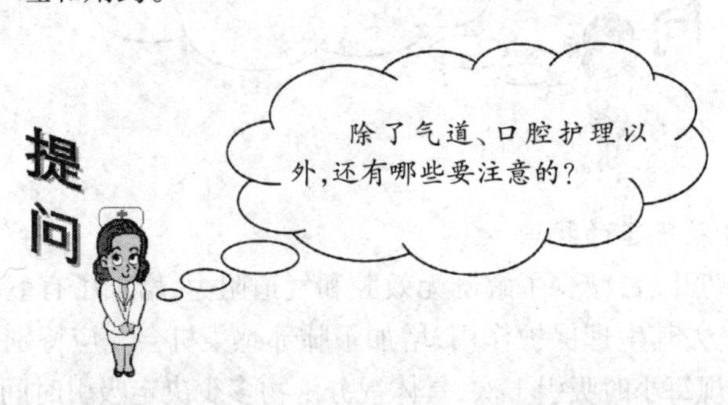

（四）其他护理

1. 气囊护理　无论是气管插管或气管切开后的外套管，都要往导管气囊内充气，一方面将导管固定于气道内，另一方面可防止漏气。但气囊长时间充气后可压迫气道黏膜，易导致局部糜烂、溃疡和坏死。所以气囊应每隔 2 ~ 3 h 放气 1 次，时间 5 ~ 10 min，且每次充气不可过于饱满。

2. 气管切开处伤口护理　在皮肤与套管之间的无菌纱布垫每 4 ~ 6 h 换 1 次，观察有无红肿、异味分泌物，并保持局部干燥。

知识扩展

气管切开术后常见并发症及护理方法如下。

1. 皮下、纵隔气肿　常因气管与所选择的气管套管不匹配、切口缝合太紧引起。一般不会出现严重症状，也不需特殊处理，约 1 周自行吸收。如严重气肿则可出现进行性呼吸困难，局部皮肤有捻发感。

2. 气胸　因手术伤及胸膜引起气胸。对胸膜不同的损伤，病人可出现不同程度的呼吸困难。如发生张力性气胸，可严重威胁病人生命，应立即穿刺排气或胸腔闭式引流。

3. 肺部感染　肺部感染是最常见的并发症。主要原因有：① 气道通路建立及后期护理中的湿化、吸痰等各种侵入性操作，增加了病原菌的侵入机会；② 分泌物潴留阻塞下呼吸道引起肺不张；③ 机体应激状态使营养状况减退，局部和全身的免疫功能减弱。

护理：① 严格执行无菌操作，掌握正确的吸痰方法；② 病情许可时，病人可置于头部抬高 30°的体位，尤其鼻饲时头部抬高 30° ~ 45°，并保持 1 h 以上，以预防吸入性肺炎和胃内容物反流；③ 及时吸净口咽部滞留物，避免坠入下呼吸道；④ 呼吸机的管路应低于插管连接管，以防倒流进入呼吸道；⑤ 加强口腔护理。

4. 出血　常见于凝血功能障碍病人或手术中损伤甲状腺止血不完善。表现为切口处不正常渗血、出血。少量出血可用局部压迫法止血。大量出血要防止血液流入呼吸道引起窒息。

（陈宏星）

项目六　中心静脉通路的建立

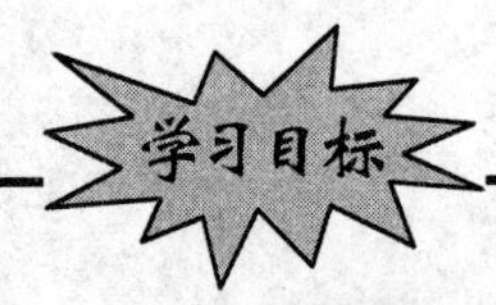

1. 了解外周中心静脉导管置管的适应证、定位方法及注意事项。
2. 了解中心静脉穿刺置管的适应证、注意事项。
3. 熟悉外周中心静脉导管置管、中心静脉穿刺置管的操作流程。
4. 掌握外周中心静脉导管置管的护理要点和病人宣教。

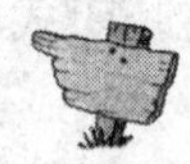

外周中心静脉导管(PICC)置管操作流程

用物准备 → PICC 导管、PICC 穿刺包(无菌巾4块、剪刀1把、碗盘1个、治疗碗2个、纱布、棉球若干)、止血带、皮尺、20 ml 无菌注射器1副、无菌生理盐水500 ml、透明敷贴1张

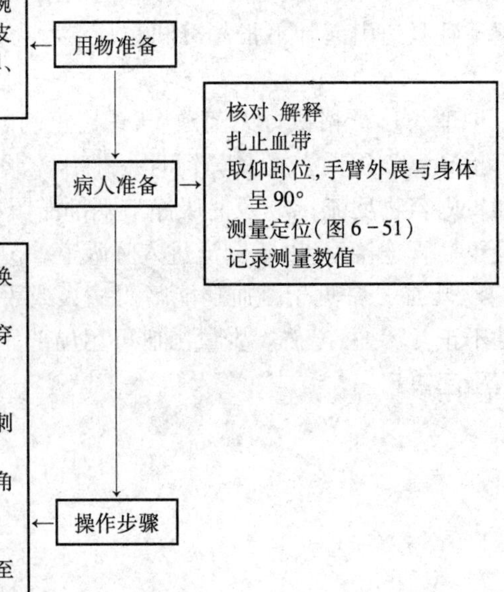

病人准备 →
核对、解释
扎止血带
取仰卧位,手臂外展与身体呈90°
测量定位(图6-51)
记录测量数值

操作步骤 →
1. 打开穿刺包、戴手套、铺巾、穿刺点消毒、更换手套
2. 无菌生理盐水预冲导管、连接器、肝素帽和穿刺针
3. 让助手在上臂扎止血带
4. 去掉穿刺针保护套,从导引套管内取出穿刺针(图6-52)
5. 以15°～30°静脉穿刺,见回血后减小穿刺角度,推进插管鞘
6. 左手按压插管鞘尖端处静脉,右手撤出针芯
7. 自插管鞘处置入 PICC 导管(图6-53),插至腋静脉时,让病人头部侧向穿刺侧
8. 插至预定深度后,退出插管鞘
9. 撤出支撑导丝
10. 按预计长度修剪导管
11. 套上减压套管,将连接器连于 PICC 管并锁上
12. 导管冲洗,安装肝素帽
13. 穿刺点纱布覆盖,透明敷贴粘贴

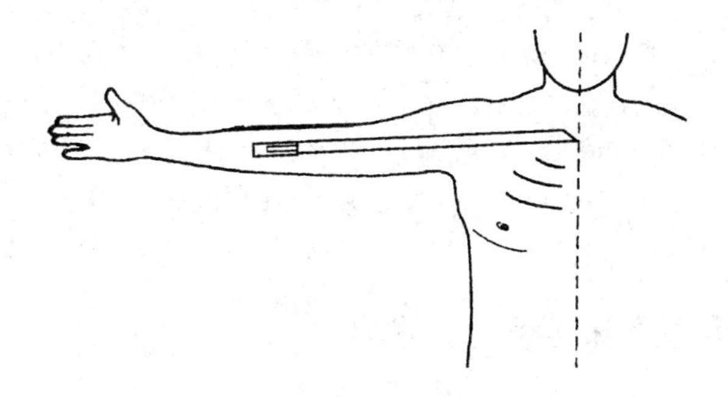

图 6－51　PICC 测量定位

注：引自席淑华主编．实用急诊护理．上海科学技术出版社，2005，110

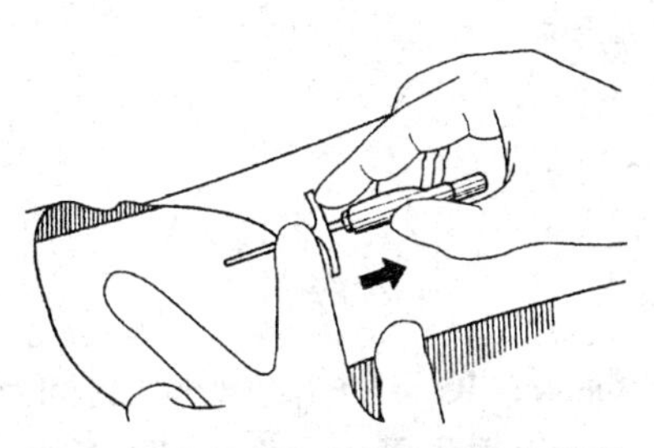

图 6－52　从引导套管内抽出穿刺针

注：引自席淑华主编．实用急诊护理．上海科学技术出版社，2005，111

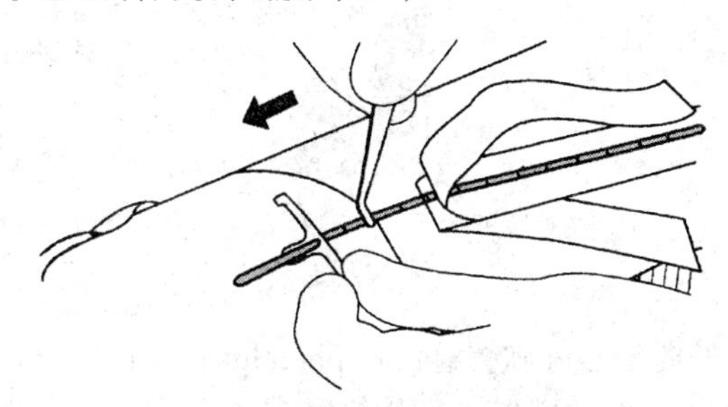

图 6－53　置入 PICC 导管

注：引自席淑华主编．实用急诊护理．上海科学技术出版社，2005，111

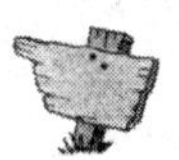

中心静脉（右颈内静脉）穿刺配合操作流程

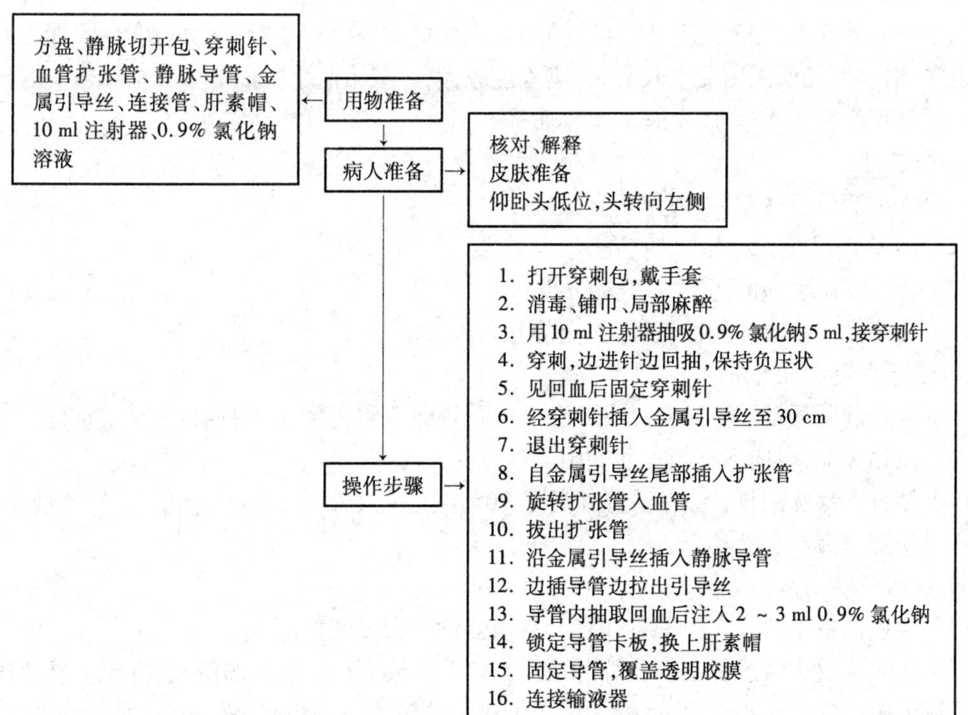

相关
知识

静脉输液通路的建立,在临床实际工作中广泛应用,是抢救急诊病人,尤其是危重病人的一条重要生命线。常用的经皮下静脉通路有以下三种:① 外周静脉穿刺(上肢静脉、下肢静脉和颈外静脉);② 外周中心静脉导管置管术(PICC);③ 中心静脉穿刺(股静脉、颈内静脉和锁骨下静脉)。在此主要介绍后2种中心静脉通路的建立。

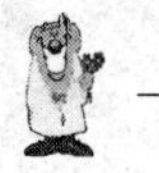

一、外周中心静脉导管置管术(PICC)

提
问
什么是PICC?它与中心
静脉穿刺有哪些区别?

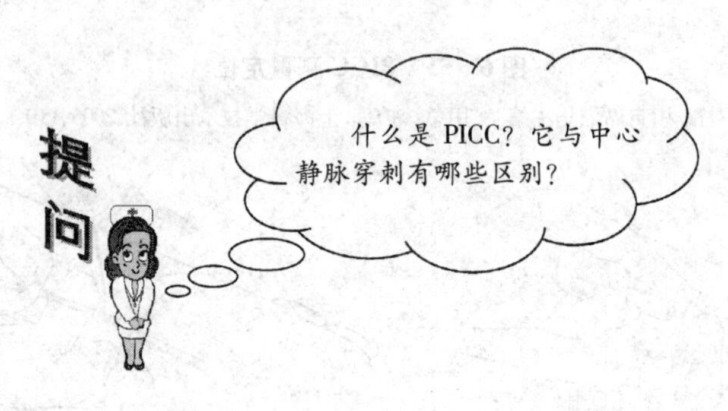

外周中心静脉置管(peripherally inserted central catheter,PICC)是指经外周插管的中心静脉导管。PICC减轻了反复静脉穿刺带给病人的痛苦,为病人提供了中期至长期的静脉治疗通道,并逐渐用于急诊病人、稳定状态输液、胃肠道外营养等。其优点为:① 操作简单,可由经过专门培训的护士在床旁操作;② 置管的时间长,由5天至1年;③ 其穿刺位置远离呼吸道和生命器官,安全可靠,也不容易发生严重感染;④ 提高了病人的舒适度和满意率。所以,是目前被公认的一种方便、有效、安全的置管技术。

而中心静脉穿刺是经颈部、锁骨静脉穿刺,容易造成生命重要器官的损伤,危险性大,感染机会也多,对穿刺场所无菌要求较高,穿刺难度较大,一般由医生完成。

(一) PICC适应证、定位方法及注意事项

1. 适应证

(1) 外周静脉条件差,一般穿刺有困难。

(2) 需要5 d以上的静脉注射治疗。

(3) 使用刺激性强的药物,如化疗药物。

(4) 输注高渗性或黏稠性液体,如全静脉营养液。

2. 体表测量定位方法

(1) 上腔静脉测量:将右手臂外展呈90°,从预穿刺点的肘正中静脉(贵要静脉),沿静脉走向到右胸锁关节,再向下至第三肋间隙。

(2) 锁骨下静脉测量:将右手臂外展呈90°,以肘正中静脉(贵要静脉)穿刺处沿静脉走向到胸骨切迹,再减去2 cm。

3. 注意事项

(1) 穿刺前应了解病人出、凝血时间,有出血倾向者要慎重。

(2) 穿刺前要了解静脉走向及静脉情况:有无静脉切开史或局部瘢痕、有无静脉血栓、穿刺途径有无感染源。乳腺癌术后病人,由于患侧上肢静脉回流改变,故应禁忌穿刺。

(3) 穿刺可选择的静脉有肘正中静脉、贵要静脉、头静脉。贵要静脉短、直、静脉瓣少,为首选。如这些静脉条件差或穿刺部位有放疗史、外伤史等,则为穿刺禁忌。

(4) 体表测量定位不能完全符合体内实际的静脉长度,导管插入过深进入心房会导致心律失常、心脏损伤、心包填塞。

(5) 穿刺失败时,不可将导入针重新回插,以免套管破损。

(6) 如遇阻力,不能强行插入导管,应适当调整病人手臂位置,再重新插入。

提问
PICC置管期间该怎样护理?同时可给病人提供哪些宣教?

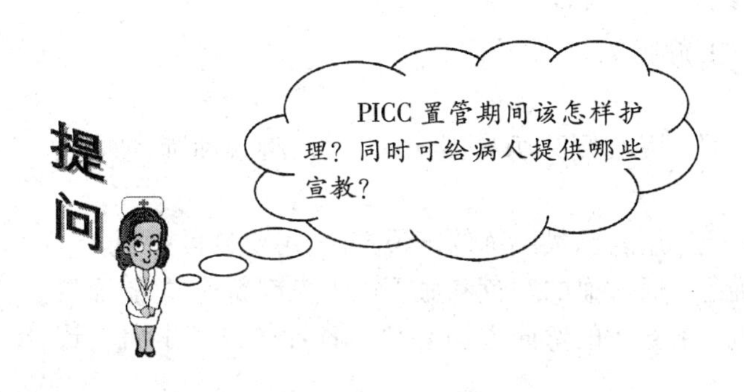

(二) PICC置管期间护理要点

穿刺成功后,深静脉导管的维持主要依靠精心的护理及并发症的预防。优质的护理能有效地延长置管的时间,护士在中心静脉通道的维护及病人的教育中起着重要作用。

1. 冲洗及封管　每次输液完毕用0.9%氯化钠注射液或用肝素稀释液(50 U/ml)10 ml,采用脉冲式动作,经肝素帽注入,使冲洗液在管腔内形成湍流,清洁和漂净管壁,当剩余0.5~1 ml液体时,边推注边撤出注射器,已达到正压封管。

2. 导管的固定　防止滑脱,除了距穿刺点1 cm处固定外,5 cm处再用长3 cm、宽2 cm胶布固定。

3. 防止导管阻塞　输液过程中若发现输液速度过慢、冲管时阻力加大表明导管有阻塞。导管阻塞常见的原因是导管护理不当引起:如封管方法不正确,从导管抽血、输血或导管被压折等,因此应采用正确的冲洗导管的方法。由于PICC导管管腔狭窄,直径只有0.3~0.6 mm,易形成血栓。所以,每次抽血、输血或输注其他黏滞性药物后,立即将20 ml生理盐水使用脉冲方式冲洗导管,随后再进行其他液体的输注。

4. 穿刺处皮肤的护理　导管植入第1个24 h后更换透明敷贴,以后每周换透明敷贴1次。更换时,常选用碘伏消毒,用碘伏棉球以穿刺点为中心向外螺旋式消毒,范围15~20 cm,共消毒3遍,以防止细菌经皮下隧道逆行入血。

(三) 对PICC病人的宣教

导管植入后,由于带管时间较长,病人很长时间在院外休疗,对病人的教育是很重要的:① 嘱咐病人保持局部的清洁、干燥,洗浴时避免局部贴膜浸水。若有浸水,护士应及时帮助病人更换透明敷贴。② 置管后不影响病人一般日常活动及体育锻炼,但应避免使用带PICC一侧手臂提过重的物品或举高、用力甩臂等活动;③ 指导病人正确活动患肢,输液时适当抬高患肢,并避免屏气动作及剧烈咳嗽。

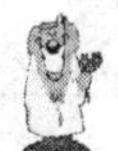

二、中心静脉穿刺置管术

1. 适应证

(1) 危重病人无法作外周静脉穿刺。

(2) 需接受大量快速补充血容量或输血的病人。

(3) 需要长期静脉输注高渗或有刺激性液体以及作全静脉营养者。

(4) 经中心静脉导管安置心脏临时起搏器。

(5) 需要监测中心静脉压。

2. 注意事项

(1) 选择穿刺途径:因左侧穿刺易损伤胸导管、胸膜和肺,故临床多采用右侧颈内静脉穿刺。

(2) 定位正确:应选用自己最熟练的定位方法,不要盲目穿刺。

(3) 准确判断血管:通过血的颜色和血管压力来判断动、静脉血管。

(4) 引导丝走向:引导丝的弯曲方向必须与预计的导管走向一致,反之会出现引导丝打折或导管异位。

3. 置管期间护理

(1) 正常导管的滴速可达每分钟 80 滴,如滴速明显减慢,可能为导管打折、移动、脱出或凝血,应拔出导管。

(2) 导管留置期间每天用 2 ~ 3 ml 含肝素的盐水(肝素浓度 10 ~ 100 u/ml)进行冲洗。

(3) 每周 1 次更换穿刺点的透明胶膜。如出现局部红肿、皮下渗液等情况,应及时处理。

知识扩展

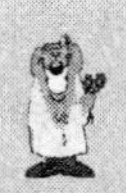

一、PICC 置管过程中的异常情况

1. 送管困难　在送管过程中遇有阻力、导管皱起或弯曲,多在头静脉穿刺时容易出现。常见的原因为:① 血管因素:血管狭窄、血管分叉、血管硬化和静脉曾多次穿刺;② 病人因素:过度紧张、体温低和躺卧姿势不良等。

预防与处理措施:① 尽量不在头静脉穿刺;② 出现送管困难时,可暂停片刻再送管;③ 通过调整病人手臂位置来解决送管困难;④ 采用边推注生理盐水边送管的方法,必要时辅助热敷。

2. 导管异位　在置管过程中病人有不适感,导管可有弯曲、打折、无法抽到回血。常见的原因为:任何使中心静脉压增高的情况,都可能造成导管异位;从头静脉、贵要静脉置入导管,易误入颈静脉。

预防与处理措施:① 摆好体位后再穿刺,尽量避免头静脉穿刺;② 操作前准确测量置管长度;③ 停留片刻,观察几分钟,有时导管可通过自然重力下降,必要时经过 X 线定位确认,重新调整位置。

3. 导丝拔除困难　拔管时有阻力感，导丝不易拔出。常见的原因：① 强行送管或送管力量太猛而致导管扭曲；② 导管在生理角度处。

预防与处理措施：① 出现导丝拔出困难时不得强行拔管，如遇阻力暂停 1 ~ 2 min 后，再轻轻拔出；② 穿刺前嘱咐病人要保持穿刺时的体位不变；③ 穿刺前用生理盐水冲管，保持导管润滑。

4. 心律失常　导致心律失常常见的原因有：导管过长，尖端位置过深，容易引起心律失常、心绞痛；病人体位发生了改变或测量长度不准确也容易引起心律失常。

预防及处理措施：① 插管前准确测量导管长度；② 对于有心脏疾患的病人，测量长度时宁短勿长，按照标准长度插管后，再退出导管 3 ~ 5 cm。

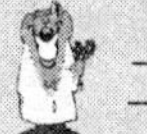

二、中心静脉穿刺置管的常见并发症及护理

1. 气胸　是较常见的并发症，多发生于锁骨下静脉穿刺时。病人可在穿刺后出现呼吸困难、同侧呼吸音减弱。应尽早拍摄胸片加以证实，以便及时处理。

2. 血胸　穿刺中若将静脉甚至锁骨下动脉壁撕裂或穿透，同时又将胸膜刺破，血液可经破口流入胸腔，形成血胸。病人表现肺受压症状，如呼吸困难、胸痛和发绀。拍摄胸片有助于诊断。一旦出现肺受压症状，应立即拔出导管，并作胸腔穿刺引流。

3. 血肿　为误伤邻近的动脉所致。当刺破动脉时，可发现回血鲜红且压力大，应立即拔出穿刺针并局部压迫。

4. 神经损伤　当损伤臂丛神经时，病人可出现同侧手臂放射状触电样或麻刺样感觉，应立即退出穿刺针或导管。

5. 胸导管损伤　如行左侧锁骨下静脉或颈内静脉穿刺插管可损伤胸导管，表现为穿刺点渗出清亮的淋巴液，此时应立即拔出导管。

6. 空气栓塞　在吸气时中心静脉内成负压状态，病人在头高半卧位进行穿刺，或更换输液器及导管时，容易发生空气栓塞。所以，应取头低位穿刺，插管时嘱病人避免深呼吸。同时，输液瓶内液体不可完全输尽，应有一定剩余量，以及在更换输液器、导管前应将其夹住，以防空气进入导致栓塞。

7. 血栓形成和栓塞　常见于长时期置管和完全静脉内营养的病人。应注意保证液体持续滴注及定期肝素生理盐水冲洗。

8. 感染　主要因导管护理不当所致。如病人出现不明原因的寒战、发热、血象中白细胞计数增高、导管局部皮肤红肿和压痛，首先考虑为感染发生的可能，应立即拔除导管。并且导管的头端及病人的血液作细菌培养，同时应用抗生素。所以，对长期置管病人，应定期更换皮肤穿刺处的敷料或透明胶膜，以保持局部无菌。

（陈宏星）

项目七 洗胃术

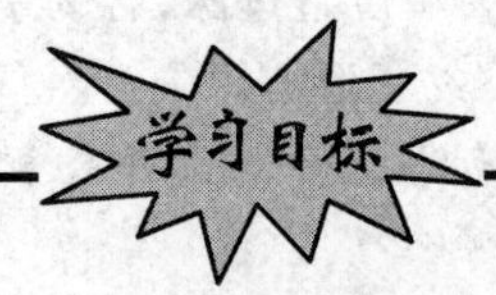

1. 了解不同的洗胃术及选择。
2. 熟悉洗胃时的护理要点。
3. 熟悉口服催吐洗胃流程、自动洗胃机的操作流程。

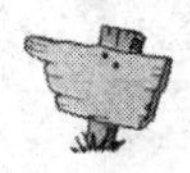

口服催吐洗胃流程

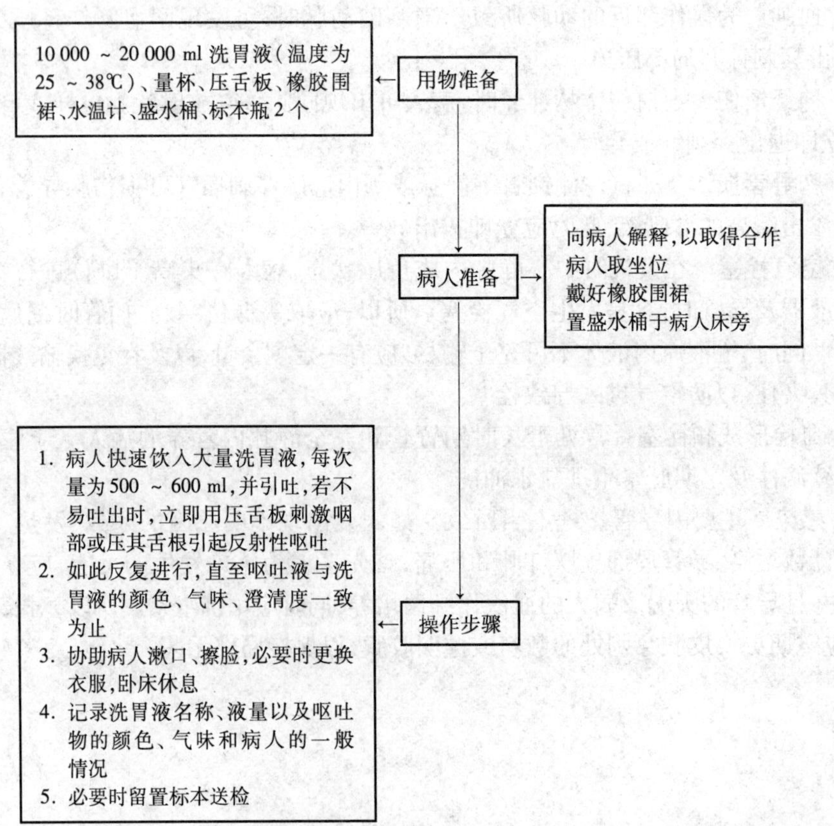

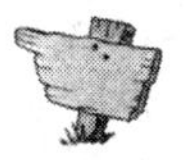

自动洗胃机洗胃操作流程

用物准备 → 自动洗胃机、胃管、塑料桶2个(分别盛洗胃液和污液)、橡胶单、治疗巾、弯盘、开口器、压舌板、牙垫、液状石蜡、棉签、听诊器、水温计、20 ml注射器、标本瓶2个、选择合适的洗胃液(温度为35～37℃)

↓

病人准备 → 核对病人姓名
解释操作目的
安置体位(一般中毒者选择坐位或半坐位;中毒较深者取左侧卧位;昏迷病人去枕平卧,头偏一侧)
有义齿者取出义齿

↓

操作步骤 →

1. 接通洗胃机电源,把进水管置于洗胃液中,排水管至于污水桶中
2. 铺橡胶单、治疗巾、弯盘置于口角旁
3. 测量胃管长度(成人一般为45～65 cm)并做好标记
4. 插入胃管(从口腔插入至10～15 cm时,嘱病人做吞咽动作或深呼吸,在病人吸气时迅速将胃管插入至所测量的长度)
5. 用注射器或听诊器检查,证实胃管是否在胃内
6. 胃管连接洗胃机,按工作开关
7. 观察病人情况、洗出液,直至洗出液澄清无味
8. 停止洗胃,拔出胃管
9. 协助病人漱口、洗脸
10. 整理用物及环境,清洗洗胃机

洗胃术是将洗胃液经口饮入或通过胃管注入胃内反复冲洗胃,以排除胃内容物,减轻或避免吸收中毒的方法。对于急性中毒,如吞服巴比妥类药物、有机磷杀虫药物中毒等,洗胃是一项极重要的抢救措施,一般服毒后6 h内均应洗胃。

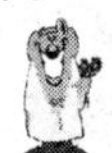

一、洗胃的目的、适应证及禁忌证

(一) 目的

(1) 清除胃内容物或刺激物,避免或减少毒物吸收。

(2) 抽取胃内容物进行毒物鉴定。

(二) 适应证

(1) 口服毒物致急性中毒者。

(2) 幽门梗阻伴有明显胃潴留扩张者。

（3）某些手术或检查前的准备。

（三）禁忌证

（1）吞服强酸、强碱等腐蚀性物质，切忌洗胃，以免造成穿孔。

（2）食管静脉曲张者、食管阻塞者、胃癌和消化道溃疡者慎行胃管插入。

（3）对高血压、冠心病及呼吸困难者慎用洗胃术。

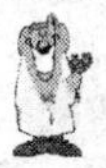

二、各种洗胃术及其选择

（一）口服催吐洗胃术

是以快速口服大量洗胃液而引发呕吐的方法。若不易吐出时，可用压舌板刺激咽部或压其舌根，反射性兴奋延髓的呕吐中枢及迷走神经引起呕吐。主要适用于：① 神志清醒且合作的病人；② 毒物摄入胃内在4 h以内者；③ 无胃管洗胃条件或家庭自救者。

（二）胃管洗胃术

是将胃管由鼻腔或口腔插入胃内将大量洗胃液灌入或注入胃内以冲洗胃的方法。适用于：① 催吐洗胃失败或效果不佳者；② 凡需留标本进行毒物分析，应先插胃管抽取胃液留取标本后再洗胃；③ 急、慢性胃扩张及幽门梗阻者。

1．自动洗胃机洗胃术　是利用电磁泵作为动力源，通过电路的控制，使电磁阀自动转换动作，分别完成向胃内冲洗药液和吸出胃内容物的洗胃过程。此法洗胃速度快、效率高，抢救及时。

2．电动吸引器洗胃术　是利用负压吸引原理，用电动吸引器连接胃管进行冲洗胃的方法（操作方法略）。

3．漏斗胃管洗胃术　是利用虹吸原理，将洗胃液灌入胃内后再吸出的方法（操作方法略）。

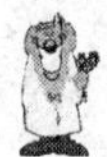

三、洗胃时的护理要点

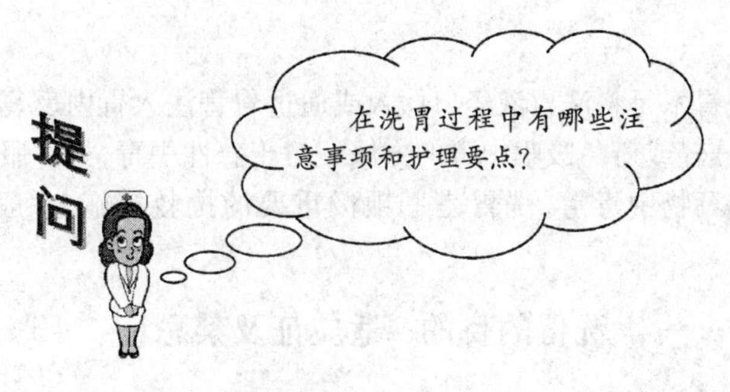

1．洗胃前检查　洗胃前要检查病人生命体征，若呼吸、心跳已经停止，应首先实施心肺复苏，待病情好转后，再洗胃。若有较多的呼吸道分泌物，并伴有缺氧表现，应先吸出分泌物，畅通气道后给氧，待缺氧改善后再进行洗胃。

2．插管轻柔　为方便洗胃，可选择较粗的胃管。但插入时动作应轻柔，防止损伤食道黏膜。插管过程中遇病人恶心、呛咳，应立即拔管，休息片刻后再插，以免误入气管。

3．注意观察病人变化　洗胃时，应注意观察病情，保持呼吸道通畅，注意观察洗出液的性质、颜色、气味；如病人出现腹痛、血性引流液，应立即停止洗胃。

4. 留取标本 洗胃应力求彻底，在洗胃过程中分别留取标本送检，作快速的毒物分析、也可了解清除毒物程度，以判断洗胃是否彻底。

5. 促进毒物排出 为排除肠内毒物，在洗胃结束时，可考虑从胃管内注入50%硫酸镁40~60 ml，也可静脉输入利尿剂，以促进毒物排出。

6. 心理护理 在洗胃过程中常见的心理改变有：① 对于误服中毒的病人，因发病突然而出现紧张、恐惧或怨恨心理；② 对于自服中毒的病人，心情变化更复杂，个别病人有严重的消极、抵触情绪，有再次自杀的可能；③ 洗胃过程给病人带来痛苦，有时难以忍受。因此，护士应及时评估病人的精神状况，了解中毒原因、家庭和社会文化背景、病人对中毒的了解程度以及心理需要，针对性作好心理护理。

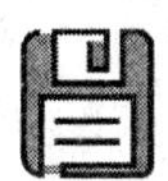

知识扩展

洗胃液的选择如表6-4所示。

表6-4 洗胃液的选择

中毒物质	洗胃液
原因不明的毒物	生理盐水、温开水
安眠药(巴比妥、苯巴比妥、异巴比妥等)	1∶10 000高锰酸钾
有机磷农药	生理盐水
	2%~4%碳酸氢钠溶液(敌百虫中毒禁用)
甲醇、乙醇	生理盐水、温开水、2%碳酸氢钠
无机磷	0.1%硫酸铜、1∶15 000~1∶20 000高锰酸钾
乌头碱类、发芽的马铃薯	0.5%鞣酸、浓茶
河豚	0.5%活性炭悬液
氢化物	3%过氧化氢、1∶15 000~1∶20 000高锰酸钾
酚类	温开水、植物油
铅、钡	2%~5%硫酸镁或硫酸钠

(陈宏星)

图书在版编目(CIP)数据

急救护理/陈宏星主编. —上海:复旦大学出版社,2007.12(2018.1 重印)
(复旦卓越·21 世纪中等职业教育护理系列教材)
ISBN 978-7-309-05813-0

Ⅰ. 急… Ⅱ. 陈… Ⅲ. 急救-护理-专业学校-教材 Ⅳ. R472.2

中国版本图书馆 CIP 数据核字(2007)第 172404 号

急救护理
陈宏星 主编
责任编辑/魏 岚

复旦大学出版社有限公司出版发行
上海市国权路 579 号 邮编:200433
网址:fupnet@fudanpress.com http://www.fudanpress.com
门市零售:86-21-65642857 团体订购:86-21-65118853
外埠邮购:86-21-65109143 出版部电话:86-21-65642845
浙江省临安市曙光印务有限公司

开本 787×1092 1/16 印张 11.75 字数 285 千
2018 年 1 月第 1 版第 6 次印刷
印数 9 601—11 700

ISBN 978-7-309-05813-0/R·1007
定价:22.00 元